Hans-Jörg Wölm

Arbeitsbuch Altenpflege

Arbeitsblattsammlung für die Altenpflegeausbildung

1. Auflage

Bestellnummer 30804

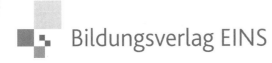

■ Haben Sie Anregungen oder Kritikpunkte zu diesem Produkt?
Dann senden Sie eine E-Mail an 30804_001@bv-1.de
Autor und Verlag freuen sich auf Ihre Rückmeldung.

www.bildungsverlag1.de

Bildungsverlag EINS GmbH
Hansestraße 115, 51149 Köln

ISBN 978-3-427-**30804**-1

© Copyright 2011: Bildungsverlag EINS GmbH, Köln
Das Werk und seine Teile sind urheberrechtlich geschützt. Jede Nutzung in anderen als den gesetzlich zugelassenen Fällen bedarf der vorherigen schriftlichen Einwilligung des Verlages. Hinweis zu § 52a UrhG: Weder das Werk noch seine Teile dürfen ohne eine solche Einwilligung eingescannt und in ein Netzwerk eingestellt werden. Dies gilt auch für Intranets von Schulen und sonstigen Bildungseinrichtungen.

Inhaltsverzeichnis

Lernfeld 2.1: Lebenswelten und soziale Netzwerke alter Menschen beim altenpflegerischen Handeln berücksichtigen

1	**Die Entdeckung des Alters: Demografische Entwicklung und ihre Folgen**	7
1.1	Die demografische Entwicklung vom Kaiserreich bis ins Jahr 2060	7
1.2	Die Ursachen des demografischen Alterungsprozesses	9
1.3	Einige Folgen des demografischen Alterungsprozesses	12
1.3.1	Die Alten werden als Last empfunden	12
1.3.2	Die Arbeitskraft und die Fähigkeiten der Alten werden wiederentdeckt	16
1.3.3	Die Macht der Alten wächst	18
1.4	Zukünftiges Altersschicksal: Ausgrenzung oder Integration?	18
2	**Entwicklungsprozesse im Alter: Alterstheorien**	22
2.1	Das Defizitmodell des Alters	22
2.2	Die Lebensspannenpsychologie	29
2.3	Die Theorie vom Dritten und Vierten Lebensalter	33
2.4	Das Konzept der Entwicklungsaufgaben	36
2.5	Die Theorien des erfolgreichen Alterns	38
2.5.1	Disengagement-Theorie	38
2.5.2	Aktivitätstheorie	39
2.5.3	Kontinuitätstheorie	41
2.5.4	Selektive Optimierung und Kompensation (SOK-Modell)	41
3	**Sexualität im Alter**	43
3.1	Körperliche Veränderungen und sexuelle Reaktionsfähigkeit	43
3.2	Sexuelles Verhalten: Wünsche und Aktivitäten	45
3.3	Sexuelle Probleme älterer Frauen und Männer	46
3.3.1	Sexuelle Biografien älterer Frauen	46
3.3.2	Sexuelle Gewalt gegen Frauen und Mädchen	48
3.3.3	Beeinträchtigung sexueller Funktionen bei älteren Frauen und Männern	51
3.4	Überblick: Sexuelle Möglichkeiten für ältere Menschen	54
3.5	Einstellungen zur Alterssexualität	54
3.6	Sexualität im Pflegeheim	55
3.6.1	Sexualitätshemmende Faktoren	56
3.6.2	Typische Reaktionsweisen bei intimen Pflegehandlungen	59
3.6.3	Bausteine für ein sexualfreundlicheres Pflegeheim	62
3.6.4	Pflege von Heimbewohnerinnen, die durch sexualisierte männliche Gewalt traumatisiert wurden	65

Lernfeld 2.2: Alte Menschen bei der Wohnraum- und Wohnumfeldgestaltung unterstützen

4	**Wohnformen im Alter**	68
4.1	Bestandsaufnahme: traditionelle und neue Wohnformen in Deutschland	68
4.2	So lange wie möglich zu Hause bleiben	70
4.2.1	Wohnungsanpassung	70
4.2.2	Wohnberatung	72
4.2.3	Barrierefreies Wohnen	73

4.2.4	Wohnen mit Betreuung zu Hause	74
4.2.6	Siedlungsgemeinschaften	76
4.3	Die Wohnsituation selbst verändern	78
4.3.1	Gemeinschaftliche Wohnprojekte	78
4.3.2	Betreutes Wohnen	79
4.3.3	Wohnstifte und Seniorenresidenzen	82
4.4	Die Wohnsituation verändern, weil es nicht mehr anders geht	83
4.4.1	Pflegeheime	83
4.4.2	KDA-Hausgemeinschaften	88
4.4.3	Betreute Wohngemeinschaften	90
5	**Übersiedlung in eine Pflegeeinrichtung**	**97**
5.1	Heimübersiedlung als Notfallreaktion	97
5.1.1	Das Verhältnis zu Heimen und zur eigenen Pflegebedürftigkeit	97
5.1.2	Bedingungen des Heimeintritts	100
5.2	Beratung und Unterstützung alter Menschen und ihrer Angehörigen	103
5.2.1	Beratung in der häuslichen Pflege	103
5.2.2	Übergangspflege nach Erwin Böhm: Rückführung in eine eigene Wohnung	105
5.3	Sanfter Übergang in eine Pflegeeinrichtung	107
5.3.1	Ein Phasenmodell der Heimübersiedlung	107
5.3.2	Pflege-Überleitung	114
6	**Autonomie im Alter: Handlungsspielräume für Heimbewohner**	**118**
6.1	Was bedeutet Autonomie bei Heimbewohnern?	118
6.2	Sind Pflegeheime totale Institutionen?	125
6.3	Was könnte passieren, wenn die Autonomie von Heimbewohnern eingeschränkt wird?	132
6.4	Was könnte passieren, wenn die Autonomie von Heimbewohnern erweitert wird?	137
6.5	Wie erleben Heimbewohner ihre Autonomie?	141

Lernfeld 1.3: Alte Menschen personen- und situationsbezogen pflegen und Lernfeld 2.2: Alte Menschen bei der Wohnraum- und Wohnumfeldgestaltung unterstützen

7	**Selbstständigkeit im Alter: Aktivierende Pflege – ein alter Hut?**	**144**
7.1	Selbstständigkeit im Alter: Bestandsaufnahme	144
7.2	Ursachen der Unselbstständigkeit von Heimbewohnern	151
7.3	Förderung der Selbstständigkeit von Heimbewohnern	155

Lernfeld 2.1 : Lebenswelten und soziale Netzwerke alter Menschen beim altenpflegerischen Handeln berücksichtigen

8	**Ältere Migranten in Deutschland**	**163**
8.1	Migrationsgeschichte	163
8.2	Islam	168
8.3	Werte und Normen	176
8.4	Migration und Gesundheit	179
8.5	Migration und Alter	182
8.6	Für eine kultursensible Altenhilfe	188
8.7	Besondere Vorstellungen und Bedürfnisse von Muslimen in der Altenpflege	190

Lernfeld 1.3: Alte Menschen personen- und situationsbezogen pflegen

9	**Demenzielle Hauptsymptome und Sven Linds Pflegekonzeption**	198
9.1	Demenzielle Hauptsymptome	198
9.1.1	Leitsymptom: Gedächtnisstörung	199
9.1.2	Sprachstörung	202
9.1.3	Verhaltenssymptome	202
9.2	Wahrnehmung der Pflegekräfte	209
9.3	Selbstwahrnehmung der Pflegekraft	211
9.4	Kommunikationsformen für den Umgang bei der Körperpflege	212
9.4.1	Kommunikationsstörungen bei der Demenzpflege	212
9.4.2	Problembereiche bei der Körperpflege	213
9.4.3	Sven Linds Ansatz	214
9.4.4	Kommunikationsformen, die Pflegekräfte für die Körperpflege entwickelt haben	215
9.4.5	Aggressionen gegen Pflegekräfte bei der Körperpflege	218
9.5	Kommunikationsformen für Krisensituationen	219
9.5.1	Kommunikationsformen, die Pflegekräfte in psychotischen Akutkrisen anwenden	219
9.5.2	Kommunikationsformen für Zeitverschränkungen	221
9.5.3	Milieugestaltung	222
10	**Realitätsorientierungstraining (ROT) und Validation nach Naomi Feil**	224
10.1	Realitätsorientierungstraining (ROT)	224
10.1.1	Das Training des gesamten Personals	224
10.1.2	Das 24 Stunden-ROT	224
10.1.3	Das „Classroom"-ROT	227
10.1.4	Vor- und Nachteile des ROT	229
10.2	Validation nach Naomi Feil	230
10.2.1	Was bedeutet der Begriff Validation?	230
10.2.2	Feils Theorie der Lebensentwicklung	231
10.2.3	Überblick: Die vier Aufarbeitungsphasen	238
10.2.4	Validationstechniken für Menschen mit mangelhafter/unglücklicher Orientierung	241
10.2.5	Validationstechniken für zeitverwirrte Menschen	248
10.2.6	Validationstechniken für die Aufarbeitungsphase „Sich-wiederholende Bewegungen"	253
10.2.7	Validationstechniken in der Aufarbeitungsphase „Vegetieren/Vor-sich-Hindämmern"	255
10.2.8	Vor- und Nachteile der Validation nach Feil	256

Bildquellenverzeichnis ... 257

Literaturverzeichnis ... 258

Sachwortverzeichnis ... 263

Vorwort

Seit 2003 gilt das Bundesaltenpflegegesetz und damit die Orientierung an Lernfeldern. Die vorliegende Arbeitsblattsammlung behandelt neun Standardthemen des Altenpflegeunterrichts, die sich verschiedenen Lernfeldern zuordnen lassen. Die Themen werden in **gerontologischer** Perspektive unter Verwendung aktueller Forschungsergebnisse erarbeitet. Jede Arbeitsblatteinheit trägt eine Reihe von Aspekten zusammen und deckt so den Themenbereich umfassend ab, kann aber bei Bedarf mit zusätzlichen Materialien ergänzt werden.

Bei der methodischen Ausgestaltung der Einheiten wurde vor allem Wert darauf gelegt, dass die Lernenden möglichst viele Schritte des Lernprozesses selbstständig gehen können. Kurze anmoderierende Texte und eine Fülle von Lernaufgaben wechseln dabei einander ab. Um das Interesse der Schüler zu halten, wurde auch auf Methoden zurückgegriffen, die der Rätsel- und Knobelfreude der Lernenden entgegenkommen. Ansonsten war es das Ziel, durch Methodenvielfalt Abwechslung zu schaffen. Jede Einheit schließt mit Kontrollfragen ab, die der Einübung der Lerninhalte dienen sollen und auch die Grundlage für Lernzielkontrollen sein können.

In den meisten Einheiten steht die Lebenssituation von Heimbewohnern im Vordergrund, sodass die Schüler hier mit ihren eigenen Erfahrungen aus den Praxiseinsätzen anknüpfen können. Am Schluss der Arbeitsblattsammlung wurde dem bekannten Validationskonzept von Naomi Feil der Betreuungsansatz des deutschen Gerontologen Sven Lind vorangestellt, der eine Gegenposition zu Feil vertritt. So sollen die Schüler zu einer kritischen Auseinandersetzung in der Frage der Betreuung von Demenzkranken angeregt werden.

Ich wünsche allen Lernenden bei der Arbeit mit den vorliegenden Materialien viele interessante Einsichten.

Leonberg, im Januar 2011

Hans-Jörg Wölm

Lernfeld 2.1

1 Die Entdeckung des Alters: Demografische Entwicklung und ihre Folgen

Übersicht

1.1 Die demografische Entwicklung vom Kaiserreich bis ins Jahr 2060
1.2 Die Ursachen des demografischen Alterungsprozesses
1.3 Einige Folgen des demografischen Alterungsprozesses
1.4 Zukünftiges Altersschicksal: Ausgrenzung oder Integration?

1.1 Die demografische Entwicklung vom Kaiserreich bis ins Jahr 2060

Die Demografie (griechisch, von démos = Volk und grafé = Schrift, Beschreibung) ist eine Wissenschaft, die die Entwicklung und den Aufbau von Bevölkerungen untersucht. U. a. berechnet sie voraus, wie sich eine Bevölkerung entwickeln wird.

Bevölkerungsaufbau in Deutschland: früher, heute und zukünftig

Der demografische Wandel gehört zu den größten gesellschaftlichen Umwälzungen unserer Zeit und wird inzwischen auch heftig diskutiert. Ein Blick zurück ins Kaiserreich und nach vorne in die nahe Zukunft zeigt, wie grundlegend sich der Bevölkerungsaufbau bzw. Altersaufbau in Deutschland verändert hat und weiter verändern wird.

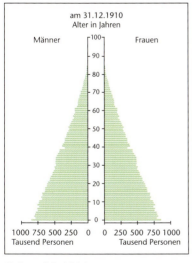
*Kaiserreich 1910
(ca. 64 Mio.)*

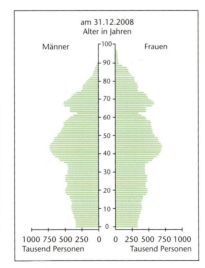
*Deutschland 2008
(ca. 82 Mio.)*

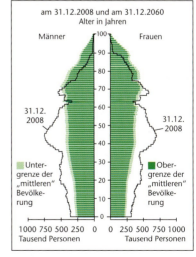
*Deutschland 2060
(ca. 65 bis 70 Mio.)*

(Statistisches Bundesamt, Bevölkerung Deutschlands bis 2060, 2009, S. 15)

Lernfeld 2.1

Betrachten Sie die Schaubilder genau und nennen Sie dann die Aussagen, die richtig sind.

(1) Im Kaiserreich lebten mehr ältere Menschen (65 Jahre und älter) als junge (unter 20 Jahren).
(2) Im Kaiserreich gab es viele junge Menschen, in den mittleren Jahrgängen mit fortschreitendem Alter immer weniger Personen und wenige ältere Menschen.
(3) Heute leben in Deutschland weniger junge Menschen als im Kaiserreich.
(4) Die Zahl der älteren Menschen hat sich heute im Verhältnis zum Kaiserreich mehr als verdoppelt.
(5) 2060 wird es in Deutschland wieder mehr junge Menschen geben.
(6) In Zukunft werden in Deutschland sehr viel mehr ältere Menschen leben.

Richtige Aussagen: _____

Demografischer Alterungsprozess

Auch eine Bevölkerung kann altern, wenn der Anteil älterer Menschen und damit das Durchschnittsalter der Bevölkerung steigt. Ein solcher demografischer Alterungsprozess hat auch in Deutschland schon längst begonnen und wird sich in Zukunft fortsetzen.

Vergleichen Sie noch einmal die Schaubilder für 2008 und 2060. Welche demografischen Tendenzen zeichnen sich ab? Tragen Sie Ihre Ergebnisse in die Tabelle ein.

Gesamtbevölkerung	
Junge Menschen	
Erwerbstätige Personen	
Ältere Menschen	

Die Hochaltrigen-Zielgruppe der Altenpflege

Wie aus der neuesten Bevölkerungsvorausberechnung (Variante 1-W1) des Statistischen Bundesamtes hervorgeht, wird sich die Zahl der Menschen, die 80 Jahre und älter sind, im Jahr 2060 mehr als verdoppeln. Dabei nimmt vor allem die Zahl der Menschen, die 90 Jahre und älter sind, im Verhältnis zu heute explosionsartig zu.

Jahr		80–85 Jahre	85–90 Jahre	90–95 Jahre	95 und älter	insgesamt
2010	m	887	378	98	24	
	w	1.467	983	320	103	4.261
	i	2.355	1.361	418	127	
2060	m	1.535	1.087	787	365	
	w	1.910	1.528	1.220	619	9.049
	i	3.444	2.615	2.007	983	

m = männlich, w = weiblich, i = insgesamt (Zahlen in Tausend)
(vgl. Statistisches Bundesamt, Bevölkerung Deutschlands bis 2060, 2009, S. 14 ff.)

1.2 Die Ursachen des demografischen Alterungsprozesses

Die Bevölkerung in Deutschland altert zunehmend, weil
- anhaltend zu wenige Kinder geboren werden,
- die Lebenserwartung stark gestiegen ist und weiter steigen wird,
- dauerhaft zu wenig Menschen zuwandern.

Bilden Sie Dreiergruppen.
Jedes Gruppenmitglied bearbeitet zunächst allein seinen Arbeitsauftrag. Danach treffen sich alle Schüler mit dem gleichen Arbeitsauftrag zum Austausch (Expertengruppe). Dann kehrt jeder Schüler wieder in seine Gruppe zurück und präsentiert dort seine Arbeitsergebnisse.

Arbeitsauftrag „Geburtenentwicklung"
Betrachten Sie das Schaubild und beantworten Sie die nachfolgenden Fragen.

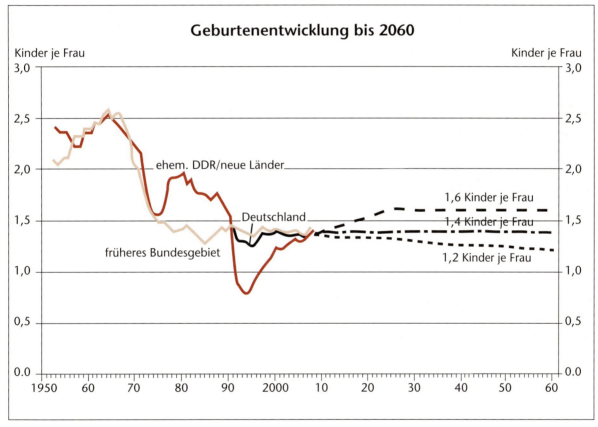

Geburtenentwicklung bis 2060 (Statistisches Bundesamt, Bevölkerung Deutschlands bis 2060, 2009, S. 29)

1. Wie hat sich die Zahl der Geburten bis in die 60er Jahre in der alten Bundesrepublik entwickelt?

2. Wann und warum setzt ein Geburtenrückgang ein?

Lernfeld 2.1

3. Was passiert seit Mitte der 70er Jahre in der alten Bundesrepublik und nach der Jahrtausendwende im wiedervereinigten Deutschland?

4. Welche Folgen ergeben sich daraus?

Arbeitsauftrag „Lebenserwartung"
Schauen Sie sich die nebenstehende Tabelle an und beantworten Sie folgende Fragen.

1. Was lässt sich über die Lebenserwartung von um 1910 geborenen und heutigen Säuglingen sagen?

2. Welche Ursachen gibt es für diese Entwicklung?

Entwicklung der Lebenserwartung Neugeborener		
Basisjahr	Jungen	Mädchen
1901/1910	44,8	48,3
1932/1934	59,9	62,8
1949/1951	64,6	68,5
1965/1968	67,6	73,6
1970/1972	67,4	73,8
1980/1982	70,2	76,9
1985/1987	71,8	78,4
1996/1998	74,0	80,3
2002/2004	75,9	81,5
2006/2008	77,2	82,4
2050*	83,5	88,0
2060*	85,0	89,2

Entwicklung der Lebenserwartung Neugeborener (vgl. Statistisches Bundesamt, Bevölkerung Deutschlands bis 2060, 2009, S. 21 ff.)

3. Warum haben Jungen und Mädchen eine unterschiedliche Lebenserwartung?

-

-

© Bildungsverlag EINS GmbH

4. Gehen Sie noch einmal auf die Modellrechnung über die Anzahl der Hochaltrigen zurück. Was würden Sie sagen: Ist das hohe Alter eher männlich oder weiblich?

Arbeitsauftrag „Zu- und Abwanderung"

Betrachten Sie die Tabelle und beantworten Sie die nachfolgenden Fragen.

Zeitraum	Personen insgesamt			Deutsche			Ausländerinnen und Ausländer		
	Zuzüge	Fortzüge	Saldo	Zuzüge	Fortzüge	Saldo	Zuzüge	Fortzüge	Saldo
	duchschnittlich pro Jahr in 1000								
	Früheres Bundesgebiet								
1954–1969	456	325	131	75	89	–14	381	235	145
1970–1979	700	544	156	78	54	24	622	490	132
1980–1990	673	478	195	159	68	91	514	411	104
1954–1990	586	430	157	101	73	27	486	356	130
	Deutschland								
1991–1999	1070	717	354	259	115	144	811	601	210
2000–2007	770	642	129	157	135	22	614	507	107
1991–2007	929	681	248	211	124	87	718	557	161

Wanderungsbewegung von den 50er Jahren bis 2007 (Statistisches Bundesamt, Bevölkerung Deutschlands bis 2060, 2009, S. 32)

Die neueste Bevölkerungsvorausberechnung des Statistischen Bundesamtes geht von einem Zuzugsüberschuss von 100.000 bzw. 200.000 Personen pro Jahr aus.

1. Was wird unter dem Begriff „Wanderungssaldo" verstanden?

2. Welche Personengruppen sind besonders häufig nach Deutschland zugewandert?

3. Lässt sich über die Jahre beim Wanderungssaldo ein Trend erkennen?

4. Prüfen Sie Ihr Wissen und lösen Sie das Silbenrätsel:

do	Pil	fie	mi	al	by	eins	Rück	sterb	ler	gran	tri	Kom	gang	Säug
rungs	gra	keit	sal	knick	Ar	ten	ge	Ba	vier	der	tern	Wande	len	
Demo	beits	Hoch	boom	ma	ra	lings	lich	Aus	tion	gene	sied	El		

1. Differenz zwischen Zu- und Abwanderung
2. Geburtenrückgang in den 60er Jahren
3. Bevölkerungswissenschaft
4. Zuwanderergruppe
5. Altersgruppe der über 80-Jährigen
6. Geburtenhöhepunkt in den 60er Jahren
7. durchschnittliche Kinderanzahl
8. Ursache für gestiegene Lebenserwartung
9. deutschstämmige Zuwanderer
10. Personengruppe, die nicht mehr voll ersetzt wird

1.3 Einige Folgen des demografischen Alterungsprozesses

1.3.1 Die Alten werden als Last empfunden

Im Hinblick auf den steigenden Anteil älterer Menschen an der Bevölkerung sprachen Wissenschaftler zunächst von Überalterung. Dann war es sogar unter Gerontologen noch in den 80er und 90er Jahren des vergangenen Jahrhunderts üblich, von Alterslast zu reden. Die Heidelberger Gerontologin Ursula Lehr (siehe Kap. 2.1) kritisierte die Verwendung des Begriffs „Alterslast", weil dieser die Altersbevölkerung als Last abwerte. Heute wird der Begriff „Altenquotient" benutzt (vgl. Rückert, Demographie, 1999, S. 148).

Bedrohliche Lage in der Gesetzlichen Rentenversicherung

Nach dem Prinzip des Generationenvertrags finanzieren die jeweils erwerbstätigen Jahrgänge durch ihre Beiträge und Steuern die Renten derer, die nicht mehr arbeiten. Dabei vermittelt der Altenquotient einen Eindruck davon, für wie viele Rentner 100 erwerbstätige Personen in den mittleren Jahrgängen aufkommen müssen.

1 Die Entdeckung des Alters: Demografische Entwicklung und ihre Folgen

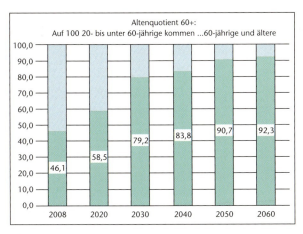

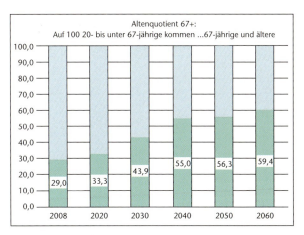

Altenquotient 60+   *Altenquotient 67+*

(vgl. Statistisches Bundesamt, Bevölkerung Deutschlands bis 2060, 2009, S. 39)

Machen Sie sich die beiden obigen Schaubilder klar. Überlegen Sie, warum es gute Gründe für die beschlossene Erhöhung der Altersgrenze auf 67 Jahre gibt.

-
-
-

Explodierende Gesundheitskosten in der Gesetzlichen Krankenversicherung

90 Prozent der Bevölkerung in Deutschland sind Mitglied in der Gesetzlichen Krankenversicherung (GKV). Die Gesundheitsausgaben der GKV sind von 1992 bis 2008 um mehr als die Hälfte angestiegen (vgl. Gesundheitsberichterstattung des Bundes, 2010). Diese Kostenexplosion ist auch durch die steigende Anzahl älterer Patienten mitverursacht.

Leistungsarten Auswahl	Mitglieder GKV	Rentner	Zusammen
	je Versicherten in Euro		
Ärztliche Behandlung insgesamt	288,12	601,94	369,34
Behandlung durch Zahnärzte (ohne Zahnersatz)	127,34	87,36	116,99
Arzneimittel insgesamt	256,36	959,95	438,44
Orthopädische Hilfsmittel	21,08	81,20	36,64
Dialyse und Hilfsmittel besonderer Art	11,51	60,28	24,13
Krankengymnasten, Physiotherapeuten	25,17	84,46	40,51
Summe Hilfsmittel insgesamt	38,53	177,43	74,48
Summe Heilmittel insgesamt	43,00	116,61	62,05
Krankenhausbehandlung insgesamt	464,55	1.758,96	799,54

© Bildungsverlag EINS GmbH

Lernfeld 2.1

Leistungsarten Auswahl	Mitglieder GKV	Rentner	Zusammen
	je Versicherten in Euro		
Fahrkosten	23,47	126,08	50,02
Stationäre Rehabilitationsleistungen	2,24	11,40	4,61
Stationäre Reha-Leistungen, Anschluss-Reha	4,12	80,90	23,99
Schutzimpfungen	21,77	20,17	21,36
Summe Soziale Dienste, Prävention, Selbsthilfe	35,10	30,32	33,86
Früherkennungsmaßnahmen	18,45	29,43	21,29
Schwangerschaft, Mutterschaft	63,16	1,23	47,13
Häusliche Krankenpflege	7,57	138,76	41,52

Ausgaben in der Gesetzlichen Krankenversicherung 2009 (vgl. BMG, Rechnungsergebnisse GKV, 2009, S. 51 ff.)

Die obige Tabelle gibt auszugsweise an, wie viel Geld die GKV bezüglich verschiedener Leistungsarten für jüngere Versicherte und Rentner ausgegeben hat.

1. Finden Sie heraus, für welche drei Leistungsarten die GKV das meiste Geld bezahlen musste.

2. Zeichnen Sie dann ein Säulendiagramm, in dem Sie den jährlichen Gesamtbetrag für einen jüngeren Versicherten und einen Rentner darstellen. Verfahren Sie entsprechend mit den Beträgen für die drei kostenintensivsten Leistungsarten.

Dramatische Entwicklung im Bereich der Altenpflege

Wenn im Rahmen des demografischen Alterungsprozesses die Anzahl erwerbstätiger Personen abnehmen wird, verringert sich damit auch die Anzahl der professionellen Pflegekräfte. Es droht ein Pflegenotstand.

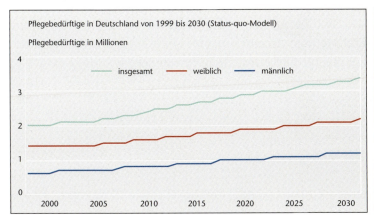

Jahre	unter 60 Jahre	60 bis unter 85 Jahre	85 Jahre und älter
2005	14,2	53,0	32,8
2010	12,6	50,5	36,9
2015	11,1	49,1	39,8
2020	9,9	49,2	41,0
2025	8,4	44,0	47,6
2030	7,3	45,0	47,8

Pflegebedürftige in Deutschland 2005-2030 nach Hauptaltersgruppen in % (Status-quo-Modell)
Datenquelle: Statistisches Bundesamt

Pflegebedürftige in Deutschland bis 2030 (© Bundesinstitut für Bevölkerungsforschung, 2008, S. 50, Datenquelle: Statistisches Bundesamt, Grafische Darstellung: BiB)

\multicolumn{3}{c}{Geschätzte Zunahme der Krankenzahl von 2000 bis 2050}		
Jahr	Geschätzte Anzahl von über 65-Jährigen in Millionen	Geschätzte Krankenzahl
2000	13,7	935.000
2010	16,8	1.210.000
2020	18,6	1.545.000
2030	22,2	1.824.000
2040	23,8	2.197.000
2050	23,5	2.620.000

Geschätzte Anzahl der Demenzkranken bis 2050[1] (Deutsche Alzheimer Gesellschaft, Die Epidemiologie der Demenz, 2008, S. 2)

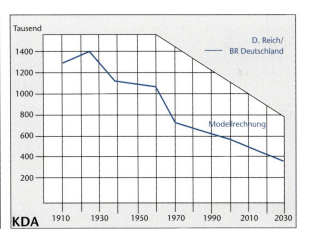

„Töchter-Pflegepotential"[2] bis 2030 (vgl. Rückert, Bevölkerungsentwicklung und Altenhilfe, 1992, S. 54)

Betrachten Sie die verschiedenen Schaubilder und versuchen Sie zu beschreiben, mit welchen Problemen die Pflegeversicherung und die Altenpflege in Zukunft fertig werden müssen.

Zukunftsszenario in der Altenpflege:

_____

_____

_____

_____

_____

---

[1] Schätzungen auf Basis der 11. koordinierten Bevölkerungsschätzung (Variante 1 W2) 2006
[2] Hinweis: Unter dem Begriff „Töchter-Pflegepotenzial" versteht man die Anzahl von Frauen zw. 45 und 59 Jahren pro 1.000 Menschen, die 65 Jahre und älter sind. Diese Schätzung aus dem Jahr 1992 ist nach wie vor aktuell.

1.3.2 Die Arbeitskraft und die Fähigkeiten der Alten werden wiederentdeckt

In unserer alternden Gesellschaft gibt es nicht nur ein Unbehagen an den Alten, sondern auch einen viel positiveren Blick auf die Altersgenerationen.

Die Bundesregierung beauftragt in regelmäßigen Abständen Sachverständigenkommissionen, um über die Lage der älteren Menschen in der Bundesrepublik zu berichten. Im 5. Altenbericht (2006) kommen die Experten zu dem Ergebnis, dass die Älteren viele Fähigkeiten besitzen, die unsere Gesellschaft auch in Anbetracht der abnehmenden Anzahl jüngerer Menschen unbedingt nutzen sollte. Wie dies der Fall sein könnte, dazu macht die Kommission Vorschläge.

Erwerbsarbeit

Setzen Sie die Wörter an der passenden Stelle im folgenden Lückentext ein.

Frühverrentungen, niedrigsten, altersgerechte Arbeitsplätze, demografischen, Strategien, 41,4 %

Deutschland hat zusammen mit einigen anderen Ländern eine der _____ Beschäftigungsquoten der 55- bis 64-Jährigen in Europa. 2004 waren in dieser Altersgruppe nur _____ der Personen beschäftigt. Dies ist die Folge vieler _____. Eine so geringe Nutzung der Erwerbskraft Älterer ist jedoch angesichts der _____ Entwicklung auf Dauer nicht vertretbar. Um ältere Menschen länger im Arbeitsprozess zu halten, müssen _____ entwickelt werden. Dazu gehören:

- lebenslanges Lernen
- _____
- Altersteilzeitangebote
- Gesundheitsvorsorge

(vgl. Kruse, 5. Altenbericht, 2006, Kap. Erwerbsarbeit)

Potenziale des Alters in Familie und privaten Netzwerken

1. *Setzen Sie das Textpuzzle zusammen.*

   (1) Innerhalb von Partnerschaften, von Eltern-Kind-Beziehungen, von Großeltern-Enkel-Beziehungen sowie in weiteren privaten Netzwerken sind ältere Menschen in vielfältiger Form für Andere unterstützend tätig.
   (2) Angesichts der vielfältigen Leistungen älterer Menschen in Familien und privaten Netzwerken werden Maßnahmen diskutiert, die vorhandene Potenziale stärken und neue Potenziale stimulieren könnten.
   (3) Diese betreffen beispielsweise die Verbesserung der Vereinbarkeit von Erwerbstätigkeit und Pflege; ein Problem, dem heute noch zu wenig Beachtung geschenkt wird.
   (4) Sie erbringen Hilfeleistungen im Bereich der instrumentellen und emotionalen Unterstützung sowie finanzielle Transfers.
   (Kruse, 5. Altenbericht, 2006, Kap. Potenziale des Alters in Familie und privaten Netzwerken, Zusammenfassung)

   Richtige Reihenfolge: _____

2. *Überlegen Sie: Welche Unterstützungsleistungen erbringen Ältere? Wie könnten Pflege und Erwerbsarbeit besser miteinander vereinbart werden?*

-
-

Engagement und Teilhabe älterer Menschen

„Das Engagement und die politische Partizipation ihrer Bürger sind für den Zusammenhalt der Gesellschaft unverzichtbar. Es geht dabei (...) auch um das Engagement der Bürger aller Altersstufen für die Belebung der Demokratie und die Modernisierung der Gesellschaft. Ältere Menschen sind heute in ähnlichem Umfang wie die jüngeren Altersgruppen im ehrenamtlichen/bürgerschaftlichen Engagement aktiv. Bei den sogenannten ‚jungen Alten' (50- bis 65-Jährige) war der Anstieg des Engagements in den letzten Jahren im Vergleich aller Altersgruppen am höchsten (...) Ältere Menschen engagieren sich gegenwärtig vor allem in den traditionellen Ehrenamtsfeldern Sport, Kirche und soziale Organisationen. Es gibt daneben aber auch eine kleine Gruppe von ‚Pionieren', die sich mit zentralen Zukunftsthemen wie ‚Wohnen im Alter', ‚intergenerationelles Engagement', ‚Umwelt- und Denkmalschutz' oder ‚Ältere als Akteure des Verbraucherschutzes für ältere Menschen' befassen und neue zukunftsweisende Engagementformen erproben und entwickeln."
(Kruse, 5. Altenbericht, Engagement und Teilhabe älterer Menschen, 2006)

Lesen Sie den Text zum Engagement und lösen Sie das folgende Rätsel.

Belebung der _____?	2. Buchstabe
Zukunftsthema _____	3. Buchstabe
Gruppe von Älteren, die sich Zukunftsthemen zuwenden _____	vorletzter Buchstabe
traditionelles Ehrenamtsfeld _____	letzter Buchstabe
Personengruppe, die besonders aktiv ist _____	3. Buchstabe
Aktivitäten, die die Kontakte zwischen Jungen und Alten fördern _____	11. Buchstabe
Zukunftsthema _____	2. Buchstabe
traditionelles Ehrenamtsfeld _____	letzter Buchstabe

1.3.3 Die Macht der Alten wächst

Obwohl im **Konsumbereich** die Unternehmen immer noch zuallererst jüngere Menschen umwerben, ist die Gruppe der über 50-Jährigen, die sogenannte Gruppe der „50-Plus", die wichtigste Zielgruppe der Zukunft. Schon heute stellt sie 46 Prozent der Konsumenten. Ihr Anteil wird stark anwachsen, während die bisher werberelevante Gruppe der 14- bis 49-Jährigen deutlich abnehmen wird. Die Gruppe der „50-Plus" ist zudem wirtschaftlich außerordentlich stark, da sie über die höheren Einkommen und die weitaus größeren Vermögen verfügt (vgl. Wahl, Werbung, 2002, S. 10). Auch im **politischen Bereich** wächst eine Altenmacht heran. Die Politiker werden in Zukunft an den Interessen der vielen älteren Menschen nicht mehr vorbeikommen, wenn sie gewählt oder wiedergewählt werden möchten.

Recherchieren Sie im Internet unter dem Stichwort „Die Macht der Alten". Präsentieren Sie Ihre Ergebnisse.

1.4 Zukünftiges Altersschicksal: Ausgrenzung oder Integration?

Ob das Ansehen der Alten steigt, weil ihre Arbeitskraft wieder gebraucht wird, oder ob die Alten aufgrund ihres wachsenden Einflusses sogar den Ton in einer ergrauten Gesellschaft angeben werden, ist heute noch nicht klar erkennbar. Denkbar ist aber auch, dass die Jungen die vielen Alten als eine riesige Last empfinden und Konflikte aufbrechen. Der Gießener Soziologe Reimer Gronemeyer spricht hier – provokant zuspitzend – sogar von einem drohenden Krieg der Jungen gegen die Alten.

Bilden Sie Gruppen. Lesen Sie den Text von Gronemeyer von 1989 und beantworten Sie die anschließenden Fragen.

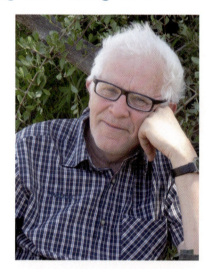

Reimer Gronemeyer

„Das Forschungsinstitut Prognos AG hat jüngst alarmierende Zahlen vorgelegt: Im Jahr 2040 werden die Einkommen mit zweiundvierzig Prozent Rentenabzügen belastet, wenn sich am Rentenversicherungssystem nichts ändert. Zusammen mit Steuern und anderen Sozialabgaben wird ein Durchschnittsverdiener in fünfzig Jahren etwa sechzig Prozent seines Lohns abgeben. Hauptursache: die Alten.(...). Der Generationenvertrag wird den Jungen wie ein Kettenbrief vorkommen (...). Was soll die Jungen daran hindern, den Generationenvertrag zu kündigen? (...) Bis zu den siebziger Jahren reicht die Blütezeit der Kernfamilie, also dessen, was von der Großfamilie blieb (...). An deren Stelle tritt ein Einzelwesen, Ehe und Familie verlieren ihre Vorherrschaft. Wenn sich die Trends nicht überraschend ändern, dann wird künftig Folgendes gelten: fünfzig Prozent werden unverheiratet bleiben, jede zweite Ehe wird geschieden werden, die Zahl der unehelich geborenen Kinder steigt, jedes zweite Kind, das heute geboren wird, wird nicht in der Familie aufwachsen, in die es hineingeboren wurde (...). Wie werden die Jungen umgehen mit den Alten (...)? (...) Meine These lautet: Nach dem Ende der Familie werden sie nach neuen Aufbewahrungsmethoden für Alte suchen müssen. Sie werden die Alten begreifen als eine riesige Menge, die zu verwalten ist. Die Verwaltung der Alten durch die Jungen löst die Familie ab (...).

Im Jahr 2030
Das Pflegeheim im nordhessischen Frankenberg ist ein Glaspalast, der 50.000 Pflegefälle aus Nordhessen beherbergt. Die Anlage ist rationalisiert, die Pflege nach modernsten Maßstäben organisiert. Das ärztliche, pflegerische und therapeutische Personal ist auf fünfhundert Personen gesenkt worden. Das Pflegeheim gleicht einer automatischen Fabrik: Fließbandpflege. Die Betten mit den Siechen werden durch

Videokameras überwacht, jedes Bett ist eine eigene kleine Pflegemaschinerie. In das Gestell sind verschiedene Geräte eingebaut, die den Zustand der Patienten überwachen; auch an einen Fütterungsautomaten ist gedacht worden. Er reagiert auf die Augenbewegungen des Patienten. Die Alten werden über Katheter entsorgt, kein Pfleger ist genötigt, sie zu reinigen oder zu windeln. Im Gegensatz zu früheren Zeiten werden die Pfleglinge auch nicht mehr nur einmal in der Woche gebadet. Eine für Pflegeheime konstruierte Waschstraße erlaubt es, die Bettlägerigen ohne großen personellen Aufwand jeden Tag zu duschen (...). Soweit sie ansprechbar sind, genießen die Alten täglich dreißig Minuten Zuwendung durch einen Psychotherapeuten, der auf gerontologische Fälle spezialisiert ist (...). Aber schauen wir noch genauer hin, was das Jahr 2030 bringen könnte. Das erwähnte Heim in Frankenberg ist das Pflegezentrum für die Großregion Nordhessen. Wie etwa bei Schulen hat es sich auch bei Pflegeheimen als sinnvoll, vor allem als billiger erwiesen, sie an zentralen Orten einzurichten. Lieber weniger, aber größer, könnte die Devise lauten. Nordhessen ist eine Art Alten-Homeland, ein ‚Seniorenreservat', wie die Jungen spöttisch sagen. In der Region leben fast nur noch Menschen, die über fünfundfünfzig Jahre alt sind, und da wird so ein Riesenpflegeheim gebraucht. Die bundesrepublikanische Landschaft ist im Laufe der Zeit generativ entmischt worden – wie es im Wissenschaftsjargon heißt. Mit anderen Worten: Es gibt Jugendgebiete und Seniorengebiete. Das Seniorengebiet Nordhessen ist eines von zweiundzwanzig Alten-Homelands in Deutschland. Es ist mit speziell für Alte eingerichteten Wohnanlagen übersät, und auch die Infrastruktur ist an den Bedürfnissen der Senioren ausgerichtet. In jeder Altenwohnanlage gibt es unter anderem einen Seniorenclub, einen Seniorenfriseur, ein Seniorenfitnesscenter. Im Supermarkt wird Altenschonkost angeboten, die Fertignahrung in den Gefriertruhen braucht zu Hause nur erhitzt werden. Angeboten werden auch Seniorenzeitschriften und Seniorenfernsehen. Politisch Interessierte können sich in Seniorenparteien und Seniorenbeiräten engagieren. Die Seniorenparteien dürfen in kommunalen Angelegenheiten mitreden, sonst sind sie ohne Einfluss. Dies ist die Welt der Alten.

Die Welt der Jungen sind die Städte. Sie werden beherrscht von der Single-Szene, einer Elite zwischen achtzehn und fünfundvierzig, die exzessiv arbeitet und exzessiv konsumiert. Banken, High-Tech-Firmen, extravagante Boutiquen, Freizeitanlagen, die von der Sauna bis zum Kino alles umfassen, und Luxusappartements bestimmen das Bild. Eine alte ländliche und eine jugendliche urbane Lebenswelt stehen sich gegenüber. Ob man Transport, Medizin oder Ernährung ansieht: Die urbanen Jugendzentren sind teuer und luxuriös. Hohe Mieten und schnelle Transportmittel, die Senioren nicht bezahlen können. Für Autobahnen gibt es einen Seniorenzuschlag. Die Mobilität darf nicht unnötig behindert werden, der Verkehr muss fließen. Wasser und Luft werden vielfach gefiltert und gereinigt, die Einkaufsstraßen sind verglast und klimatisiert, sodass der Smog draußen bleibt. Jede Wohnung ist mit einer Klimaanlage ausgestattet. Gemüse und Obst werden eingeflogen aus afrikanischen und asiatischen Gebieten, die als weniger vergiftet gelten (...).

In den ländlichen Regionen, in denen die Alten wohnen, gibt es keine gefilterte Luft. Die Nahrungsmittel stammen aus der heimischen Produktion. Sie sind hochgradig vergiftet. Das teure Auslandsgemüse und -obst ist unerschwinglich für die Senioren. Während etwa in Frankfurt ein Rettungsdienst arbeitet, der jeden, der einen Herzinfarkt erleidet, innerhalb von Minuten auf den Operationstisch transportiert, fahren in Nordhessen ausrangierte Rettungswagen, die lange Wege zu den medizinischen Versorgungseinrichtungen zurücklegen müssen. Bei über Sechzigjährigen werden keine Operationen mehr vorgenommen. Für Prothesen und Medikamente steht jedem Senior jährlich eine feste Summe zur Verfügung. Von den bescheidenen Renten kann kaum jemand privat eine Operation, ein Medikament oder ein Hörgerät bezahlen. Das Straßensystem im Seniorengebiet ist auf dem Stand der Jahrtausendwende. Die elektrisch betriebenen Altenautomobile fahren nicht schneller als fünfzig Stundenkilometer. Ab fünfundsiebzig Jahren ist es verboten, selbst zu fahren. In der Region verkehren einige wenige Seniorenbusse. In die Großstädte gelangt man nur auf der Autobahn, die Elektroautos dürfen sie allerdings nicht benutzen (...).

Der Altenplan
Die Wissenschaft hat einen detaillierten Lebensstufenplan entwickelt (...). Entscheidend ist der Neuentwurf der Postsozialisationsphase. Diese Phase teilt sich in verschiedene Stufen auf:
1. Die Frühsenioren (55 bis 65 Jahre): Sie unterliegen einer Altenbildungspflicht. Sie können unter einer Reihe von Kursen wählen, die der Vorbereitung auf das Alter dienen. Je nach Bildungsgrad wird die

Lernfeld 2.1

Seniorenuniversität oder die Seniorenschule besucht. Es gibt Pflichtkurse und freiwillige Kurse (...). Der wichtigste Pflichtkurs befasst sich mit der Altenpflege (...).

2. *Die Jungsenioren (65 bis 75 Jahre): Sie sind zu öffentlichen Diensten verpflichtet, für die sie bescheiden honoriert werden. Sie können wählen zwischen zwei Aufgaben: Sie betätigen sich entweder in der Altenpflege (...) oder sie helfen mit, die Umwelt zu reparieren.*
3. *Die Senioren (75 bis etwa 85 Jahre): Bei ihnen ist mit zunehmender Hilfsbedürftigkeit zu rechnen und sie sind von öffentlichen Diensten freigestellt. Soweit erforderlich, werden sie von jüngeren Senioren in ihren Wohnungen versorgt (...).*
4. *Die Pflegesenioren (etwa ab 80 bis 85 Jahren): Die Einstufung in diese Gruppe erfolgt aufgrund von Tests. Etwa die Hälfte der Pflegesenioren wird zwangsbetreut, da sie so verwirrt ist, dass sie nicht mehr selbstständig leben kann. Eine Million durch Zwangsbetreuung Entmündigte sind in geschlossenen Anstalten untergebracht. Eine weitere Million befindet sich in Pflegestationen (...).*"

(Gronemeyer, Die Entfernung vom Wolfsrudel, 1989, Auszüge aus S. 125–137)

1. Warum droht nach Gronemeyer ein Krieg der Jungen gegen die Alten?

___

2. Wie könnte nach Gronemeyer die ergraute Gesellschaft um 2030 aussehen?

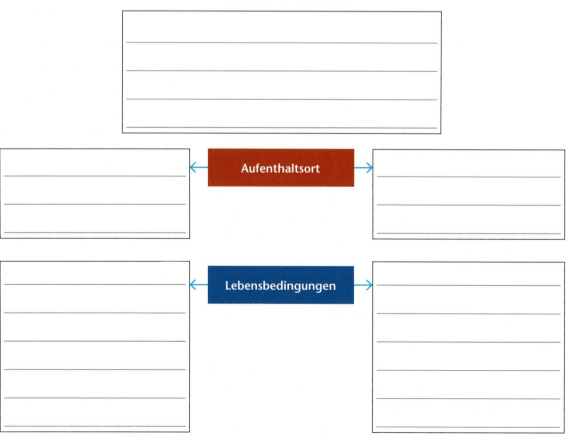

© Bildungsverlag EINS GmbH

1 Die Entdeckung des Alters: Demografische Entwicklung und ihre Folgen

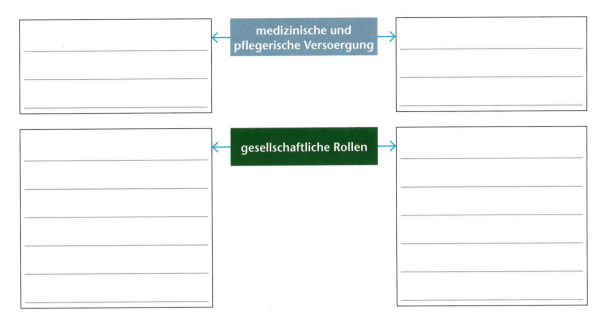

3. Kommt es wirklich so? Was spricht dafür, was dagegen? Präsentieren Sie Ihre Ergebnisse.

Trends	Was spricht dafür?:	Was spricht dagegen?

Trends	Was spricht dafür?	Was spricht dagegen?

Kontrollfragen

1. Was versteht man unter dem demografischen Alterungsprozess in unserer Gesellschaft? Gehen Sie dabei auf die verschiedenen Entwicklungstrends und die Anzahl der Hochaltrigen ein.

2. Erläutern Sie die Ursachen für diesen Prozess.

3. Gehen Sie auf die Folgen des demografischen Alterungsprozesses ein.

4. Welchen Ausblick auf die Zukunft einer ergrauten Gesellschaft gibt Gronemeyer? Nehmen Sie Stellung dazu.

2 Entwicklungsprozesse im Alter: Alterstheorien

Übersicht

2.1 Das Defizitmodell des Alters
2.2 Die Lebensspannenpsychologie
2.3 Die Theorie vom Dritten und Vierten Lebensalter
2.4 Das Konzept der Entwicklungsaufgaben
2.5 Die Theorien des erfolgreichen Alterns

2.1 Das Defizitmodell des Alters

Viele Menschen in unserer Gesellschaft gehen davon aus, dass ein Mensch im Alter zwangsläufig geistig und körperlich abbaut. Dieses negative Altersbild wurde vom „Defizitmodell der geistigen Entwicklung" mitgeprägt, mit dem in den USA die wissenschaftliche Erforschung des Alterungsprozesses begann. Später wurde die Vorstellung von einem fortgesetzten Altersabbau auch auf andere Entwicklungsbereiche übertragen. So spricht man zum Beispiel vom „Defizitmodell der sexuellen Entwicklung".

Die Grundaussage des Defizitmodells der geistigen Entwicklung

Was wird in dem Schaubild über die Entwicklung der Intelligenz deutlich?

Intelligenzverlauf nach dem Defizitmodell (vgl. Martin/Kliegel, Psychologische Grundlagen der Gerontologie, 2005, S. 56)

Das Defizitmodell besagt:

_____

_____
_____
_____
_____
_____
_____
_____

Zur Entstehung des Defizitmodells der geistigen Entwicklung

Setzen Sie die folgenden Wörter an der passenden Stelle im Lückentext ein.

1917, uneinheitliche, gesamte, Leistungsvergleich, Kriegsministerium, 18, Intelligenzmessung, 1. Weltkriegs, 1.726.966, „Army-Alpha"-, USA, Offizierslaufbahn, 60, „Army-Beta-Tests"

„Während des _____ sah man sich in den _____ vor die Notwendigkeit gestellt, aus Rekruten geeignete Personen für die _____ auszulesen. Das damals sehr _____ Schulsystem in den Vereinigten Staaten (...), die unterschiedliche nationale Herkunft und Sprache boten keinerlei Basis für einen _____ der Offiziersbewerber. So entwickelte man _____ die ersten Gruppenprüfverfahren zur _____ bei Erwachsenen." (Lehr, Psychologie des Alterns, 2007, S. 47f.)

Auf Anregung der American Psychological Association begann im April 1917 ein Forschungsteam mit den Untersuchungen. Zunächst wurden nur Rekruten in die Untersuchung einbezogen. Später dehnte das _____ die Intelligenztests auf die _____ Armee aus. Von September 1917 bis Januar 1919 wurden _____ Mann im Alter von ____ bis _____ Jahren, darunter 42.000 Offiziere, untersucht. Die Ergebnisse der Anwendung dieser _____ und _____ wurden 1921 veröffentlicht und später wissenschaftlich ausgewertet (vgl. Lehr, Psychologie des Alterns, 2007, S. 48).

Lernfeld 2.1

Kritik am Defizitmodell der geistigen Entwicklung

Bis Ende der 60er Jahre des vergangenen Jahrhunderts galt auch in der Bundesrepublik das Defizitmodell unangefochten im wissenschaftlichen Bereich. Es gehört zu den Verdiensten der Heidelberger Gerontologin und späteren Bundesministerin Ursula Lehr, auf die kritischen Einwände gegen das Defizitmodell hingewiesen und damit zur Entstehung eines positiveren Altersbildes beigetragen zu haben.

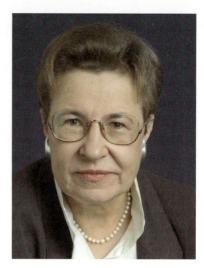

Ursula Lehr

A) *Bilden Sie Dreiergruppen. Jedes Gruppenmitglied bearbeitet zunächst allein seinen Arbeitsauftrag. Danach treffen sich alle Schüler mit dem gleichen Arbeitsauftrag zum Austausch in der Expertengruppe. Dann kehrt jeder Schüler wieder in seine Gruppe zurück und präsentiert dort seine Ergebnisse.*

Arbeitsauftrag „methodische Kritik"
Beziehen Sie in Ihre Überlegungen die nachfolgenden Definitionen und die Grafik mit ein.

In der Entwicklungspsychologie wird

- *die Querschnittsmethode verwendet, wenn ein Merkmal zu einem Zeitpunkt bei unterschiedlichen Altersgruppen untersucht wird,*

- *die Längsschnittmethode verwendet, wenn ein Merkmal bei einer Gruppe von Gleichaltrigen zu verschiedenen Zeitpunkten immer wieder untersucht wird.*

Bestimmung des Intelligenzverlaufs nach verschiedenen Methoden (vgl. Geuß, Intellektuelle Leistungsfähigkeit, 1993, S. 103)

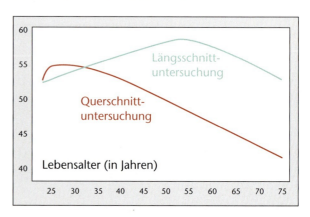

1. Überlegen Sie, wie die Psychologen bei den Tests mit den amerikanischen Soldaten vorgegangen sind.

2. Welche Probleme ergeben sich bei der Querschnittsmethode?

2 Entwicklungsprozesse im Alter: Alterstheorien

3. Wie könnte man anders vorgehen, um zu untersuchen, wie sich die Intelligenz im Laufe des Lebens verändert?

___

Arbeitsauftrag „Zweikomponententheorie der geistigen Leistungen"
*Die amerikanischen Psychologen Cattell und Horn unterscheiden in ihrer sogenannten „Zweikomponententheorie" zwischen **flüssiger** (fluider) und **kristallisierter** (kristalliner) Intelligenz. Zur flüssigen Intelligenz rechnen sie alle Fähigkeiten, die für die Informationsverarbeitung wichtig sind wie z. B. schlussfolgerndes Denken, räumliches Vorstellungsvermögen oder das Gedächtnis. Zur kristallisierten Intelligenz zählen sie dagegen stark erfahrungs- und kulturabhängige Kompetenzen wie Allgemeinwissen oder sprachliche Fähigkeiten (vgl. Wahl, Gerontologie, 2004, S. 144).*

1. Lösen Sie die folgenden Aufgaben, wie sie in Intelligenztests verwendet werden. Überlegen Sie zudem: Welche Fähigkeiten werden geprüft? Gehören sie jeweils zur flüssigen oder kristallisierten Intelligenz? (Quelle der Aufgaben: Lauster, Teste deine Intelligenz 2009, S. 22)

Aufgabe A

Art der Fähigkeit:

Intelligenzart:

Kennzeichnen Sie die folgenden Wörter mit

R wenn sie sich auf Dinge beziehen, die ganz oder überwiegend mit Ruhe zu tun haben.

B wenn sie sich auf Dinge beziehen, die mit Bewegung zu tun haben.

☐ Fluss ☐ Sonne ☐ Gold
☐ Zeit ☐ Raum ☐ Kampf
☐ Berg ☐ Vogel ☐ Trauer
☐ Streit ☐ Nervosität ☐ Gleichmut
☐ Friede ☐ Wind ☐ Gebärde
☐ Geduld ☐ Tod ☐ Stille

Aufgabe B

Art der Fähigkeit:

Intelligenzart:

© Bildungsverlag EINS GmbH

Lernfeld 2.1

4	5	7
30	29	27
8	10	11
26	24	23
13	14	
21	20	

Aufgabe C

Art der Fähigkeit:

_____

_____

Intelligenzart:

_____

2. Cattell und Horn haben untersucht, wie sich die flüssige und kristallisierte Intelligenz beim Altern verhält. Zu welchen Ergebnissen kommen sie?

_____

_____

_____

Intelligenzverlauf nach Catell und Horn (vgl. Geuß, Intellektuelle Leistungsfähigkeit, 1993, S. 103)

Arbeitsauftrag „äußere Faktoren"

1. Gehen Sie auf das Schaubild des Defizitmodells am Anfang der Einheit zurück. Was sagt die Grafik zum Beispiel über das Intelligenzniveau eines 60-jährigen Mathematikprofessors und das eines gleichaltrigen Hilfsarbeiters aus? Stimmt das?

_____

_____

_____

_____

2. Überlegen Sie, welche Faktoren die Intelligenzleistungen von Menschen beeinflussen können?

_____

_____

_____

_____

3. Was bedeutet das für das geistige Altern?

_____

_____

_____

_____

2 Entwicklungsprozesse im Alter: Alterstheorien

B) Fassen Sie die Kritik am Defizitmodell der geistigen Entwicklung zusammen, indem sie die folgenden Sätze vervollständigen.

Methodischer Einwand:

Das Defizitmodell der geistigen Entwicklung ist schon deshalb falsch, weil

___

Einwand der „Zweikomponententheorie":

Das Defizitmodell der geistigen Entwicklung ist auch deshalb falsch, weil

___

Einwand, der äußere Faktoren geltend macht:

Das Defizitmodell der geistigen Entwicklung ist schließlich auch deshalb falsch, weil

___

C) Überlegen Sie, warum die Kritik am Defizitmodell zu einem positiveren Altersbild geführt hat.

-
-

Die beiden Grundmodelle über den Ablauf des Lebens

„Über den Ablauf des Lebens konkurrierten seit den Zeiten der griechischen Philosophie zwei Auffassungen miteinander. Die erste sah den Höhepunkt bzw. Gipfel des Lebens in der Lebensmitte. Diese Modell-Vorstellung orientierte sich am Verlauf des Tages vom morgendlichen Sonnenaufgang (= Jugendzeit) über den Höchststand der Sonne am Mittag (= Leben auf dem Gipfel) bis zum Sonnenuntergang am Abend (= Altern) mit der anschließenden Nacht (= Lebensende mit Sterben und Tod). Parallel dazu wurde der Lebensverlauf auch mit dem Jahresverlauf verglichen mit der bekannten Abfolge von ‚stürmischer Frühlingszeit', ‚sommerlicher Reifezeit', gefolgt vom ‚Herbst des Lebens' bis zum alles zum ‚Absterben bringenden Winter' (...).
Die zweite Modell-Vorstellung verlagert den Höhepunkt des Lebens an dessen Ende: nach Erreichen der Reife scheidet der Mensch aus seinem Leben. Auch dieses Modell orientiert sich an biologischen Vorgaben: eine Frucht entwickelt sich aus dem Samen über die verschiedenen Entwicklungsstadien bis hin zur genießbaren Reife (z.B. ein Apfel oder eine Birne); nach kurzer Zeit fällt die Frucht ab und vergeht. Entsprechend lautet der persönliche (Kurz-)Schluss: Gesund und noch bei vollen Kräften falle ich plötzlich tot um."
(Radebold, Älterwerden will gelernt sein, 2009, S. 45–46)

Lernfeld 2.1

1. Lesen Sie den Text auf Seite 27 unten und stellen Sie die beiden Grundmodelle über den Ablauf des Lebens grafisch dar.

   1. Modell: _____

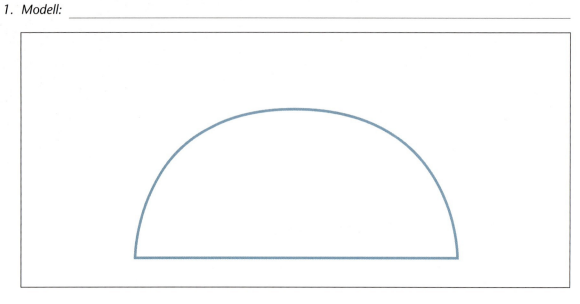

   2. Modell: _____

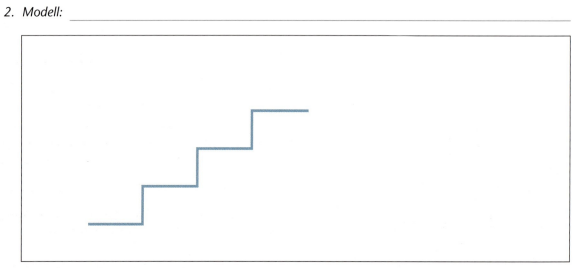

2. Gibt es beide Modelle in unserer Gesellschaft?

   _____
   _____
   _____
   _____
   _____
   _____

3. Welchem Modell entspricht das Defizitmodell?

   _____
   _____

© Bildungsverlag EINS GmbH

2.2 Die Lebensspannenpsychologie

Das Konzept der Lebensspannenpsychologie ist vor allem mit dem Namen von Paul Baltes (1939–2006) verbunden. Der ehemalige Direktor des Max-Planck-Instituts für Bildungsforschung in Berlin ist wohl der bekannteste deutsche Entwicklungspsychologe. Noch in den 60er Jahren des vergangenen Jahrhunderts befasste sich die Entwicklungspsychologie nur mit den Altersphasen der Kindheit und Jugend. Daneben gab es Altersforscher, die die Alterungsprozesse im Erwachsenenalter untersuchten. Paul Baltes führte beide Forschungsbemühungen zu einer Psychologie der gesamten Lebensspanne zusammen.

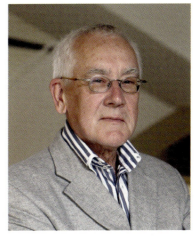

Paul Baltes

Die Leitsätze der Lebensspannenpsychologie

1. Ordnen Sie den Fach- bzw. Oberbegriffen auf der linken Seite die jeweils passenden Erklärungen mithilfe von Pfeilen zu (vgl. Martin/Kliegel, Psychologische Grundlagen, 2005, S. 51 ff.)

Multidimensionalität	Entwicklung findet nicht nur in der Kindheit und Jugend statt, sondern auch in späteren Jahren und im Alter.
Plastizität	Entwicklung ist immer auch durch biografische, gesellschaftliche und historische Faktoren beeinflusst.
Lebenslange Entwicklung	Entwicklungen können in unterschiedliche Richtungen verlaufen: Fähigkeiten können abnehmen, zunehmen oder stabil bleiben.
Gewinne und Verluste	Entwicklung findet in den verschiedensten menschlichen Bereichen und in zugehörigen Teilbereichen statt.
Historische Einbettung	Über die gesamte Lebensspanne ist Entwicklung stets ein Zusammenspiel von Gewinnen und Verlusten. Am Anfang der Entwicklung überwiegen die Gewinne, im Alter die Verluste. Aber auch im hohen Alter sind Gewinne möglich.
Multidirektionalität	Eine Steigerung der Fähigkeiten ist bis ins fortgeschrittene Alter möglich.

2. Erläutern Sie die Leitsätze am Beispiel der Zweikomponententheorie der geistigen Leistungen.

Die Plastizität menschlicher Fähigkeiten

Vor allem im Bereich der Gedächtnisleistungen konnten Paul Baltes und seine Mitarbeiter mit der Methode „Austesten der Grenzen" (Personen werden so lange trainiert, bis sich ihre Leistung nicht mehr verbessert) zeigen, dass es auch im höheren Alter eine erhebliche Steigerungsfähigkeit gibt (vgl. Martin/Kliegel, Grundlagen, 2005, S. 52 ff.).

Bei Untersuchungen sollten junge und alte Versuchsteilnehmer zunächst möglichst viele Wörter erinnern, die ihnen vorgelesen wurden. Danach erlernten die Versuchsteilnehmer die Locitechnik und trainierten über viele Sitzungen hinweg mit der neuen Gedächtnistechnik, bis sich die Merkleistung nicht mehr steigern ließ.

Die Locitechnik (lateinisch, von locus = Ort) ist eine sehr alte Merktechnik. Schon griechische und römische Redner haben sie verwendet, um sich wichtige Begriffe zu merken. Wer die Locitechnik nutzen will, muss sich einen Weg vorstellen, an dem gut bekannte und hervorstechende Orte liegen. Dies könnte zum Beispiel der Weg zur Schule oder zur Arbeit sein. Die zu merkenden Begriffe werden dann durch eine bildliche Vorstellung mit den verschiedenen Orten verknüpft.

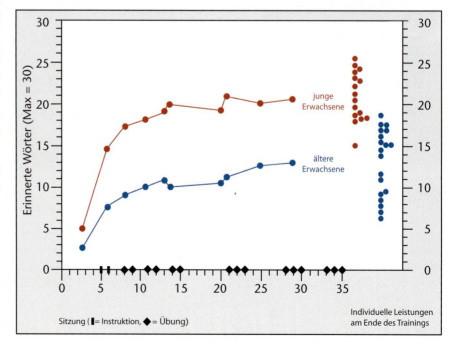

Gedächtnisleistung vor und nach Einführung der Locitechnik (aus: Martin/Kliegel, Grundlagen, 2005, S. 53)

2 Entwicklungsprozesse im Alter: Alterstheorien

Das Schaubild auf Seite 30 gibt die Untersuchungsergebnisse wieder. Beantworten Sie die folgenden Fragen.

1. Wie unterschied sich das Leistungsniveau der jungen und alten Versuchsteilnehmer, bevor sie sich die Locitechnik angeeignet hatten?

2. Konnte die Merkleistung durch die Locitechnik gesteigert werden?

3. Wer profitierte mehr von der Locitechnik: die Jungen oder die Alten?

Die psychologische Weisheitsforschung

Vor knapp 30 Jahren hat Paul Baltes die psychologische Weisheitsforschung begründet. Zu seiner Arbeitsgruppe im Max-Planck-Institut für Bildungsforschung gehörte auch die heutige Bremer Psychologieprofessorin Ursula Staudinger. Unter Weisheit verstanden die Forscher eine hohe Einsichts- und Urteilsfähigkeit in schwierige und unsichere Fragen des Lebens. Um Weisheit im Labor messbar zu machen, gingen Baltes und Staudinger wie folgt vor:

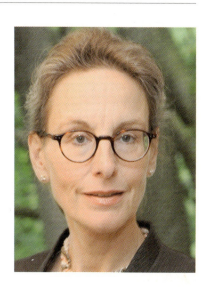

Ursula Staudinger

- Versuchspersonen unterschiedlichen Alters wurden schwierige Lebensprobleme vorgelegt (Beispiel: Jemand erhält einen Telefonanruf von einem guten Freund. Dieser sagt, er könne nicht mehr weiter, er werde sich das Leben nehmen. Was könnte man oder die Person in einer derartigen Situation bedenken oder tun?),
- die Versuchspersonen wurden aufgefordert, laut über das Problem nachzudenken,
- die Äußerungen der Versuchspersonen wurden auf Tonband aufgenommen und nach folgenden fünf Kriterien bewertet:
  - Wissen über Lebensprobleme (allgemeines Wissen über Gefühle und menschliche Extremsituationen, über Hilfsmöglichkeiten usw.),
  - Strategiewissen (Vorstellungen, wie man bei dem Problem vorgehen könnte),
  - Lebensspannen-Kontext (Beachtung historischer, kultureller, altersgebundener, persönlicher Umstände, unter denen das Problem auftaucht),
  - Berücksichtigung der Werte (Überzeugungen der am Problem beteiligten Person, allgemein gültige Werte),
  - Wissen darum, dass die vorgeschlagene Lösung nicht immer die beste sein muss.

Lernfeld 2.1

Bilden Sie Gruppen.
Die folgende Äußerung einer Versuchsperson zum Lebensproblem „Suizidgedanken eines Freundes" wurde hoch bewertet, d. h. als relativ weise bewertet. Stellen Sie fest, welche der obigen Kriterien wo in der Äußerung erfüllt sind und tragen Sie Ihre Ergebnisse in die Tabelle ein.

„Ich denke, dass es auch egal ist, ob er es wirklich tut, auf jeden Fall ist das ein unglaubliches Zeichen von Isolation und innerlicher Vereinsamung. Weiß ich, ob dieser gute Freund nicht depressiv ist oder krank ist? Also zunächst mal, meine ich, wäre es wichtig bei diesem Telefonat immer wieder zu fragen Warum? Wieso? Was ist los? Ist es schon öfter gewesen, dass du solche Gedanken hattest? Aber ich glaube, dass es bei so einem ersten Signal noch gar nicht mal geht, jetzt da unbedingt in die Tiefe zu gehen, sondern ich denke einfach, dass es schon mal wichtig wäre, sich viel Zeit am Telefon zu nehmen, um den anderen sprechen zu lassen, dann glaube ich, dass man nicht ohne Hilfe anderer auskommt und dann auch versuchen müsste, den Freund dazu zu überreden und dafür zu gewinnen, einen Fachmann aufzusuchen. Ich würde wohl meinen, dass der Freund dem Freund solange helfen muss und zur Verfügung stehen muss, bis diese Gefahr gebannt ist. Es geht natürlich um die Sinnfrage – auch nach dem Sinn des Leidens. Wenn die Sinnfrage gekoppelt ist mit ganz konkretem Leid, also wenn jemand querschnittsgelähmt oder schwer krebskrank ist oder auch ganz schwer schizophren ist, stellt sich diese Frage natürlich anders. Dann muss ich dem anderen zugestehen und würde es ihm auch sagen, dass diese Teile, die das Leben unmöglich machen, da wünsche auch ich, dass die sterben, aber ich hoffe dann doch, dass ein anderes Leben entsteht, ein sinnvolleres Leben."
(Raabe, Vom Wesen der Weisheit, Deutschlandradio, 2010)

Kriterien	Äußerungen
Wissen über Lebensprobleme	
Strategiewissen	
Lebensspannen-Kontext	
Berücksichtigung von Werten	
relative Gültigkeit der eigenen Lösung	

Die vorstehenden Untersuchungen ergaben, dass
- nur ganz wenige Menschen alle fünf Kriterien erfüllen und in diesem Sinne weise sind,
- Jüngere genauso gute weisheitsbezogene Leistungen wie alte Menschen zeigen.

Überlegen Sie, was diese Forschungsergebnisse für den Wahrheitsgehalt des zweiten Lebensablaufmodells bedeuten, das den Höhepunkt an das Lebensende setzt.

2.3 Die Theorie vom Dritten und Vierten Lebensalter

Menschen im höheren Alter können ihr Gedächtnis verbessern, indem sie zum Beispiel die Locitechnik erlernen. Solche und andere positive Befunde über ältere Menschen haben Paul Baltes zunächst zu der optimistischen Überzeugung geführt, dass sich auch im höchsten Alter bis zum Tode zum Beispiel Gedächtnisverluste durch Training ausgleichen lassen. Aber die Berliner Altersstudie belehrte ihn eines Besseren. Es zeigte sich nämlich, dass sich viele über 85-Jährige die Locitechnik nicht mehr aneignen können. Das heißt: Baltes musste erkennen, dass jenseits der 85 Jahre die chronischen Belastungen massiv zunehmen und der Lebensweg im hohen Alter immer mehr zu einem Leidensweg wird. Er selbst sagte: *„Bis Anfang der 1990er Jahre habe ich wie ein Wilder nach der Plastizität im Alter gesucht. Doch dann habe ich – nicht ohne innere Widerstände – realisiert, dass man Entwicklungsprozesse nicht immer fortschreiben kann. Das hohe Alter hat seine Grenzen."* (Schäfer: Paul Baltes. Sehr alt zu werden ist kein Zuckerschlecken, 2007, S. 36ff.) So entwickelte er seine Theorie vom Dritten und Vierten Lebensalter (vgl. Martin/Kliegel, Grundlagen, 2005, S. 46ff.).

Zusatzinformation

Berliner Altersstudie: Unter der Leitung von Paul Baltes untersuchten ab 1990 mehr als 50 Mediziner, Psychologen, Soziologen und Ökonomen fast zehn Jahre lang über 500 Menschen im Alter von 70 bis über 100 Jahre. Dabei erbrachte die Studie u. a. nebenstehende Ergebnisse zur Häufigkeit von Demenzerkrankungen (vgl. Martin/Kliegel, Grundlagen, 2005, S. 49).

Alter	Anzahl der Demenzkranken
70 Jahre	2%– 3%
80 Jahre	10%–15%
90 Jahre	50%

Hilfsmöglichkeiten im Alter

Die nebenstehenden Grafiken geben die Grundprinzipien der Theorie von Baltes wieder. Unter Kultur werden hier alle Hilfen verstanden, die Menschen im Alter in Anspruch nehmen können, wenn sie krank werden oder die Kräfte nachlassen.

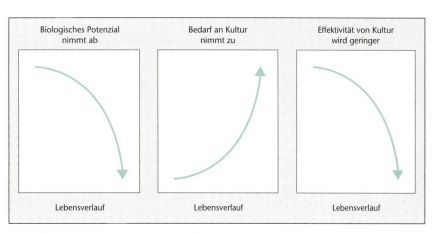

Entwicklung im Dritten und Vierten Lebensalter

Überlegen Sie, was die Grafiken auf Seite 33 unten aussagen. Vervollständigen Sie dann die Tabelle.

	Merkmal	Kulturelle Hilfen (z. B.)
Drittes Alter 65 bis unter 85 Jahre		
Viertes Alter 85 Jahre und älter		

Das Konzept der Morbiditätskompression

In Zukunft wird sich die Zahl der über 80-Jährigen mehr als verdoppeln. Im Alter nehmen zugleich die typischen Alterskrankheiten (Herzinfarkt, Schlaganfall, Krebs usw.) massiv zu. Dabei zeigt sich im Bereich der Genforschung kein Durchbruch, der die Lebenssituation der Hochaltrigen wesentlich verbessern könnte. Deshalb war Paul Baltes (vgl. Baltes, Hoffnung mit Trauerflor, 2006, S. 30) der Meinung, dass das Ziel gerontologischer Forschung eher eine Verbesserung der Lebensqualität im Alter als eine Verlängerung der Lebenszeit sein sollte. Er berief sich hierbei auf den amerikanischen Mediziner James F. Fries. Dieser hat schon in der Mitte der 80er Jahre des vergangenen Jahrhunderts ein Konzept entwickelt, dem die Annahme zugrunde liegt, dass es der Medizin immer besser gelingt, Krankheiten zurückzudrängen und damit die Anzahl der Lebensjahre in Gesundheit zu erhöhen. Dieses Konzept wurde mit dem Begriff der „Morbiditätskompression" umschrieben. Damit ist ein Zurückdrängen von Krankheiten auf die letzten Jahre vor dem Tod gemeint.

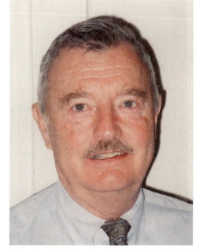

James F. Fries

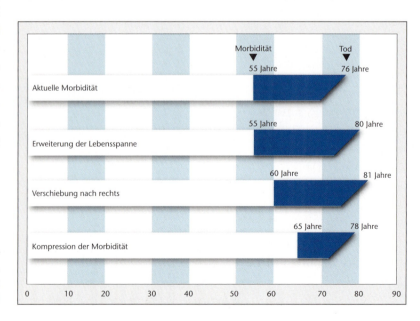

Mögliche Dauer chronischer Erkrankung am Lebensende, nach Fries (aus: Kruse, Das letzte Lebensjahr, 2007, S. 47)

2 Entwicklungsprozesse im Alter: Alterstheorien

1. *Die Grafik auf Seite 34 unten stellt dar, wie lange die Phase mit chronischen Krankheiten am Lebensende dauert bzw. in Zukunft dauern könnte. Beschreiben Sie die verschiedenen Szenarien.*

-
-
-
-

2. *Was kann man tun, um die Morbiditätskompression voranzutreiben?*

3. *Lösen Sie das folgende Rätsel (indem Sie das umschriebene Lösungswort finden und den gesuchten Buchstaben des Lösungswortes in der mittleren Spalte eintragen).*

Umschreibung		Gesuchter Buchstabe
Fachausdruck (Entwicklungen verlaufen in verschiedene Richtung)		10. Buchstabe
Gedächtnistechnik in der Lebensspannenpsychologie		2. Buchstabe
Fachbegriff (Entwicklung betrifft verschiedene Bereiche)		1. Buchstabe
Gesamtheit der Lebensalter		8. Buchstabe
amerikanischer Mediziner (Nachname)		2. Buchstabe
Forschungsfeld (von Paul Baltes begründet)		2. Buchstabe
Fachausdruck (Steigerungsfähigkeit)		4. Buchstabe
entwicklungspsychologische Methode		6. Buchstabe
Lebensabschnitt mit gehäufter Demenz		2. Buchstabe.
Alterstheorie (Altern als Abbau)		9. Buchstabe
problematische Untersuchungsmethode		8. Buchstabe

2.4 Das Konzept der Entwicklungsaufgaben

Robert J. Havighurst (1900–1993) hat als Leiter des „Committee of Human Development" (Kommission für menschliche Entwicklung) an der Universität Chicago der amerikanischen Gerontologie nach dem Zweiten Weltkrieg neue Impulse verliehen. Bekannt geworden ist er vor allem durch sein Konzept der Entwicklungsaufgaben (vgl. Martin/Kliegel, Grundlagen, 2005, S. 42 ff.)

Bearbeiten Sie die folgenden Aufgaben A bis D in Gruppenarbeit.

- *Bilden Sie Gruppen.*
- *Bearbeiten Sie zunächst die Aufgaben in Ihrer Gruppe und halten Sie Ihre Arbeitsergebnisse fest.*
- *Bestimmen Sie dann in Ihrer Gruppe einen Sprecher.*
- *Alle Gruppensprecher nehmen dann in einem Sitzkreis Platz und tragen dort unter Leitung eines Moderators jeweils die Arbeitsergebnisse Ihrer Gruppe vor.*
- *Wenn ein anderer Schüler an der Diskussion teilnehmen will, nimmt er so lange auf dem freien Stuhl im Sitzkreis Platz, bis er seinen Redebeitrag beendet hat.*

Aufgabe A:

1. Ordnen Sie die folgenden verschiedenen Entwicklungsaufgaben (vgl. Faltermaier u. a., Entwicklungspsychologie, 2002, S. 51) den verschiedenen Altersphasen in der Tabelle zu.

Anpassung an den Ruhestand, beginnende Sprachentwicklung, Partnerwahl/Ehe, Gehen lernen, Beginn der Berufskarriere, moralische Entwicklung, Anpassung an Partnerverluste, soziales Verhalten, Kindererziehung, Erwerb der Geschlechtsrolle, Lesen, Essen lernen, Entwicklung der Berufskarriere, Schreiben, Familiengründung/Kinder, Rechnen, Akzeptieren der körperlichen Reifung, Bejahung der Zugehörigkeit zur Gruppe der Älteren, Beziehungen mit Gleichaltrigen, Übernahme sozialer und öffentlicher Verantwortung, Anpassung an das Nachlassen der Körperkräfte, Erwerb einer Geschlechtsrollenidentität, Veränderung der Rollen (z. B. Intensivierung familienbezogener Rollen)

Altersphase	Entwicklungsaufgaben (Auswahl)
Säuglingsalter	
Kindheit	
Pubertät	
frühes Erwachsenenalter	
mittleres Erwachsenenalter	
spätes Erwachsenenalter	

2 Entwicklungsprozesse im Alter: Alterstheorien

2. Überlegen Sie anhand der Tabelle, wie sich Havighurst Entwicklung und damit Alterung vorstellt.

_____

_____

_____

Aufgabe B:
Nach Havighurst entstehen Entwicklungsaufgaben aus einem Zusammenspiel von gesellschaftlichen Erwartungen, biologischen Entwicklungsprozessen und den eigenen Zielen des Individuums. Machen Sie sich dieses Zusammenspiel von Faktoren an einer Entwicklungsaufgabe klar.

_____

_____

_____

_____

_____

_____

Aufgabe C:
Vervollständigen Sie die Sätze.

Wer eine Entwicklungsaufgabe erfüllt, bekommt _____ und bringt die Voraussetzung

mit, _____.

Entwicklungsaufgaben haben verschiedene Funktionen:

Sie _____ den Lebenslauf, bieten _____ für persönliche Ziele und

sind _____ für den Vergleich mit anderen Personen.

Havighurst räumt ein, dass sich in verschiedenen Kulturen und Gesellschaften _____

Entwicklungsaufgaben stellen können.

Aufgabe D:
Nehmen Sie zu Havighursts Konzept Stellung. Was lässt sich kritisch einwenden? Überlegen Sie, wie er das Alter sieht.

_____

_____

_____

_____

_____

_____

_____

2.5 Die Theorien des erfolgreichen Alterns

Die bisher dargestellten Theorien erheben den Anspruch, nur zu beschreiben, was beim Altern passiert. Die Theorien des erfolgreichen Alterns dagegen geben an, wie sich ein Mensch im Alter verhalten sollte, um in der letzten Lebensphase zufriedener zu werden. Sie sind im Grunde nichts anderes als Glückstheorien.

2.5.1 Disengagement-Theorie

Keine Theorie hat in der Geschichte der Gerontologie so heftige Diskussionen ausgelöst, wie die 1961 von den amerikanischen Soziologen Elaine Cumming und William E. Henry veröffentlichte Disengagement-Theorie (Rückzugstheorie) (vgl. Wahl, Gerontologie, 2004, S. 127 ff.).

Annahmen der Disengagement-Theorie

(1) Im Alter nehmen die Fähigkeiten und Kräfte immer weiter ab.
(2) Mit fortschreitendem Alter verlieren die Menschen bestimmte Rollen und Aktivitäten (z. B. bei der Pensionierung die Berufsrolle oder beim Auszug der Kinder aus dem Elternhaus Betreuungsaufgaben).
(3) Dies kann bei den Betroffenen zunächst dazu führen, dass sie sich gegen die Rollenverluste wehren und in eine Krise geraten.
(4) Sie erlangen ihr seelisches Gleichgewicht aber wieder und sind zufrieden, wenn sie für die verlorenen Aktivitäten und Rollen einen Ersatz (z. B. Ehrenämter) gefunden haben.
(5) Die Betroffenen können die neue Situation besser akzeptieren, wenn sie sich klarmachen, dass die schmerzlichen Verluste sie zugleich von lästigen Pflichten (z. B. Anpassung und Unterordnung im Beruf) befreien und ihnen ein Leben in größerer Freiheit ermöglichen.
(6) Wenn die Menschen dann älter werden, sind sie aufgrund ihrer schwindenden Kräfte und des nahenden Todes froh, wenn sie weitere Aufgaben abgeben können.
(7) Aus der Sicht der Gesellschaft ist der Rückzug der Älteren (z. B. aus der Berufsrolle) positiv zu bewerten, da so vitale Jüngere nachrücken können, die die notwendigen Fähigkeiten und Kenntnisse besitzen.

Bilden Sie Gruppen.
1. Die Disengagement-Theorie enthält eine Reihe von Annahmen. Stellen Sie jede dieser Annahmen grafisch dar und setzen Sie diese Teilgrafiken dann zu einem Gesamtschaubild zusammen.

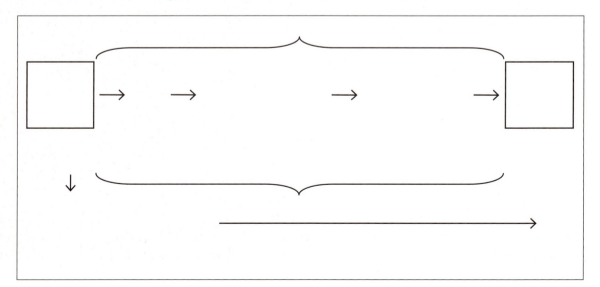

2. Überlegen Sie, ob die einzelnen Annahmen stimmen.

3. Präsentieren Sie Ihre Ergebnisse.

2.5.2 Aktivitätstheorie

Die amerikanische Gerontologin Bernice L. Neugarten (1916–2001) hat zusammen mit Sheldon S. Tobin 1964 die Disengagement-Theorie mit einer eigenen Untersuchung überprüft. Sie kam zu dem Ergebnis, dass zum erfolgreichen Altern die Beibehaltung eines aktiven Lebensstils gehört. Neugarten zählt zu den profiliertesten Vertretern der Aktivitätstheorie. Nach dieser Theorie entsteht Zufriedenheit, wenn der alternde Mensch aktiv ist bzw. bleibt, etwas leisten kann und sich von seinem sozialen Umfeld als gebraucht erlebt. Dabei muss er unvermeidliche Rollenverluste ausgleichen und möglichst lange ein hohes Aktivitätsniveau halten (vgl. Martin/Kliegel, Grundlagen, 2005, S. 57–58). Die Aktivitätstheorie hat eine starke Wirkung entfaltet bis in die Pflegeheime mit ihrer Kultur der Aktivierungsangebote und der aktivierenden Pflege.

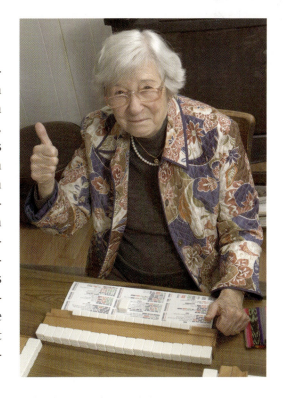

Lernfeld 2.1

Verändern Sie Ihr Schaubild für die Disengagement-Theorie so weit, dass es auf die Aktivitätstheorie passt.

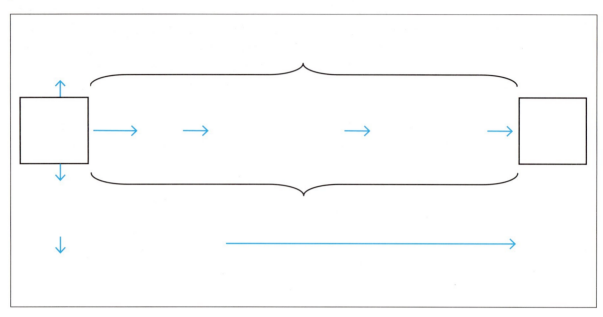

Rückzug oder Aktivität?

Setzen Sie die folgenden Wörter an der passenden Stelle im Lückentext ein.

zufriedener, sozial, Erleichterung, Aktivität, genaueres, aktiver, passiven, Rückzug, Alter, zurückziehen, Persönlichkeitsstruktur, Rückzug, aktiv, individuellen, häuslich-zentriertem, zurückzieht, Arbeitern, „vorübergehendes Disengagement", Zufriedenheit, außen, Angestellten, Rollenaktivität, Belastungssituationen, Verpflichtungen, beibehalten, Bindung

Die Diskussion um _____ oder _____ hat zu einer Reihe von Untersuchungen geführt, die ein _____ Bild über die Situation im _____ ergeben. Danach hängt es von der _____ Eigenart und _____ ab, ob sich jemand _____ oder _____ bleibt. Nach Havighurst sind Menschen mit stärker _____ Verhaltensweisen und stärker _____ Lebensstil dann im Alter _____, wenn ihnen ein _____ aus dem Kreis der Sozialkontakte ermöglicht wird. Von ihnen werde die Lösung sozialer _____ und die Abnahme sozialer _____ als _____ erlebt. Persönlichkeiten hingegen, die stärker nach _____ gewandt und allgemein _____ sind, seien dann besser an den Alternsprozess angepasst und zeigten höhere _____, wenn sie ihren aktiven Lebensstil _____ können und wenn ihnen eine hohe _____ möglich sei. Andere Untersuchungen von Lehr an _____ und _____ der Stahlindustrie wiederum zeigen, dass auch ein „_____" als Reaktion auf _____ möglich ist. Danach kann es sein, dass sich Personen bei der Pensionierung zunächst _____, um sich dann – wenn sie sich im Ruhestand eingerichtet haben – wieder stärker _____ zu engagieren (vgl. Lehr, Psychologie des Alterns, 2007, S. 60 f.).

2.5.3 Kontinuitätstheorie

Andere Gerontologen, zum Beispiel Herrad Schenk (vgl. Schenk, Die Kontinuität der Lebenssituation als Determinante erfolgreichen Alterns, 1976), haben versucht, den Umgang mit Veränderungen im Lebenslauf und vor allem im Alter unter dem Gesichtspunkt von Kontinuität und Diskontinuität zu betrachten. Dabei vertreten sie die Auffassung, dass ein Mensch umso zufriedener ist, je ähnlicher die im Alter neu eingetretene und die vorausgegangene Lebenssituation sind. Nach dieser Theorie werden ältere Menschen Veränderungen möglichst vermeiden. Wenn sich Veränderungen aber nicht vermeiden lassen, gibt es Empfehlungen, wie man die negativen Auswirkungen von Brüchen verringern könnte (vgl. Schneider, Die psychische Entwicklung des gesunden Erwachsenen, 1990).

Überlegen Sie, was die Empfehlungen (siehe Tabelle) für eine so typische Altersveränderung wie den Übergang in den Ruhestand bedeuten.

Empfehlungen	Beispiel: Übergang in den Ruhestand
allmählicher Übergang statt abrupter Wechsel	
Kontinuität in anderen Bereichen	
Betonung der positiven Aspekte der Veränderung	
Zustimmung zur bevorstehenden Veränderung	
zeitliche Entflechtung mehrerer Veränderungen	
Vorbereitung auf die Veränderung	

2.5.4 Selektive Optimierung und Kompensation (SOK-Modell)

1989 haben Paul Baltes und seine Frau Margret das SOK-Modell zur Diskussion gestellt. Sie gehen von der Annahme der Lebensspannenpsychologie aus, dass es auch im Alter Gewinne, Stabilität und Verluste gibt, verbunden mit der Möglichkeit, Fähigkeiten zu steigern (Plastizität). Die beiden Entwicklungspsychologen beschreiben einen Weg, wie Menschen im Alter zu stabilen Leistungen, einem positiven Selbstbild und mehr Wohlbefinden kommen können (vgl. Martin/Kliegel, Grundlagen, 2005, S. 60ff.). Dabei ergeben sich für ältere Menschen drei Möglichkeiten:

Lernfeld 2.1

Selektion (Auswahl)	Optimierung (beste Gestaltung)	Kompensation (Ausgleich)
Sie bestimmen in Anbetracht von Verlusten ihre Handlungsziele neu.	Um ihre Ziele zu erreichen, versuchen sie ihre Leistungsfähigkeit zu verbessern (z. B. durch Üben, höhere Konzentration, mehr Information)	Trotz Verlusten halten sie an ihren Zielen fest, indem sie nach Mitteln suchen, um ihre Verluste auszugleichen.

1. Überlegen Sie, wo in den Beispielen selektiert, optimiert und kompensiert wird.

Beispiel 1:
Baltes hat immer wieder auf das Beispiel des weltberühmten Pianisten Arthur Rubinstein hingewiesen:

„Der Pianist Rubinstein wurde, als er bereits 80 Jahre alt war, gefragt, wie er es schaffe, noch dermaßen herausragende Konzerte zu geben. Im Verlauf mehrerer Interviews nannte er dafür drei Gründe: Erstens spiele er weniger Stücke (…) Zweitens übe er diese wenigen Stücke aber desto intensiver (…) Drittens interpretiere er langsame Sätze so langsam, dass die schnellen Sätze demgegenüber dem Hörer schneller erscheinen müssten, als er zu spielen in der Lage sei (…)."
(Baltes, Hoffnung mit Trauerflor, 2006, S. 30)

Beispiel 2:
2002 untersuchten amerikanische Gerontologen ältere Patienten mit der chronischen Erkrankung Osteoarthritis (degenerative Gelenkserkrankung). Sie verwendeten dabei das SOK-Modell und wollten wissen, wie die Patienten die Probleme ihrer Krankheit bewältigen. Dabei nannten die Untersuchungsteilnehmer u. a. folgende Vorgehensweisen: Verwendung von Klettverschlüssen anstatt von Schnürsenkeln bei Schuhen, Aufgeben und Einschränken von Aktivitäten, Gebrauch von bestimmten Möbeln, Einlegen von Ruhepausen zur Schmerzlinderung oder zum Aufbau von Energiereserven, gesteigerte Planungstätigkeit vor der Aufnahme einer Tätigkeit (vgl. Martin/Kliegel, Grundlagen, 2005, S. 62–63).

2. Finden Sie selbst ein eigenes Beispiel.

Kontrollfragen

1. Was sagt das Defizitmodell über die Intelligenzentwicklung aus?
   Wie lässt es sich widerlegen?

2. Beschreiben Sie die beiden Grundmodelle über den Ablauf des Lebens.
   Inwiefern können beide Modelle als entwicklungspsychologisch widerlegt gelten?

3. Erläutern Sie die Leitsätze der Lebensspannenpsychologie.

4. Was sagt die Theorie vom Dritten und Vierten Lebensalter?

5. Welche Annahme liegt dem Konzept der Morbiditätskompression zugrunde?

6. Was versteht Havighurst unter einer Entwicklungsaufgabe? Gehen Sie dabei auf die Entstehung, die Folgen der Bewältigung und die Funktionen von Entwicklungsaufgaben ein.
   Wie lässt sich das Konzept der Entwicklungsaufgaben kritisieren?

7. Was sind die Grundaussagen der Disengagementtheorie und der Aktivitätstheorie?
   Welche der beiden Theorien hat Recht.

8. Wie bewerten ältere Menschen nach Auffassung der Kontinuitätstheorie Veränderungen im Leben?
   Erläutern Sie an einem Beispiel, wie sich die negativen Auswirkungen von Lebenseinschnitten verringern lassen.

9. Erklären Sie an einem Beispiel das SOK-Modell.

3 Sexualität im Alter

Übersicht

3.1 Körperliche Veränderungen und sexuelle Reaktionsfähigkeit
3.2 Sexuelles Verhalten: Wünsche und Aktivitäten
3.3 Sexuelle Probleme älterer Frauen und Männer
3.4 Überblick: Sexuelle Möglichkeiten für ältere Menschen
3.5 Einstellungen zur Alterssexualität
3.6 Sexualität im Pflegeheim

3.1 Körperliche Veränderungen und sexuelle Reaktionsfähigkeit

In westlichen Gesellschaften kommen **Frauen** etwa um das 50. Lebensjahr in die Wechseljahre. Dann verringert sich die Östrogenproduktion um 90 Prozent, bis der Menstruationszyklus schließlich ganz ausbleibt. Dabei leiden ca. 60 bis 70 Prozent der Frauen am klimakterischen Syndrom. Dazu gehören u. a. Beschwerden wie Hitzewallungen, Herzprobleme, Schlafstörungen, Stimmungsschwankungen, allgemeine Leistungsminderungen (Gedächtnis, Konzentration), Harnwegsprobleme, Trockenheit der Scheide und Gelenk- und Muskelbeschwerden.

Dagegen altern **Männer** ganz allmählich. Ab dem 40. Lebensjahr nimmt das im Blut verfügbare Testosteron jährlich um ein Prozent ab. Nur 20 Prozent der Männer mit geringem Testosteronspiegel zeigen die PADAM (Partielles Androgendefizit des alternden Mannes)-Symptomatik. Sie sind dann häufig müde und abgeschlagen, können Stimmungsschwankungen und Depressionen unterliegen und fühlen sich oft kraftlos. Ab dem 65. Lebensjahr nehmen beim alternden Mann die Funktionsstörungen im Bereich der Hoden und Nebenhoden zu. Die Samenproduktion geht zurück und dabei verschlechtert sich die Samenqualität (z. B. vermehrte Missbildungen). Das Ejakulat (ausgestoßene Samenmenge) wird geringer. Aufgrund einer gutartigen Prostatavergrößerung kann es zu Problemen beim Harnlassen und Ejakulieren kommen. Aber Männer bleiben in der Regel bis ins höchste Alter zeugungsfähig (vgl. Bucher, Altern und Sexualität, 2009, S. 45–64).

Diese körperlichen Altersveränderungen beeinflussen schließlich die **sexuellen Reaktionen**, die erstmals im Labor von dem Gynäkologen William H. Masters und der Psychologin Virginia Johnson untersucht worden sind. Die beiden amerikanischen Sexualwissenschaftler beobachteten in den 60er Jahren des vergangenen Jahrhunderts ältere Paare beim Geschlechtsverkehr und entdeckten, dass sich die sexuelle Erregung bei Männern wie Frauen in den gleichen Phasen vollzieht (siehe Tabelle) (vgl. Howe, Sexualität, 1988, S. 139 ff.).

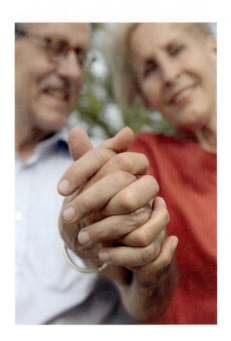

1. Ordnen Sie den verschiedenen Phasen der sexuellen Erregung die folgenden typischen Altersveränderungen für Frauen und Männer zu.

Erektion hält länger an, Rückbildung schneller, Feuchtwerden der Vagina weniger ausgeprägt und verlangsamt, Es dauert länger bis zur Erektion, Orgasmus kürzer und schwächer, Erektion oft weniger stark, Drang zur Ejakulation schwächer, Rückbildung schneller, Refraktärperiode[1] länger

Vier-Phasen-Modell	alternde Frau	alternder Mann
Erregungsphase		
Plateauphase (höheres Erregungsniveau)		
Orgasmusphase		
Rückbildungsphase (Rückkehr zum Ruhezustand)		

2. Überlegen Sie, wie sich die sexuelle Reaktionsfähigkeit insgesamt im Alter verändert.

---

[1] Zeitraum, bis der Mann wieder zum Geschlechtsverkehr fähig ist.

3.2 Sexuelles Verhalten: Wünsche und Aktivitäten

2001 wurde von dem Psychologen Thomas Bucher und anderen Mitarbeitern der Universität Zürich eine Fragebogenstudie veröffentlicht, an der 641 Männer und 857 Frauen aus der deutschsprachigen Schweiz im Alter zwischen 45 und 91 Jahren teilnahmen. Die Untersuchungsergebnisse lassen sich den folgenden Schaubildern entnehmen (vgl. Bucher, Altern und Sexualität, 2009, S. 45–64).

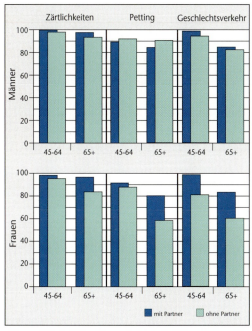

A) Sexuelle Wünsche nach Altersgruppe und Partnerstatus (Prozentangaben für Personen mit entsprechendem Wunsch) (aus: Bucher, 2009, S. 51)

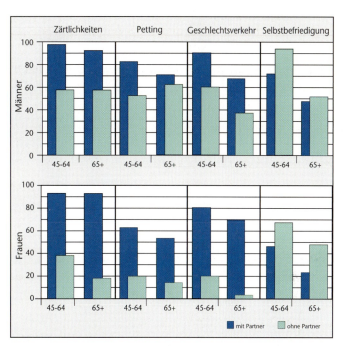

B) Sexuelle Aktivitäten nach Altersgruppe und Partnerstatus (Prozentangaben für Personen mit entsprechendem Verhalten) (aus: Bucher, 2009, S. 52)

Bilden Sie Gruppen.

A) Betrachten Sie das linke Schaubild A und beantworten Sie folgende Fragen. Präsentieren Sie Ihre Ergebnisse.
1. Nimmt der Wunsch nach sexuellen Aktivitäten mit dem Alter ab?

2. Wie verhalten sich ältere Frauen ohne Partner? Warum verhalten sie sich so?

Lernfeld 2.1

B) *Betrachten Sie das rechte Schaubild B und beantworten Sie folgende Fragen. Präsentieren Sie Ihre Ergebnisse.*

1. *Nehmen die sexuellen Aktivitäten im Alter ab?*

2. *Welche Rolle spielt eine feste Partnerschaft bei der Alterssexualität?*

3. *Welche sexuelle Aktivität wird im Alter am meisten praktiziert?*

3.3 Sexuelle Probleme älterer Frauen und Männer

3.3.1 Sexuelle Biografien älterer Frauen

Die Psychologin Kirsten von Sydow hat auf eine Reihe von Faktoren hingewiesen, die die sexuelle Erfahrung vieler älterer Frauen maßgeblich mitgeprägt haben (vgl. von Sydow, Die Lust auf Liebe, 1994, S. 47–65).

Unzureichende Aufklärung und Tabuisierung körperlicher Dinge

Von Sydow hat 91 Frauen der Geburtsjahrgänge 1895 bis 1936 interviewt. Dabei wurden folgende Angaben gemacht:
- 44 Prozent der Befragten haben ihre Eltern und Geschwister noch nie unbekleidet gesehen,
- 30 Prozent erhielten keinerlei brauchbare Informationen über Sexualität und Schwangerschaft.

© Bildungsverlag EINS GmbH

Eine Frau, Jahrgang 1908, erzählt: *„Ich weiß, wie ich den ersten Kuss kriegte, da war ich also fürchterlich aufgeregt (...) und ich wusste – ich dachte sofort, ich krieg ein Kind davon, nich."* (Sydow, Die Lust auf Liebe bei älteren Menschen, 1994, S. 48)

Religiöse und moralische Einschränkungen

Setzen Sie die folgenden Wörter an der passenden Stelle im Lückentext ein.

Krankheit, enthaltsam, abgelehnt, sexuelle, Argumentation, Krankheiten, Kinder, traditioneller, Keuschheit, Homosexualität, „Minimallust", ältere, Jungfräulichkeit, keine, Todsünde, heilen, Selbstbefriedigung, verboten, Ehe, ausschließlich, Zeugungsakt

Die _____ Entwicklung heute alter Menschen ist in den meisten Fällen stark von _____ christlicher Ethik geprägt worden. Danach gilt _____ und _____ als höchstes Gut, _____ nur als Kompromiss. Die einzige Form der Sexualität, die toleriert wird, ist der _____, bei dem nur eine _____ zugelassen ist. Geschlechtsverkehr darf _____ innerhalb der Ehe stattfinden, vor-, außer- und nacheheliche Sexualität ist streng _____. Das heißt dann auch, dass _____ Menschen sexuell _____ leben sollten, da zumindest die Frauen _____ mehr bekommen können. Jede Form der nicht dem Zeugungsakt dienenden Sexualität wird _____. Dies betrifft besonders stark _____ und _____. Homosexuelle Kontakte galten lange Zeit als _____. Im 19. Jahrhundert wurde die moralisch begründete Ablehnung der Selbstbefriedigung und Homosexualität durch eine andere _____ ersetzt: Es wurde behauptet, die genannten Praktiken würden zu _____ (z. B. Gehirnabbau, Schizophrenie) führen und seien selbst eine _____. Lange Zeit wurde in der Psychiatrie die Lehrmeinung vertreten, dass Homosexualität nicht zu bestrafen, sondern zu _____ sein. (vgl. von Sydow, Die Lust der Liebe bei älteren Menschen, 1994, S. 56).

Sexuelle Dominanz des Mannes

Die meisten älteren Frauen und Männer sind in Familien aufgewachsen, in denen der Vater auch gegenüber der Mutter den Ton angab. So übernehmen viele in ihrer eigenen Ehe die traditionellen Muster. In von Sydows Studie gaben nur 16 Prozent der befragten Frauen an, dass Sexualität von beider Wünsche bestimmt war. 50 Prozent sagten, sie hätten sich niemals dem Geschlechtsverkehr verweigert, auch dann nicht, wenn sie keine Lust hatten.

Eine Frau, Jahrgang 1926, erzählt: *„Ich hab ihm aber nie gesagt, dass er mich nie befriedigen konnte. Da hätte er auch keine Rücksicht drauf genommen (...)"* (Sydow, Die Lust auf Liebe bei älteren Menschen, 1994, S. 57).

Geringes Lustempfinden aufseiten der Frauen

Vervollständigen Sie die Grafik.

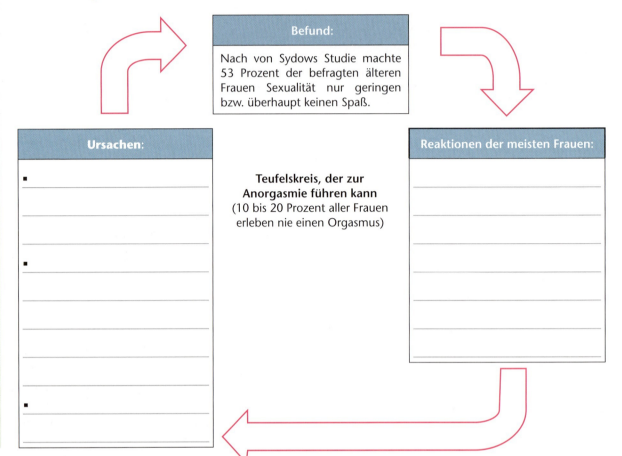

Traumatische sexuelle Erfahrungen

In von Sydows Studie gaben sieben Prozent der befragten älteren Frauen an, von einem engen Verwandten (Vater, Onkel, Großvater usw.) sexuell missbraucht worden zu sein.

Eine Frau erzählt: „Und 19xx fuhr meine Mutter weg (...) da war ich mit meinem Vater alleine, und das ist das Schlimme dadran gewesen, mein Vater ruft mich rauf zu sich, der lag noch im Bett morgens, ich sollte zu ihm unter die Decke kriechen, hab ich auch gemacht (...)" (von Sydow, Die Lust auf Liebe bei älteren Menschen, 1994, S. 61).

3.3.2 Sexuelle Gewalt gegen Frauen und Mädchen

Die Altenpflegerin und Fachberaterin für Psychotraumatologie Martina Böhmer hat auf das Schicksal der vielen, heute alten Frauen hingewiesen, die das Opfer sexualisierter männlicher Gewalt wurden. Unter ihnen finden sich Frauen, die in ihrer Kindheit oder später oft von männlichen Bezugspersonen sexuell missbraucht worden sind. Viele der betroffenen Frauen wurden aber auch während des 2. Weltkrieges und danach vergewaltigt oder mussten sich in dieser Zeit zwangsprostituieren (vgl. Böhmer, Gewalt, 2000, S. 42–60).

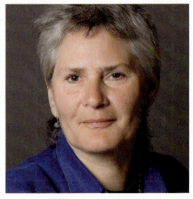

Martina Böhmer

3 Sexualität im Alter

Zusatzinformation

- *Beim Vormarsch der Roten Armee bis Berlin sind ca. zwei Millionen deutsche Mädchen und Frauen vergewaltigt worden, davon verstarben etwa zehn Prozent an ihren Verletzungen, wurden ermordet oder begingen Selbstmord.*
- *Aber auch amerikanische, englische und französische Soldaten vergewaltigten deutsche Frauen.*
- *Genauso vergewaltigten deutsche Soldaten beim Vormarsch polnische, französische, holländische oder russische Frauen. Hunderte von Frauen wurden in Wehrmachtsbordelle getrieben und dort zur Zwangsprostitution missbraucht.*
- *Etliche deutsche Frauen mussten sich zwischen 1945 und 1948 vor allem amerikanischen Soldaten anbieten, um das eigene Überleben und das ihrer Familien zu sichern.*
- *Laut Statistischem Bundesamt gab es 1955 66.730 uneheliche Besatzungskinder, darunter 4.776 farbige. Die meisten der farbigen Besatzungskinder wurden 1946 geboren. Abtreibungen waren nur zulässig, wenn Frauen von sowjetischen Soldaten vergewaltigt wurden, nicht aber bei Vergewaltigungen durch westalliierte Soldaten (vgl. Böhmer, Gewalt, 2000, S. 42 ff.).*

Bilden Sie Gruppen. Zur Bearbeitung der Aufgaben liest zunächst je ein Gruppenmitglied die folgende Lebensgeschichte von Frau L. vor. Danach lösen Sie die Aufgaben.

Frau L., die in einem Arbeitslager der Nazis interniert war, gab an:

„Ich wurde geboren am 1.9.1925 in Bitburg in der Eifel, verzog 1928 nach Trier-Ehrang und lebte dort im Elternhaus bis zu meiner Heirat 1952. Im Alter von 15 Jahren hatte ich meine erste Verpflichtung im Leben. Im August 1939 musste ich ins Pflichtjahr bei einem Bauer bis August 1940. Unter anderem musste ich jeden Morgen dem Bruder der Bäuerin den Kaffee servieren. Jeden Morgen betatschte er mich und eines Morgens versuchte er mich zu vergewaltigen; ich schüttete ihm den heißen Kaffee ins Gesicht; damit rettete ich mich. Da ich wusste, dass er eine schlimme Strafe zu befürchten hatte, zeigte ich ihn nicht an. Ich war auch zu bang, das zu Hause zu erzählen; wir durften so was ja gar nicht erzählen. Das andere Hausmädchen, was neben mir noch da war, bekam ein Kind von ihm (...) Im Mai 1944 folgte die Einberufung in den Reichsarbeitsdienst nach Labberich/Niederrhein bei einem Bauern. Ich hatte zu der Zeit eine offene Blinddarmwunde; darauf wurde keine Rücksicht genommen. Plötzlich wurde ich von der Wehrmacht übernommen und nach Dramburg/Pommern transportiert zum Flakwaffenausbildungslager (...) Dann kam die große Angst über uns: Wir mussten nach dem Duschen bei den neuen Vorgesetzten antreten. Es waren gefürchtete SS-Ärzte, von diesen bekamen wir oft zehn Spritzen am Tag verabreicht; wir wussten nicht, aus welchem Grund. Später habe ich durch eine Frau aus der Gegend erfahren, dass wir uns in einem berüchtigten Nazilager (Lager Klausdorf) befanden, wo an Frauen experimentiert wurde. Es wurden an uns Antibiotika ausprobiert. In Deutschland war noch kein Penicillin entwickelt. Die Nebenwirkungen waren furchtbar. Wir wussten manchmal nicht mehr, ob wir Frau oder Mann waren. Wir bekamen zum Beispiel auch drei Monate unsere Periode nicht. Das Ausbildungslager war nur Tarnung. Wir mussten dort auch gefangen genommene Mongolen bewachen. Die Ärzte suchten sich die schönsten Mädchen für ihre sexuellen Perversionen aus. Bei mir entwickelte sich eine krampfartige Haltung, sodass man mir nichts anhaben konnte. Weil ich nicht willig war und die Kerle verspottete, bekam ich oft Dunkelhaft. Wir mussten oft nachts antreten und im Schlafanzug bei minus 20 Grad stundenlang in Reih und Glied in der Kälte stehen. Die Schweine kannten kein Erbarmen (...) Leider waren die Spuren des Krieges mit Krankheiten an mir haften geblieben. Rheuma, Magenleiden usw. Vor zwei Jahren hatten wir ein Treffen in Trier mit 40 Frauen, die alles miterlebt hatten. Wir waren erstaunt, dass alle die gleichen Krankheitssymptome hatten, wie zum Beispiel Rheuma, Bluthochdruck, Magenleiden, Lymphdrüsenschwellungen, Gleichgewichtsstörungen und Herzkrankheiten. Ein Haufen elend zugerichteter Frauen, die mittlerweile über 70 Jahre alt waren. Damals waren wir 18–20 Jahre jung."
(Böhmer, Erfahrungen sexualisierter Gewalt in der Lebensgeschichte alter Frauen, 2000, S. 61 ff.)

Lernfeld 2.1

1. Beantworten Sie folgende Fragen: Wo hat Frau L. sexuellen Missbrauch erlebt? Wodurch zeichnen sich sexuelle Gewaltsituationen aus? Wie sind Frau L. und ihre Leidensgenossinnen mit ihren bedrückenden Erlebnissen umgegangen?

   _____
   _____
   _____

2. Es gibt eine beträchtliche Anzahl von Pflegeheimbewohnerinnen, denen es ähnlich wie Frau L. ergangen ist. Machen Sie sich deren Leidensweg klar, indem Sie die folgenden Wörter an der passenden Stelle im Flussdiagramm einsetzen (vgl. Böhmer, Gewalt, 2000, S. 67f.).

   Hilfe, Medikamente, therapeutische, Männern, Gefahr, Befriedigung, Mutter, Pflegeheim, alte, Traumata, Umfeld, ungewollt, Erinnerungen, Dunkelheit, Erinnerungsblitz, Verdrängung, Selbsthilfegruppen, totale, Pseudodemenzen, Traumata, Ohnmachtssituationen, Beschäftigungen, ständige, sexuell, Leben, Geräusche, schreckhaftes, Tabuisierung, Alptraum, Sorge, Ehefrau, verdrängen, Symptome

   ┌───┐
   │ Es entstanden _____, wenn Mädchen und Frauen _____ missbraucht wurden und │
   │ dabei in _____ gerieten, wobei ihr _____ bedroht war. │
   └───┘
                                  ↓
   ┌───┐
   │ Posttraumatisches Belastungssyndrom (Störungen, die auf Ereignissen beruhen, die außerhalb der üblichen │
   │ menschlichen Erfahrungen liegen): │
   │ → zwei Hauptsymptome: │
   │   ▪ Übererregung: _____ Erwartung einer _____ (Schlafstörungen, Lärmempfindlichkeit) │
   │   _____ Reagieren auf Reize, die mit den Erlebnissen │
   │   zusammenhängen (wie z. B. _____, _____, alleinige │
   │   Anwesenheit von _____) │
   │   ▪ Intrusion: _____ sich aufdrängende _____ an das schreckliche Erlebnis │
   │   als _____ oder _____ │
   └───┘
                                  ↓
   ┌───┐
   │ _____ statt Heilung: │
   │   ▪ Viele traumatisierte Frauen blieben ohne _____: │
   │   – kein helfendes soziales _____ │
   │   – keine _____ Hilfe │
   │   – keine _____ │
   │   – gesellschaftliche _____ von Kriegsvergewaltigungen und Zwangsprostitution │
   └───┘
                                  ↓
   ┌───┐
   │ Viele traumatisierte Frauen haben ihre _____ (Schlafstörungen, Angstzustände, Unruhe, Depressio- │
   │ nen usw.) durch _____ bekämpft und _____ als _____ und _____ gesucht. │
   └───┘
                                  ↓
   ┌───┐
   │ Wenn _____ Frauen ins _____ kommen, verändert sich ihr soziales Umfeld völlig und sie können │
   │ ihre _____ nicht mehr durch _____ oder die _____ um andere _____. │
   │ Sie reagieren dann häufig mit _____ (therapierbar, wenn Ursachen erkannt werden). │
   └───┘

3.3.3 Beeinträchtigung sexueller Funktionen bei älteren Frauen und Männern

Das sexuelle Verlangen bei Männern und Frauen wird auf hormoneller Ebene von den männlichen Sexualhormonen (lat. Androgene) gesteuert. Auch Frauen bilden in geringer Menge Androgene in der Nebennierenrinde. Wenn der Östrogenspiegel nach den Wechseljahren abfällt, bedeutet dies bei Frauen nicht zwangsläufig, dass dann das sexuelle Interesse nachlässt. Bei alternden Männern und Frauen führt die geringere Ausschüttung von Geschlechtshormonen zu einer Verlangsamung und Abschwächung der sexuellen Vorgänge (siehe Kap. 3.1) (vgl. Pro Familia, Sexualität und Älterwerden, 2004, S. 19).

1. Führen Sie eine Expertenbefragung durch.

- *Bilden Sie Paare oder Kleingruppen.*
- *Jedes Team bearbeitet einen der Themenbereiche auf den Seiten 51 bis 53, indem es den entsprechenden Textabschnitt der Pro Familia-Broschüre „Sexualität und Älterwerden: Wenn Probleme auftauchen ..." (2004) aufmerksam durchliest (Info: Die Broschüre richtet sich an ältere Betroffene)[1].*
- *Formulieren Sie dann für Ihren Themenbereich möglichst viele Fragen schriftlich, die Sie dem Experten stellen können.*
- *Laden Sie einen Experten (z. B. Berater bei Pro Familia, Sexualtherapeut, kompetenter Arzt) ein, der Ihnen Rede und Antwort stehen muss.*

Themenbereich „Vermindertes sexuelles Verlangen":
„Lässt Ihr sexuelles Verlangen nach oder fehlt es ganz, so kann dies durch unterschiedlichste Ursachen bedingt sein. Dazu einige Beispiele: Mit dem Alter häufiger auftretende depressive Verstimmungen hemmen die Sexualität. Wenn Sie glauben, körperlich nicht mehr attraktiv zu sein, sich vielleicht sogar hässlich fühlen, wird Ihr sexuelles Verlangen blockiert. Frauen und Männer, die einen Herzinfarkt erlitten haben, fürchten manchmal, Sex könnte Ihr Leben gefährden. Einige Krebsarten bei Männern sind von bestimmten Hormonen abhängig. Die Behandlung zielt unter Umständen genau auf die Blockierung der männlichen Sexualhormone ab. In diesem Fall kann das sexuelle Verlangen vollständig verschwinden."

Themenbereich „Erregungsstörungen bei älteren Frauen":
„Mit dieser Bezeichnung sind bestimmte Störungen der weiblichen Sexualität gemeint. Sie bestehen darin, dass die Scheide trocken und eng bleibt. Der Verkehr bereitet dadurch Schmerzen. Häufig ist dies die Folge eines Hormonmangels nach den Wechseljahren. Diese Störung kann aber auch als Folge einer Bestrahlung des Bauchraumes auftreten. Das Gewebe, welches die Scheide auskleidet und bei sexueller Erregung für das Feuchtwerden sorgt, kann sich durch eine solche Bestrahlung verändern. Unter Umständen macht sich diese Schädigung erst Monate oder Jahre nach Abschluss der Behandlung bemerkbar. Der gewohnte Ablauf Ihrer Erregung kann auch durch Gefühle und Phantasien beeinträchtigt werden, die mit Ihrem veränderten Selbstbild zu tun haben. Wenn Ihnen hier das offene Gespräch mit dem Partner, der Partnerin hilft, können Sie professionelle Hilfe bei pro familia oder anderen Beratungseinrichtungen finden. Aus medizinischer Sicht lässt sich eine trockene Scheide sehr gut behandeln durch Anwendung eines Gleitmittels, das als farb- und geruchloses Gel oder als Creme rezeptfrei in Apotheken, in einigen Drogerien oder in Sexshops erhältlich ist."

Themenbereich „Erektionsstörungen (erektile Dysfunktion)":
„Dies ist ein Problem der männlichen Sexualität. Es bedeutet die mangelnde – in seltenen Fällen vollständig fehlende – Fähigkeit, eine Gliedsteife zu erreichen oder sie ausreichend lange aufrechtzuerhalten. Auch hier spielen körperliche und seelische Ursachen eine Rolle. Wie und in welchem Maße, lässt sich jedoch nur von Einzelfall zu Einzelfall klären. So liegt bei vielen Männern mit zunehmendem Lebensalter eine Verschlechterung der Blutversorgung des Gliedes durch die Verengung der Blutge-

---

[1] *Bei Interesse kann die Broschüre unter www.profamilia.de im Bereich „Infomaterial" heruntergeladen werden.*

fäße vor: Wissenschaftler vermuten, dass etwa 25% der 65-jährigen Männer in Deutschland infolge bestimmter Grundkrankheiten (z. B. Diabetes, Fettstoffwechselstörungen, Bluthochdruck) oder auch durch Rauchen unter solchen Veränderungen ihrer Blutgefäße leiden. In anderen Fällen kommt es durch einen zu starken Blutabfluss aus den Schwellkörpern (sog. ‚venöses Leck') zu einer verminderten Gliedsteife. (...) Die operative Entfernung von gut- oder auch bösartigen Tumoren kann durch die Schädigung von Nerven zu Erektionsstörungen führen."

Themenbereich „Medikamentöse Behandlung von Erektionsstörungen":

„Werden keine organischen Ursachen für Erektionsstörungen festgestellt, kann eine Therapie mit Yohimbinhaltigen Präparaten hilfreich sein. Yohimbin wird eingesetzt, wenn Versagens- und Erwartungsängste eine befriedigende Erektion verhindern. Yohimbin ist ein Stoff aus der Rinde des Yohimbebaumes, der zu stärkerer Durchblutung der Beckenorgane führt und eine psychisch stimulierende Wirkung hat. PDE-5-Hemmer (Phosphordiesterasehemmer) wirken dagegen unmittelbar in den Zellen der Schwellkörper. Die Wirksamkeit setzt jedoch voraus, dass die Nervenbahnen vom Rückenmark zu den Schwellkörpern intakt sind. Nach der Einnahme des Medikamentes kommt es innerhalb der nächsten halben Stunde zu einer Erektion. Apomorphin wirkt direkt auf die sexuellen Schaltstellen im Gehirn. Die Nervenimpulse, die zur Erektion führen, werden verstärkt. Apomorphin hat keine Auswirkungen auf Libido und sexuelle Erregung, sondern beeinflusst ausschließlich die Erektion. Es wirkt daher nur, wenn der Mann sexuell erregt ist. Die Wirkung des Präparates setzt ungefähr 20 Minuten nach der Einnahme ein. Alle beschriebenen Medikamente müssen vom Arzt, von der Ärztin verordnet werden. Eine gründliche Beratung vorab ist notwendig, da es Nebenwirkungen und körperliche Einschränkungen gibt, bei denen bestimmte Präparate nicht angewendet werden sollten."

Themenbereich „Erektionshilfesysteme":

„Um eine Erektion zu erzeugen, wird der Penis in einen Plexiglaszylinder eingeführt. Mit einer Handpumpe wird dann im Zylinder ein Vakuum erzeugt. Dadurch strömt Blut in den Penis. Die Erektion, die von vielen Anwendern als ‚ausreichend fest' beschrieben wird, kann bis zu 30 Minuten erhalten bleiben.
M.U.S.E.: Die Abkürzung steht für Medicated Urethral System for Erection. Der Wirkstoff ist ein Hormon, das Prostaglandin E 1. Es befindet sich in der Spitze eines kleinen, sterilen Einmal-Anwenders, über den es der Mann nach dem Urinieren in die Harnröhre einführt. Der Wirkstoff wird dort über die Schleimhautauskleidung in den Blutkreislauf aufgenommen und nach etwa 10–15 Minuten kommt es zu einer Erektion.
Schwellkörper-Auto-Injektionstherapie (SKAT): Die SKAT-Technik ist ein weit verbreitetes Verfahren zur Behandlung von Erektionsstörungen. Der Mann spritzt sich selbstständig etwa 10–15 Minuten vor dem Geschlechtsverkehr das Medikament abwechselnd rechts oder links in die seitlich an der Penisbasis liegenden Schwellkörper. Die Nadel ist sehr dünn. Es gibt auch ein Gerät, das eine automatische Injektion ermöglicht. Die Erfolgsrate dieser Methode liegt bei etwa 75%. Sie ist insbesondere bei Diabetikern und neurologischen Störungen geeignet.
Penisprothesen: Wenn die zuvor beschriebenen Behandlungsverfahren nicht zum Erfolg führen oder deren Benutzung aus anderen Gründen nicht möglich ist, kann die Einpflanzung einer Penisprothese in Betracht gezogen werden. Da es sich um eine große Operation handelt und es sehr unterschiedliche Prothesen gibt, sollten sich Interessenten ausführlich beraten lassen. Es ist möglich, dass vielfältige Komplikationen auftreten."

Themenbereich „Schmerzen beim sexuellen Verkehr":

„Schmerzen beim sexuellen Verkehr (lat.: Dyspareunie) sind ein vielschichtiges Phänomen. In der Hauptsache sind Frauen davon betroffen. Die Entstehung kann verschiedene körperliche und seelische Ursachen haben. Beispielsweise die Einschränkungen der Beweglichkeit bei rheumatischen Erkrankungen oder als Folgen einer Operation. In manchen Fällen kann schon die Angst vor Schmerzen einen Scheidenkrampf (lat.: Vaginismus) auslösen. Dabei ziehen sich die Muskeln rund um den Scheideneingang unwillkürlich zusammen, sodass der Partner sein Glied nicht einführen kann. Versucht er es

3 Sexualität im Alter

trotzdem, steigern sich die Schmerzen, da die Muskeln krampfartig zusammengezogen sind. Nach einer Operation wegen eines Enddarmkrebses empfinden viele Frauen Schmerzen beim sexuellen Verkehr, wenn sie in Rückenlage mit ihrem Partner verkehren wollen. Das Fehlen des Enddarms, der normalerweise wie ein Kissen unter der Scheide liegt, ist für die Entstehung der Schmerzen verantwortlich. Hier hilft oft ein Positionswechsel, bei dem sich die Frau auf ihren auf dem Rücken liegenden Partner setzt und sein Glied in sich einführt. (...) Die ‚Reitstellung' der Frau ist auch nach einer Gebärmutterentfernung zu empfehlen."

Themenbereich „Inkontinenz":
„Das Unvermögen, Harn oder Stuhl willkürlich zurückzuhalten, tritt mit zunehmendem Alter sowohl bei Frauen wie bei Männern immer häufiger auf. Das sexuelle Zusammensein wird dadurch oft beeinträchtigt. (...) Wenn Sie unter Harninkontinenz leiden, sollten Sie in den drei Stunden vor dem Geschlechtsverkehr nichts mehr trinken und die Blase kurz zuvor entleeren. Wichtig ist aber auch, der Partnerin, dem Partner zu erklären, dass ein eventueller Urinaustritt harmlos ist. Neben operativen Behandlungsmöglichkeiten der Harninkontinenz kann Ihnen unter Umständen bereits ein gezieltes Training der Beckenbodenmuskulatur dabei helfen, besser mit der Inkontinenz zu leben, vielleicht sogar ganz frei davon zu werden."

Themenbereich „Nebenwirkungen von Medikamenten":
„Eine ganze Reihe von frei verkäuflichen und ärztlich verordneten Arzneimitteln haben jedoch unerwünschte Nebenwirkungen, die sich störend auf Ihre Sexualität auswirken können. Dazu gehören z.B. Appetitzügler, blutdruck- und blutfettsenkende Mittel, Psychopharmaka, Migränebehandlungsmittel. Manchmal bringt schon die Verschreibung eines anderen Medikaments spürbare Verbesserung, aber nicht immer sind unerwünschte Nebenwirkungen zu vermeiden."

2. **Lösen Sie das folgende Rätsel. Die angegebenen Buchstaben der einzelnen Antworten ergeben zusammen das Lösungswort.**

lateinische Bezeichnung für Scheidenkrampf	1. Buchstabe
Injektionstherapie bei Erektionsstörungen (Abkürzung)	3. Buchstabe
lateinische Bezeichnung für Erektionsstörung	4. Buchstabe
Hilfesystem, bei dem ein Hormon in die Harnröhre eingeführt wird (Abkürzung)	2. Buchstabe
lateinische Bezeichnung für Schmerzen beim Geschlechtsverkehr	8. Buchstabe
Pflanze, aus der ein Wirkstoff gegen Erektionsstörungen gewonnen wird	letzter Buchstabe
Hilfsmittel bei Erektionsstörungen	1. Buchstabe
Krankheit, die hauptsächlich bei Frauen Schmerzen beim sexuellen Verkehr hervorrufen kann	4. Buchstabe
Abhilfe bei Erektionsstörungen	6. Buchstabe
Medikament bei Erektionsstörungen, das direkt im Gehirn wirkt	2. Buchstabe
Position, die nach einer Gebärmutterentfernung empfohlen wird	2. Buchstabe

© Bildungsverlag EINS GmbH

3.4 Überblick: Sexuelle Möglichkeiten für ältere Menschen

Ältere Menschen haben verschiedene Möglichkeiten, mit ihrer Sexualität umzugehen, und können dabei auch verschiedene Möglichkeiten kombinieren (vgl. von Sydow, Lust, 1994, S. 99–111).

Organisierte Partnersuche:	Sexualbegleitung:	Selbstbestimmter Verzicht:
▪ Speed-Dating für Senioren ▪ Kontaktbörsen im Internet ▪ Partnervermittlung für Senioren ▪ selbstorganisierte Treffs ▪ Tanz-Cafes	▪ Ausbildung am Institut zur Selbst-Bestimmung Behinderter (ISBB Trebel) ▪ Prostitution	Viele ältere Frauen sind aufgrund ihrer sexuellen Biografie froh, wenn sie im Alter ihre sexuellen Aktivitäten einstellen können.
Selbstbeherrschung, Ablenkung und Verdrängung: Partnerlosigkeit und Verunsicherung über das eigene Aussehen können dazu führen, dass ältere Frauen ihre Sexualität unterdrücken.	**Erotische Interaktionen:** Ältere Frauen betonen oft mit Kleidung und Schminke ihre Weiblichkeit und flirten auch gerne, obwohl sie ihr aktives Sexualleben beendet haben.	**Träume, Phantasien, Erinnerungen:** Viele ältere Frauen und Männer haben Sexualträume. Frauen beziehen sich dabei oft auf das Liebesspiel mit dem verstorbenen Partner, mit einem jüngeren Partner oder mit der ersten Liebe.
Nutzung von visuellen und literarischen Erotikas: Mehr ältere Männer als Frauen beschäftigen sich mit erotischen Materialien (erotische Literatur, populärwissenschaftliche Texte, Aufklärungsbücher, Bilder, Fotos, Filme).	**Selbstbefriedigung:** Viele, vor allem partnerlose Männer und Frauen masturbieren. Aber es gibt eine beträchtliche Zahl von älteren Frauen, die unaufgeklärt sind und nicht wissen, wie Selbstbefriedigung funktioniert.	**Zärtlichkeit:** Die Mehrheit aller älteren Menschen ist an Zärtlichkeit interessiert. Zärtlichkeit wird nicht nur mit dem Partner, sondern auch mit erwachsenen Kindern, Enkeln, Freundinnen und Freunden und mit Haustieren gelebt.

Zusatzinformation
Hinweis: Das Institut zur Selbst-Bestimmung Behinderter in Trebel (ISBB Trebel) bietet eine Ausbildung zum Sexualbegleiter an (Sexualbegleitung ISBB®). Auf den Internetseiten des Instituts www.isbbtrebel.de finden Sie nähere Informationen

Recherchieren Sie im Internet, welche Angebote es für Senioren gibt.

3.5 Einstellungen zur Alterssexualität

Es tut sich etwas in unserer Gesellschaft. Am 7. September 2009 trafen sich Menschen aller Generationen, die ehrenamtlich und hauptamtlich für und mit älteren Menschen arbeiten, auf Einladung des nordrhein-westfälischen Generationenministeriums in Köln. Das Ziel der vom KDA (Kuratorium Deutsche Altershilfe, siehe Kap. 4.4) mitorganisierten Tagung war es, neue Wege zu finden, um mit **realistischen Altersbildern** die Gleichbehandlung älterer Menschen zu stärken (vgl. Pro Alter, Neue Wege finden, Nr. 3, 2009, S. 61–63). Dabei kommt es u. a. darauf an, das noch vorherrschende negative Bild von der Alterssexualität zu überwinden. Zugleich muss aber verhindert werden, dass ein neues Bild von der Alterssexualität entsteht, dass Ältere unter sexuellen Leistungsdruck setzt und damit überfordert.

Setzen Sie die folgenden Wörter an der passenden Stelle im Lückentext auf S. 55 ein.

Untersuchungen, sexuelle, vierzig, trennen, Sex, grundgesetzlich, Mut, nicht, Befragung, drei Viertel, Erinnerung, sexuellen, lebendigen, seelische, pressen, Hälfte, interessierten, wichtig, Wunschträume, Frühlingserwachen, „Wolke 9"[1], Sechzig, Geschlechtliche, sexuelle, Alterssexualität, weniger, Vorurteil, asexuellen

---
[1] *Filmtipp: Andreas Dresen, „Wolke 9", Deutschland 2008, 98 Minuten*

3 Sexualität im Alter

Vor fast _____ Jahren, 1972, hat die Psychologin Hannelore Tümmers am Institut für Sozialpsychologie der Universität Köln eine _____ von 324 Kölner Einwohnern zwischen 18 und über 80 Jahren durchgeführt. Dabei meinten _____ sowohl der jüngeren als auch der älteren Befragten, dass das _____ für ältere Menschen nicht mehr so _____ sei. Rund die _____ der Befragten teilte die Auffassung, dass sich die meisten älteren Menschen _____ mehr für _____ Dinge _____, sexuelles Begehren sich nur noch in Form harmloser _____ und wehmütiger _____ äußere oder dass es im Alter statt körperlicher Liebe nur noch _____ Zuneigung gebe (vgl. Sdun, Die erfüllte Sexualität im Alter, 2001, S. 28–29).

Die in der Zwischenzeit zahlreicher gewordenen _____ zur _____ _____ haben diese sicher auch heute noch weit verbreiteten Vorstellungen von einem _____ Alter als reines _____ entlarvt. Das heißt dann auch, dass sich zunehmend _____ ältere Menschen in dieses Negativbild von der Alterssexualität _____ und sich damit ihr _____ verbürgtes Recht auf _____ Befriedigung nehmen lassen. Dennoch gibt es im Augenblick wenige „Männer und Frauen, die im hohen Alter den _____ haben, sich von ihren bisherigen Partnern zu _____, auf der Suche nach neuen _____, auch _____ Erfahrungen sind und dafür Kontinuität und Sicherheit aufgeben". (Sdun, Die erfüllte Sexualität im Alter, 2001, S. 32)

Gerade von einem solchen _____ im Spätherbst erzählt Andreas Dresen in seinem Spielfilm _____. Er geht dabei sogar so weit zu behaupten, dass wirklich erfüllender _____ bisweilen erst jenseits der _____ zu haben ist.

3.6 Sexualität im Pflegeheim

„Sexualität in der Pflege alter Menschen wird auch heute noch tabuisiert, im Heimbereich mehr als in anderen Bereichen des Lebens." (Meudt, Sexualität in der Pflege alter Menschen, 2006, S. 5)

Wie geht das Pflegeheim, in dem Sie arbeiten, mit der Sexualität seiner Bewohner um? Geben Sie Ihrer Einrichtung Noten und tragen Sie Ihre Einschätzung in die Tabelle ein.

Umgang mit Sexualität	1	2	3	4	5	6
Wahrung der Intimsphäre						
Förderung des Interesses an äußerer Erscheinung						
Möglichkeit der Bewohner, eine Partnerbeziehung einzugehen						
Absprachen mit Bewohnern zwecks störungsfreier Zeiten						
Berücksichtigung von Wünschen der Bewohner hinsichtlich geschlechtlicher Pflege						
Möglichkeiten professioneller Beratung						
Unterstützungsangebote im Bereich Sexualität: Cremes, Erektionshilfen …						
Beschaffung von erotischen Materialien (Pornos usw.)						

(vgl. Meudt, Sexualität in der Pflege alter Menschen, 2006, Anhang 25)

3.6.1 Sexualitätshemmende Faktoren

Wie die aktuelle Untersuchung aus der Schweiz (Bucher, Altern und Sexualität, 2009, S. 376–383) zeigt, haben viele Ältere sexuelle Wünsche und sind sexuell aktiv. Daneben gibt es aber auch ältere Frauen und Männer, die ihre sexuellen Aktivitäten einstellen.

Überlegen Sie, welche Gründe es dafür gibt.

_____

_____

_____

_____

Entsprechend trifft man in Pflegeheimen Bewohner, die ihre sexuellen Bedürfnisse ausleben möchten und solche, die ihre Wünsche wegdrängen oder sexuell desinteressiert sind. Die letztere Gruppe hat es leichter, da es in Pflegeheimen Umstände gibt bzw. geben kann, die das Geschlechtsleben ihrer Bewohner eher behindern.

Fehlende Gelegenheiten

2007 lebten mehr als 3-mal so viele Frauen in deutschen Pflegeheimen wie Männer (vgl. Gesundheitsberichterstattung des Bundes). Dieser riesige **Männermangel** macht es Pflegeheimbewohnerinnen sehr schwer, im Heim einen Partner zu finden. Oft fehlen auch die Möglichkeiten, Kontakte außerhalb des Heimes zu knüpfen.

Fehlende Ungestörtheit

2003 lebte die Hälfte der Pflegeheimbewohner in **Mehrbettzimmern** (vgl. KDA, Kleine Datensammlung, 2006) und hatte damit kaum die Möglichkeit, mit einem Partner ungestört intim zu werden (außer: Paare bewohnten ein Doppelzimmer).

In den 80er Jahren des vergangenen Jahrhunderts untersuchte der Augsburger Gerontologe Winfried Saup in 26 Altenheimen, inwieweit das Personal die Privatsphäre der Bewohner respektierte. Die Studie ergab, dass nur in 31 Prozent der Heime das Personal beim Betreten eines Bewohnerzimmers an die Tür anklopfte und die Einwilligung zum Eintritt durch die Bewohner abwartete. In der Mehrzahl der Heime wurde beobachtet, dass das Personal entweder nicht anklopfte bzw. ohne Einwilligung das Bewohnerzimmer betrat. Ein Teil der betroffenen Heimbewohner erlebte solche **privatheitsverletzenden Verhaltensweisen** des Personals als Eindringen in den eigenen Intimbereich (vgl. Saup, Alter und Umwelt, 1993, S. 154–155).

Negative Einstellung der Pflegekräfte zur Alterssexualität

In den 80er Jahren des vergangenen Jahrhunderts hat die heutige Familientherapeutin Cornelia von Velasco (vormals Knobling) für ihre Doktorarbeit intensive Gespräche mit Altenheimbewohnern und jungen Altenpflegern über Konfliktsituationen im Altenheim geführt (vgl. Knobling, Konfliktsituationen, 1993). Dazu gehört auch das nachfolgende Interview mit der Altenpflegerin Carmen (Pb).

3 Sexualität im Alter

1. Suchen Sie sich einen Partner. Lesen Sie dann das Interview und beantworten Sie folgende Fragen. Tragen Sie Ihre Arbeitsergebnisse unten ein.

   a) Was erwartet Herr Buck von Carmen, was erwartet sie von ihm?
   b) Wie ist ihre Einstellung zur Sexualität von alten Männern?
   c) Wie reagiert sie auf Herrn Buck?

Pb.: Oh das war, da hat er sich also vor mich hingesetzt, nackt, und als ich ihn in die Wanne gesetzt hatte, hat er gesagt, „wasch mich mal da unten", und da war ich total verlegen, und dann hat er gesagt, „schau dir das mal an, wie schön ich bin, ist das ein Kerl oder nicht". Also, da, da wäre ich am liebsten auf und davon, da war es mir nicht zum Lachen. Und da habe ich gesagt, „seien Sie jetzt mal ruhig, das dumme Gepappel, ich weiß gar nicht, was Sie sich einbilden mit Ihren 82 Jahren", und da gings aber weiter, „weißt du was Geschlechtsverkehr ist und weißt du was ein Penis ist" und so Zeug halt, so richtig schweinisch, also das war mir dann auch peinlich. Da habe ich dann nachher auch zur Schwester Oberin gesagt, also den bade ich nicht mehr (...) Aber so Situationen, wo man gar nicht damit rechnet. Ich meine, das ist immer bei alten Männern, das ist ja immer so, je älter sie werden ...

I.: Ja? Haben Sie das schon öfter erlebt?

Pb.: Ja, das sagen alle, die Älteren, je älter sie werden, um so schlimmer werden sie (I.: Ja?). Wo schon gar nicht mehr, also vom Ding her, da meinen sie, sie müssten einem mal die Beine rauffahren, und „dich täte ich auch noch einmal" und so, natürlich nicht wenn eine Ordensschwester dabei ist, da wird schön ein Kreuzzeichen geschlagen und schön gebetet, aber das steckt schon irgendwie drinnen. Aber man sagt dann, ach, man überspielt das irgendwie oder nimmt das gar nicht richtig ernst. Aber bei ihm, das war so richtig protzig, so gar nicht irgendwie spaßig gemeint.

I.: Also, da gibt es offensichtlich bei den alten Männern auch wieder große Unterschiede?

Pb.: Ja, die einen machen es halt zum Spaß und so „ach mit dir, du bringst mich noch mal rum" ...

I. Also so in Wörtern!

Pb.: Ja und die einen halt auch mal so tätscheln an der Hand oder so im Gesicht oder so, aber so vulgär, und der hat sich jetzt verlobt mit einer, die ist auch über 80.

(...)

I.: (...) haben Sie denn noch mit ihm zu tun?

Pb.: Nein, ich habe ja auch so nichts mit ihm zu tun. Ich bin jetzt reserviert und die Schwester Hilde, die ist 42 Jahre und die ist verheiratet und hat drei Kinder, und da hat sie gestern gesagt, „ach Carmen, ich habe den Buck wieder gebadet"...
(Knobling, Konfliktsituationen im Altenheim, 1993, S. 214–215)

Carmens Verhalten gegenüber Herrn Buck
Ihre Erwartung gegenüber männlichen Heimbewohnern

_____

_____

Ihre Einstellung zur Alterssexualität

_____

_____

Lernfeld 2.1

Ihre Reaktion auf Herrn Bucks Verhalten

_____
_____
_____
_____

2. **Es gibt weitere Gründe, warum Pflegekräfte Heimbewohnern die Rolle asexueller Wesen zuschreiben. Vervollständigen Sie die folgenden Sätze.**

Pflegende sehen oft unbewusst Heimbewohner wegen des Altersunterschieds wie _____ an oder empfinden diese wegen deren Pflegebedürftigkeit als _____. Aber weder _____ noch _____ wird in der Regel Sexualität zugestanden.

Die sexualfeindliche Tradition der Pflege

„Unter Pflegerinnen und Pflegern gilt es als verpönt, während der Arbeit die eigene sexuelle Identität hervorzuheben. Sexuelles Erleben in der Beziehung zum Patienten liegt außerhalb jeder Akzeptanz. Die ‚Uniformierung' (z. B. ‚Schwesterntracht') unterstützt dies, indem sie den Pflegenden den äußeren Anschein völliger Asexualität verleiht. Ebenso unterstreicht die Bezeichnung ‚Schwester' diese Asexualität. Aus Frau Müller wird bei Betreten der Station Schwester Anna. Die Bezeichnung ‚Schwester' beinhaltet das Verbot der Sexualität. Zu einer Schwester darf es keine sexuellen Neigungen geben. Und von ihr darf keine Sexualität ausgehen, weil in der Geschwisterbeziehung das Inzesttabu vorherrscht. Auch manche angeblichen Hygienemaßnahmen können dazu dienen, Intimität und damit verbundene Phantasien gegenüber dem Patienten abzuwehren (z. B. das Tragen von weißen Kitteln oder das Händewaschen nach dem PatientInnenkontakt). So werden das Pflegeheim oder das Krankenhaus zu scheinbar sexualitätsfreien Räumen. Phantasien können aber in solchen Taburäumen nicht mittels Desinfektionsmittel ausgelöscht werden."
(von Klitzing, Eine echte Herausforderung, 1997, S. 24–25)

Der Text weist auf drei Elemente hin, die auch Pflegeheime als sexualitätsfreie Räume erscheinen lassen. Tragen Sie die Elemente unten ein.

- _____
- _____
- _____

Ablehnung durch Angehörige und Mitbewohner

Überlegen Sie: Aus welchen Gründen sind Angehörige von Heimbewohnern oft dagegen, dass diese neue Beziehungen eingehen?

- _____
- _____
- _____
- _____

Paare unter Heimbewohnern, die sich neu gefunden haben, sind oft unsicher, ob sich eine späte Liebe überhaupt schickt und ob sie sich nicht lächerlich machen. Eine ablehnende Haltung der Mitbewohner kann solche Zweifel verstärken und dazu führen, dass solche Paare dann auf ihr Glück verzichten.

3.6.2 Typische Reaktionsweisen bei intimen Pflegehandlungen

Schamloses Verhalten von Bewohnern ist im Heim ein häufiges Problem. Aber die Intimpflege kann Bewohner auch sexuell stimulieren und dazu führen, dass Bewohner das Pflegepersonal regelrecht zu ihrem Lustobjekt machen. Die Pflegekräfte reagieren dann oft mit Empörung oder Ekelgefühlen.

Schamlosigkeit von Bewohnern

Die Gerontologin Ursula Koch-Straube schreibt über ihre Beobachtungen im Pflegeheim:
„Die Entblößung der Körper der BewohnerInnen ist an der Tagesordnung. Hilfe beim An- und Ausziehen, Waschen und Pflegen, einschließlich des Genitalbereiches, Unterstützung beim Blasen- und Darmentleeren oder das Einlagenwechseln bedingen es. Alle BewohnerInnen sind mehr oder weniger – je nach Art und Grad der Pflegebedürftigkeit – davon betroffen. Manche der Körper liegen vor den MitarbeiterInnen, ‚wie eine offene Landschaft', kein Winkel ihres Körpers bleibt ihren prüfenden Augen verborgen. Wenn keine andere Arbeit zwischendurch ansteht, entleeren die BewohnerInnen auch Blase und Darm in Anwesenheit der MitarbeiterInnen."
(Koch-Straube, Fremde Welt Pflegeheim, 2003, S. 213)

Eine solche durch Krankheit und Hilfsbedürftigkeit erzwungene Dauerentblößung macht es den Bewohnern schwer, ihr Schamgefühl zu erhalten. Dazu können Pflegefehler der Pflegekräfte kommen, die zusätzlich die Schamlosigkeit der Bewohner fördern und zu deren Entsexualisierung beitragen können.

„Altenpflegerin K. wäscht Herrn R. Da sie nur wenig Zeit hat, versucht sie, während der Körperpflege mehrere Dinge gleichzeitig zu vereinbaren. Sie plaudert mit ihm, rasiert ihn, während er auf dem Toilettenstuhl sitzt, und zum Bad hin schiebt sie ihn nur notdürftig bedeckt. Einmal hat sie Herrn R. sogar das Frühstück gereicht, während er auf dem Steckbecken saß. Sie ist ganz entsetzt, als Herr R. eines Tages ‚schamloserweise' nur in Unterwäsche im Gemeinschaftsraum erscheint."
(Ostermann, Arbeitsbelastungen in der Altenpflege bewältigen, 1999, S. 97)

1. **Inwiefern ist die Altenpflegerin K. im obigen Fallbeispiel mit schuld am schamlosen Verhalten von Herrn R.?**

   _____

   _____

2. **Wie hätte sie sich besser verhalten sollen?**

   _____
   - _____
   - _____
   - _____

Lernfeld 2.1

3. *Entsexualisierung der Bewohner wird auch durch mangelnde Körperpflege oder geschmacklose Kleidung gefördert. Überlegen Sie: Wie könnten Sie als Pflegekraft dazu beitragen, dass die Bewohner ein positiveres Verhältnis zu ihren Körper bekommen, selbstbewusster und für andere attraktiver werden?*

_____
_____

Lustempfindungen bei Bewohnern

Lesen Sie das Fallbeispiel des Gerontologen Erich Schützendorf aufmerksam durch und bearbeiten Sie anschließend die Aufgaben.

„Auf der Pflegestation eines Altenheims fällt mir ein Bewohner auf, der im Rollstuhl sitzt. Sobald dieser Mann, der offenbar nicht mehr im Vollbesitz seiner geistigen Kräfte ist, eine Pflegerin sieht, ruft er nach ihr und streckt dabei seine Hand in ihre Richtung aus. Das macht er in rund 20 Minuten ein gutes Dutzend Mal. Aber niemand hat Zeit. (…) Nach etwa vier Monaten bin auch ich endlich in das geheime Wissen der Station eingeweiht und erfahre den eigentlichen Grund dafür, dass die Pflegerinnen dem alten Mann die Hand verweigern und lieber das nervende Rufen in Kauf nehmen: Wenn die Pflegerinnen morgens den von Kot verschmierten Penis und die Hoden von Herrn Schmitz waschen, legt der alte Mann seinen Kopf in den Nacken und beginnt lustvoll zu stöhnen. Er genießt das Reiben und Schrubben an seinen Genitalien (…) Herr Schmitz, der genüsslich und lustvoll seinen Kot an den Beinen herunterlaufen lässt, bekommt keinen Senf mehr, damit der Gestank entschärft wird – Senf muss man wissen, ist im Rheinland, wo Herr Schmitz lebt, ein unverzichtbares Lebensmittel."
(Schützendorf, Weg mit dem Schutzschild, 1997, S. 18 ff.)

A) Beantworten Sie die Fragen und stellen Sie dann den Vorgang in Form eines Flussdiagramms dar.

1. Wie verhält sich das Pflegepersonal zu Herrn Schmitz?

_____
_____

2. Warum verhalten sich die Pflegekräfte so?

_____
_____

3. Wie gehen die betroffenen Pflegekräfte mit ihren belastenden Gefühlen um?

_____
_____

3 Sexualität im Alter

B) Was müsste das Pflegepersonal tun, um sich selbst zu entlasten und wieder ein normales Verhältnis zu Herrn Schmitz zu bekommen?

Sexuelle Übergriffe durch Bewohner

Die Pflegemitarbeiter können für die Bewohner auch zum Objekt der Begierde werden und diesen dann ganz offen und direkt ihre sexuellen Absichten zeigen. Erich Schützendorf berichtet dazu:

„Selbstverständlich gestehe ich jeder alten Frau das Recht aufs Masturbieren zu, wann immer sie will. Nur nicht, wenn ich dabei bin. Können Sie sich vorstellen, wie es ist, wenn Sie mit einer alten Frau alleine in deren Zimmer sind und diese ihre Hand im Rock verschwinden lässt, Sie von ihr mit einem seltsamen Ausdruck gemustert werden und die alte Frau anfängt, schwer zu atmen? Bei mir wird dann im Hals alles ganz eng. Ich ertrag das nicht, ich muss dann raus."
(Schützendorf, Ekel und Erregung, 1996, S. 350)

Bilden Sie Gruppen.

1. *Überlegen Sie, welche Arten von sexuellen Übergriffen durch Bewohner es gibt.*
2. *Entwickeln Sie Ideen, wie Pflegekräfte in solchen Situationen professionell reagieren können.*
   Hinweis: Ein Kontaktabbruch, wie ihn Altenpflegerin Carmen (siehe Kap. 3.6.1) vornimmt, ist unprofessionell.

Tragen Sie Ihre Arbeitsergebnisse in die Tabelle ein.

Arten von sexuellen Übergriffen	professionelle Umgangsformen (z. B.)
▪	▪
▪	▪
	▪
▪	▪
▪	▪
	▪
▪	▪

Bildungsverlag EINS GmbH

Lernfeld 2.1

Ekelgefühle der Pflegekräfte

Erich Schützendorf spricht es offen aus:

„Es ist nicht so, dass mich ausgemergelte, verbogene, welke, kranke Körper abstoßen. Keineswegs. Aber da ist diese unbarmherzige Nacktheit, der ich täglich begegne. Der Anblick platter Brüste, am Gesäß herunterhängender Hautlappen, verschrumpelter Oberschenkel, mit Urin und Kot verschmierter Schamhaare (...) Selbstverständlich bin ich dafür, dass jeder Mann so viel onanieren darf ‚wie er will, aber haben Sie schon mal in den frischen Samen gefasst, den ein Mann nach dem Erguss mit der Hand am Bettgitter abgewischt hat?"
(Schützendorf, Ekel und Erregung, 1996, S. 350)

Die Sexualität von Heimbewohnern kann Ekelgefühle auslösen. Diese können so stark werden, dass die Pflegekräfte das Interesse an der eigenen Sexualität verlieren. Heftige Ekelgefühle können auch dazu führen, dass Pflegemitarbeiter sexuelle Handlungen von Bewohnern unterbinden, indem sie z. B. Einlagen stramm um den Unterleib ziehen, um den Bewohner am Masturbieren zu hindern.

Diskutieren Sie in Kleingruppen, wie Pflegekräfte professionell mit ihren Ekelgefühlen umgehen können.

3.6.3 Bausteine für ein sexualfreundlicheres Pflegeheim

Pro Familia fordert die zukünftigen Heimbewohner auf, ihre Rechte aktiv zu vertreten: „Aber auch im Heim haben Sie das Recht auf Privatsphäre und ein selbstbestimmtes soziales und sexuelles Leben. Darum ist es wichtig, dass Sie – am besten gemeinsam mit anderen Mitbewohnern – die notwendigen Veränderungen der Heimordnung einfordern." (Pro Familia, Sexualität und Älterwerden, 2004, S. 8–9)

Bilden Sie vier Gruppen.

1. Gestalten Sie in der Gruppe ein Lernplakat zum Thema „Bausteine für ein sexualfreundlicheres Pflegeheim". Gehen Sie dabei noch einmal die bisherigen Inhalte der Einheit „Sexualität im Alter" durch und finden Sie heraus, wo sich solche Bausteine ableiten lassen. Präsentieren Sie Ihr Lernplakat.

3 Sexualität im Alter

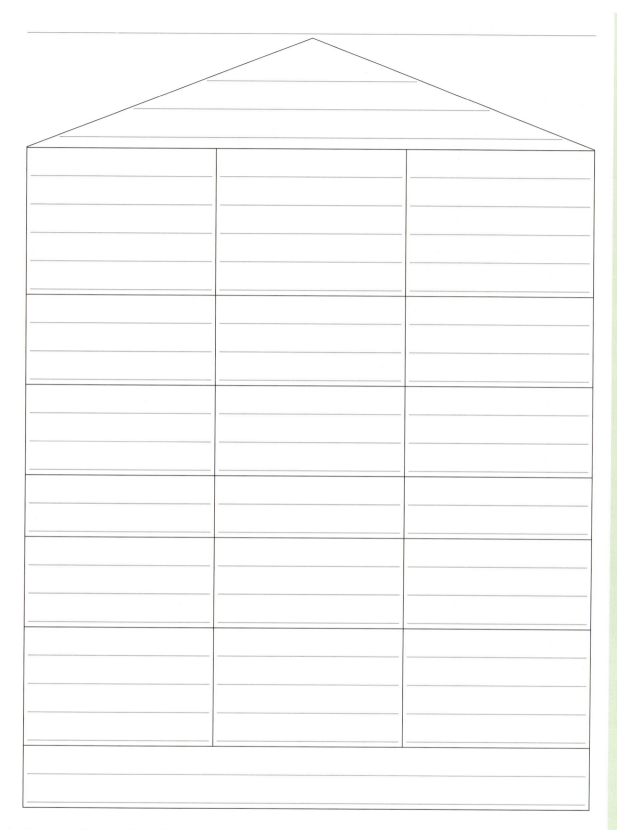

2. Gestalten Sie ein Rollenspiel. Jede Gruppe übernimmt ein Fallbeispiel. Diskutieren Sie zunächst miteinander Lösungsmöglichkeiten und spielen Sie dann Ihre Lösung vor.

Fallbeispiel 1:
„*Eine Altenpflegeschülerin wäscht einen 80-jährigen Heimbewohner. Schon während sie den Oberkörper des Mannes entkleidet, sagt dieser: ‚Wenn ich dich so ansehe, bekommt er noch mal Lust. Guck ihn dir doch mal richtig an. Ich bin noch ein ganzer Mann.'*"
(Meudt, Sexualität in der Pflege alter Menschen, 2006, S. 84)

Fallbeispiel 2:
„Ein 82-jähriger Heimbewohner ist nach einem apoplektischen Insult mit Hemiparese links schon seit mehreren Wochen bettlägerig. Neben Bewegungseinschränkungen ist er stuhl- und harninkontinent, sprachgestört und in seinem Verhalten auf ein kindliches Niveau zurückgefallen. Er ist verheiratet. Seine Ehefrau kommt selten, da sie die Situation nicht verkraftet. Der Bewohner manipuliert des Öfteren im Beisein einer Schwester an und in seiner Windelhose und sucht bei pflegerischen Verrichtungen Körperkontakt zu den Schwestern. Auf seinem Nachttisch liegen mehrere Hefte der ‚St. Pauli Nachrichten', die er mit Freude ansieht. Als er beim Betten versucht, einer Schwester im viel zu knappen Kittel einen ‚Klaps' aufs Gesäß zu geben, schlägt diese auf seine Hand und dokumentiert am Schichtende wutentbrannt im Pflegebericht: ‚Vorsicht, Bewohner ist ein geiler Bock! Er sieht sich Pornoheftchen an und hat versucht, mich anzugrapschen. Außerdem greift er laufend in seine Hose.' (Die Eintragung versah sie noch mit einem Textmarker.) Sonst gibt es von diesem Bewohner nichts zu berichten."
(Meudt, Sexualität in der Pflege alter Menschen, 2006, S. 85, leicht verändert)

Fallbeispiel 3:
„Regelmäßig abends gibt Frau L. dem Zivildienstleistenden Georg ein Küsschen auf die Wange, und ab und an wird sie von ihm herzlich gedrückt. Georg empfindet Sohnes- oder gar Enkelgefühle der alten Dame gegenüber und ist sehr erstaunt, als sie ihn eines Abends bittet, sich zu ihm zu legen – sie habe solche Sehnsucht nach einem Mann."
(Meudt, Sexualität in der Pflege alter Menschen, 2006, S. 87)

Fallbeispiel 4:
„Frau Leni Eggert ist 74 Jahre alt und wegen einer starken Gehbehinderung seit zwei Jahren Bewohnerin eines Altenwohnzentrums. Frau Eggert ist seit zehn Jahren Witwe und ihre einzige Tochter lebt im Ausland. Frau Leni Eggert bewohnt mit einer anderen netten Dame zusammen ein Zweibettzimmer der Wohnstation.

Herr Harald von der Linker, 69 Jahre alt, bewohnt in der gleichen Station auch mit einem Mitbewohner ein Doppelzimmer. Herrn von der Linker fiel das Alleinleben nach dem Tod seiner Ehefrau sehr schwer. Ihm wurde vor zehn Jahren wegen eines bösartigen Tumors ein Auge entfernt. Herr von der Linker entschloss sich vor einem Jahr zu einem Umzug ins Altenwohnzentrum, weil er auf dem anderen Auge stark sehbehindert ist.

Frau Eggert und Herr von der Linker haben sich angefreundet und unternehmen viel gemeinsam im Altenwohnzentrum. Eigentlich würden beide lieber mobiler sein, wobei Frau Eggert durch ihre Gehbehinderung beeinträchtigt ist und Herr von der Linker vor zehn Jahren seinen Führerschein aufgrund seiner Erkrankung abgeben musste.

Am Wochenende ist die Mitbewohnerin von Frau Eggert für zwei Tage zu ihren Kindern gefahren. Abends gegen 22 Uhr betritt die Nachtschwester das gemeinsame Zimmer der Damen. Frau Eggert und Herr von der Linker sind halb bekleidet und liegen schmusend auf dem Bett. Durch die Störung der Nachtschwester sind beide sehr erschrocken und versuchen sich schämend eine Decke überzuziehen. Herr von der Linker äußert unsicher: ‚Entschuldigen Sie bitte, aber wir wussten nicht, wohin wir uns zurückziehen sollten.'"
(Meudt, Sexualität in der Pflege alter Menschen, 2006, S. 88)

3. Es gibt auch spezielle Pflegeheime für Schwule und Lesben. Recherchieren Sie im Internet.

3.6.4 Pflege von Heimbewohnerinnen, die durch sexualisierte männliche Gewalt traumatisiert wurden

„Es gibt sicherlich vielerlei Pflegemaßnahmen, die zum Wohle einer Frau durchgeführt werden müssen, um weiteren Schaden von ihr abzuwenden oder einen Therapieprozess durchzuführen. Aber diese Maßnahmen können in einer Art durchgeführt werden, in der die Frau an den Maßnahmen beteiligt wird und sie ihr erklärt werden. Auch demente Frauen in sehr fortgeschrittenem Stadium spüren, ob eine Pflegeperson Pflegemaßnahmen um jeden Preis durchsetzt oder aber innehält, wenn sie sich wehrt, mit der Frau Kontakt aufnimmt, auf ihre Ängste eingeht."
(Böhmer, Erfahrungen sexualisierter Gewalt in der Lebensgeschichte alter Frauen, 2000, S. 109–110)

Pflegegewalt

Martina Böhmer weist darauf hin, dass normale Pflegesituationen für sexuell traumatisierte alte Frauen belastend sein können (vgl. Böhmer, Erfahrungen sexualisierter Gewalt, 2000).

Stellen Sie sich die folgende mögliche Pflegesituation genau vor und beantworten Sie die Fragen. Tragen Sie Ihre Antworten in das Flussdiagramm ein.

1. Wie reagiert die sexuell traumatisierte Bewohnerin sehr wahrscheinlich?
2. Warum reagiert sie so?

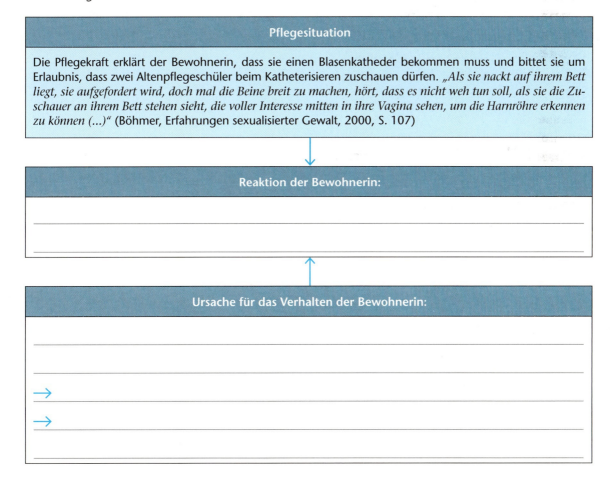

Lernfeld 2.1

Hinweise auf ein Posttraumatisches Belastungssyndrom bei alten Frauen in der Pflege

Damit die Pflegekräfte das Verhalten von traumatisierten Bewohnerinnen richtig deuten und nicht einfach als dement abtun, sollten sie „hellhörig" werden für Anzeichen, die in ihrer Gesamtheit auf eine Traumatisierung hinweisen.

Werfen Sie einen Blick auf die folgende Tabelle und überlegen Sie, wie die Anzeichen für ein Posttraumatisches Belastungssyndrom aussehen könnten. Tragen Sie Ihre Ergebnisse in die Tabelle ein.

Andeutungen der Bewohnerin über …	Reaktionen der Bewohnerin auf die Heimübersiedlung	Reaktionen der Bewohnerin auf Pflegemaßnahmen
•	•	
		•
•	•	
	•	•
•		
	•	
•		•
	•	
•	•	•

Umgang mit traumatisierten Bewohnerinnen

Überlegen Sie, wie sich das Personal gegenüber traumatisierten Bewohnerinnen in der Pflege verhalten sollte.

Wenn eine Bewohnerin in der Missbrauchssituation totale Isolation und Ohnmacht erfahren hat, dann …

___

Wenn eine Bewohnerin ein Leben lang ihr Trauma verdrängt hat, dann …

___

© Bildungsverlag EINS GmbH

Kontrollfragen

1. Beschreiben Sie körperliche Veränderungen, die für die Alterssexualität von Bedeutung sind.
2. Wie verändern sich die sexuellen Reaktionen im Alter? Was lässt sich grundsätzlich über die sexuelle Reaktionsfähigkeit im Alter sagen?
3. Was sagt die Schweizer Untersuchung über sexuelle Wünsche und Aktivitäten im Alter aus?
4. Welche Erfahrungen haben viele ältere Frauen gemacht, die ihr Verhältnis zur Sexualität geprägt haben?
5. Beschreiben Sie den Leidensweg traumatisierter Heimbewohnerinnen.
6. Gehen Sie auf sexuelle Störungen älterer Menschen und mögliche Hilfen ein.
7. Welche Möglichkeiten haben ältere Menschen, mit ihrer Sexualität umzugehen?
8. Was ist von der vorherrschenden Meinung zur Alterssexualität zu halten?
9. Inwiefern kann es für Heimbewohner oft schwierig sein, ihre Sexualität zu leben?
10. Erläutern Sie typische Reaktionsweisen, wie sie im Zusammenhang mit intimen Pflegehandlungen auftreten können.
11. Beschreiben Sie, wie ein sexualfreundlicheres Pflegeheim aussehen könnte.
12. Was ist bei der Pflege sexuell traumatisierter alter Frauen zu beachten?

Lernfeld 2.2

4 Wohnformen im Alter

> **Übersicht**
>
> 4.1 Bestandsaufnahme: traditionelle und neue Wohnformen in Deutschland
> 4.2 So lange wie möglich zu Hause bleiben: Wohnungsanpassung, Wohnberatung, barrierefreies Wohnen, Wohnen mit Betreuung zu Hause, Siedlungsgemeinschaften
> 4.3 Die Wohnsituation selbst verändern: gemeinschaftliche Wohnprojekte, Betreutes Wohnen, Wohnstifte und Seniorenresidenzen
> 4.4 Die Wohnsituation verändern, weil es nicht mehr anders geht: Pflegeheime, KDA-Hausgemeinschaften, betreute Wohngemeinschaften

4.1 Bestandsaufnahme: traditionelle und neue Wohnformen in Deutschland

Nach einer Untersuchung des Bundesministeriums für Gesundheit (vgl. KDA, Kleine Datensammlung, 2006, S. 16) lebten 1998 96 Prozent der ca. 14 Mill. über 65-Jährigen in sogenannten **traditionellen Wohnformen**: davon 93 Prozent in normalen Wohnungen und drei Prozent in Pflegeheimen. Nur zwei bis drei Prozent der über 65-Jährigen lebte dagegen in **neuen Wohnformen**. Diese geringe Zahl wurde auch durch eine Schätzung aus dem Jahre 2003 bestätigt (siehe Tabelle). Wie diese Zahlen belegen, spielen die neuen Wohnformen im Augenblick noch eine untergeordnete Rolle. Das wird sich in Zukunft aber ändern.

Geschätzte Anzahl von Menschen in neuen Wohnformen	
Betreutes Wohnen	ca. 150.000–230.000
gemeinschaftliche Wohnprojekte	ca. 8.000
betreute Wohngemeinschaften	ca. 1.000
Gesamt	160.000–240.000

(vgl. Kremer-Preiß/Stolarz, Neue Wohnkonzepte, 2003, S. 25)

Demografische Entwicklung

Aufgrund des demografischen Alterungsprozesses wird die Zahl der Hochaltrigen massiv zunehmen. Nach einer Modellrechnung des KDA (Kuratorium Deutsche Altershilfe) würden damit bis zum Jahre 2050 mindestens 600.000 zusätzliche Pflegeplätze in Pflegeheimen benötigt, wenn nicht **andere Formen der Versorgung** ausgebaut werden.

Während im Augenblick noch die überwiegende Mehrheit der Hilfebedürftigen (Personen, die nur hauswirtschaftliche Hilfe benötigen) und Pflegebedürftigen von Familienmitgliedern betreut werden, geht die Zahl der pflegenden Angehörigen aufgrund der wachsenden Kinderlosigkeit bei Hochaltrigen in Zukunft stark zurück. Der Mangel an pflegenden Angehörigen müsste eigentlich durch professionelle Hilfe ausgeglichen werden, außer es werden **neue Formen der Unterstützung (z. B. nichtverwandte Personen helfen einander)** entwickelt, die wenigstens zum Teil den Hilfebedarf auffangen. Neue Formen der Unterstützung sind auch deshalb notwendig, weil es in Zukunft immer schwieriger wird, genügend professionelle Pflegekräfte zu gewinnen. Es droht ein **Pflegenotstand**, weil die mittleren erwerbstätigen Jahrgänge weiter schrumpfen.

Damit sinkt aber auch die Zahl der Beitragszahler in der Kranken- und Pflegeversicherung, sodass **weniger Geld** für Hilfen zur Verfügung stehen wird (vgl. Kremer-Preiß/Stolarz, Neue Wohnkonzepte, 2003, S. 6–7).

Veränderte Erwartungen an das Wohnen im Alter

Bilden Sie Vierergruppen und bearbeiten Sie die folgenden Aufgaben.

1. *Jedes Gruppenmitglied bearbeitet einen Lückentext, setzt die Wörter an der passenden Stelle ein und findet jeweils eine passende Überschrift. Danach informieren die Gruppenmitglieder sich gegenseitig über den Inhalt der Lückentexte.*

   Text 1:
   Wohnwünschen, bestätigen, Umgebung, Untersuchungen, Mehrheit, Alter, lange, vertrauten, selbstständig

   „Alle _____ zu den _____ im _____ _____ immer wieder, dass die _____ älterer Menschen so _____ wie möglich _____ in ihrer _____ _____ wohnen möchte."
   (Kremer-Preiß/Stolarz, Neue Wohnkonzepte, 2003, S. 8)

   Text 2:
   ab, umzuziehen, Wohnalternativen, älteren, nimmt, wachsende, bereit, auszuprobieren, umzugsbereit, Neues

   „Obwohl Untersuchungen belegen, dass ältere Menschen so lange wie möglich in ihrer normalen Wohnumgebung bleiben möchten, gibt es eine _____ Gruppe _____ Menschen, die durchaus _____ ist, im Alter _____ und noch einmal etwas _____ _____. Sie suchen im Alter nach _____ (...) Nach Untersuchungen der Schrader-Stiftung sind 65 % der Altershaushalte _____. Diese Bereitschaft _____ allerdings mit steigendem Alter _____."
   (Kremer-Preiß/Stolarz, Neue Wohnkonzepte, 2003, S. 8)

   Text 3:
   Leben, 80 %, fremdbestimmt, nicht, Ältere, Experten, Heimeinrichtungen, selbstbestimmtes, Heimbewohner, unfreiwillig, Pflegeheime

   „_____ Menschen wollen nicht _____ in _____ leben, sondern auch bei Hilfe- und Pflegebedürftigkeit möglichst ein _____ Leben führen (...) _____ der Pflegebedürftigen können sich heute ein _____ im Heim _____ mehr vorstellen und die meisten _____ sind nach Ansicht von _____ faktisch _____ im _____."
   (Kremer-Preiß/Stolarz, Neue Wohnkonzepte, 2003, S. 8)

Lernfeld 2.2

Text 4:
Wohnangebote, Mitbürger, stärksten, Altenhilfe, mehr, Lebensgewohnheiten, wachsende, Ausländer, ausländische

„Ebenso wird es _____ _____ ältere _____ geben. Die Gruppe der älteren _____ ist die relativ am _____ _____ Bevölkerungsgruppe in Deutschland (...) Auf deren besondere _____ müssen sich die _____ und auch die _____ im Alter in Zukunft verstärkt einstellen."
(Kremer-Preiß/Stolarz, Ursula, Neue Wohnkonzepte, 2003, S. 9)

2. Überfliegen Sie noch einmal in der Gruppe das Kap. 4.1 und begründen Sie dann die Behauptung, dass in Zukunft die neuen Wohnformen immer wichtiger werden.

4.2 So lange wie möglich zu Hause bleiben

Nach wie vor ziehen die meisten Älteren die eigenen vier Wände anderen Wohnmöglichkeiten vor. Für diese vorherrschende Bedarfslage stehen eine Reihe neuer Wohnformen und Angebote zur Verfügung.

4.2.1 Wohnungsanpassung

„Ziel der Wohnungsanpassung ist es, bestehende ‚normale' Wohnungen an die Bedürfnisse älterer und behinderter Menschen anzupassen, damit sie ihren selbstständigen Haushalt aufrechterhalten können. Die Beseitigung von Barrieren aller Art sowie kleinere Alltagserleichterungen und auch technische Hilfen bilden den Schwerpunkt der Anpassungsmaßnahmen."
(Kremer-Preiß/Stolarz, Neue Wohnkonzepte, 2003, S. 33)

Suchen Sie sich einen Partner.

1. Häufig sind Sessel und Sofas in den Wohnungen älterer Menschen zu niedrig. Die Bewohner können sich nur mit Mühe hinsetzen und mit erheblichem Kraftaufwand wieder aufstehen (vgl. Ministerium für Arbeit, Gesundheit und Soziales des Landes Nordrhein-Westfalen, Sicher und bequem zu Hause wohnen, 2009, S. 14–15). Überlegen Sie, wie man mit ganz einfachen Mitteln die Sessel und Sofas an die veränderten Bedürfnisse im Alter anpassen könnte.

2. Der Eigentümer einer in den 1960er Jahren erbauten Wohnung mit kleinem getrenntem Bad und WC erlitt einen Schlaganfall. Daraufhin wurde der Sanitärbereich rollstuhlgerecht umgebaut, noch während der Betroffene in der Reha-Klinik war. So konnte er wieder in seine Wohnung zurückkehren. Die 1994 durchgeführte Umbaumaßnahme kostete damals umgerechnet ca. 10.000 Euro, die der Eigentümer voll selbst bezahlen musste. Heute würde die Pflegekasse einen Zuschuss von ca. 2.500 Euro gewähren (vgl. Kremer-Preiß/Stolarz Neue Wohnkonzepte, 2003, S. 31).

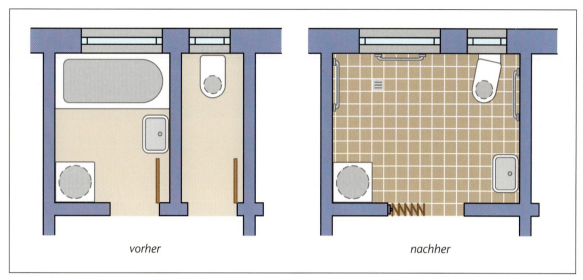

Typische Umbaumaßnahme im Sanitärbereich (links vorher, rechts nachher)

Die beiden Skizzen geben den Zustand vor und nach dem Umbau an. Welche Veränderungen wurden im Einzelnen vorgenommen?

-
-
-
-
-

3. Wie würden Sie eine Küche gestalten, damit sich eine demenzkranke Frau in ihr möglichst gut zurechtfindet (vgl. KDA, Wohnungsanpassung bei Demenz, 2007, S. 16–17).

-
-
-
-
-
-

4.2.2 Wohnberatung

Wie die vorangegangenen Beispiele zeigen, erfordern Anpassungsmaßnahmen viel Fachwissen und Erfahrung. Deshalb sind ältere Menschen in der Regel mit der Planung, Durchführung und Finanzierung solcher Maßnahmen überfordert. Hilfe können sie bei Wohnberatungsstellen bekommen.

Anzahl und Verteilung der Wohnberatungsstellen

Bundesland	Anzahl	Anteil von allen Beratungsstellen
Baden-Württemberg	39	20,5 %
Bayern	7	3,7 %
Berlin	16	8,4 %
Brandenburg	1	0,5 %
Bremen	5	2,6 %
Hamburg	1	0,5 %
Hessen	5	2,6 %
Mecklenburg-Vorpommern	4	2,1 %
Niedersachsen	6	3,2 %
NRW	60	31,6 %
Rheinland-Pfalz	3	1,6 %
Saarland	6	3,2 %
Sachsen	8	4,2 %
Sachsen-Anhalt	10	5,2 %
Schleswig-Holstein	10	5,2 %
Thüringen	9	4,7 %
Insgesamt	190	100,0 %

Verteilung der Wohnberatungsstellen auf die Bundesländer, Aufstellung aus dem Jahr 2003 (Kremer-Preiß/Stolarz, Neue Wohnkonzepte, 2003, S. 37)

Schauen Sie sich die Tabelle an und beantworten Sie die folgenden Fragen.

1 In welchen Bundesländern gibt es die meisten Wohnberatungsstellen?

2. Wo gibt es wenige Wohnberatungsstellen?

3. Überlegen Sie, was das jeweils für die älteren Menschen bedeutet.

Dienstleistungsangebot und Finanzierung der Wohnberatung

Die Wohnberatung unterstützt
- in allen Fragen des Wohnens,
- bei der Auswahl von Alltagshilfen und technischen Hilfsmitteln,
- bei Ausstattungsveränderungen in der Wohnung und bei Umbauten,
- bei der Suche nach geeigneten Diensten (z. B. private Haushaltshilfen, Pflegedienste),
- bei der Suche nach passenden Wohnformen (falls der ältere Mensch nicht in seiner Wohnung bleiben kann),
- bei Finanzierungen und Antragsstellungen.

Die Wohnberatung berät persönlich, telefonisch und führt Hausbesuche durch (vgl. Landesarbeitsgemeinschaft Wohnberatung NRW, www.wohnberatungsstellen.de/ [31.3.2010]). Mitunter verlangen Wohnberatungsstellen eine Beratungsgebühr.

Informieren Sie sich im Internet über eine Wohnberatungsstelle, die sich in Ihrer Nähe befindet.

4.2.3 Barrierefreies Wohnen

Als 1992 die DIN-Norm (Deutsche Industrienorm) 18025, Teil 2 eingeführt wurde, schien ein wichtiger Schritt getan zur Verbreitung barrierefreier Standards in allen Wohnformen.

1. Setzen Sie die Wörter an der passenden Stelle im Lückentext ein.

Durchbruch, Bewegung, Lebensalter, Barrieren, alle, geeignet, Hindernisse, Einrichtungen, Umzug, selbstständiger, spezielle, Einschränkung, Durchgesetzt, Altenwohnungen, besonderer

Ein _____ Haushalt ist nur möglich, wenn die _____ des Bewohners innerhalb der Wohnung und im Umfeld der Wohnung nicht durch _____, d. h. _____ eingeschränkt wird. Früher baute man _____ Wohnungen für ältere und behinderte Menschen. Man nannte sie altengerechte Wohnungen oder _____. Mit der Einführung der DIN „18025, Teil 2 Barrierefreie Wohnungen" war die Idee verbunden, grundsätzlich _____ Wohnungen so zu bauen, dass sie für die Bedürfnisse aller _____ und Lebensphasen _____ sind. So wäre ein _____ im Alter nicht mehr wegen jeder auftretenden körperlichen _____ erforderlich. Bisher ist es aber nicht gelungen, der DIN für den normalen Wohnungsbau zum _____ zu verhelfen. _____ hat sich die Anwendung der Norm bisher nur beim Bau _____ für alte Menschen und solche mit Behinderungen (vgl. Kremer-Preiß/Stolarz, Neue Wohnkonzepte, 2003, S. 37 ff.).

2. In der folgenden (S. 74 oben) Tabelle finden Sie die Hauptanforderungen an „Barrierefreie Wohnungen" nach DIN 18025, Teil 2. Überprüfen Sie, in welchem Umfang Ihre eigene Wohnung diese Anforderungen erfüllt und als barrierefrei gelten kann.

Lernfeld 2.2

A	Vermeidung von Stufen und Schwellen	
I.	Keine Türschwellen: minimale Höhe der Balkonschwelle	max. 2 cm
II.	Bodengleiche Dusche	
III.	Stufenloser Hauseingang und stufenloser Zugang zu mindestens einer Wohnebene sowie Nachrüstbarkeit eines Aufzuges	
B	**Ausreichende Bewegungsflächen**	
IV.	Standard-Bewegungsflächen in der Wohnung (z. B.) vor Einrichtungen in Küche und Bad sowie vor dem Bett und zwischen Wänden)	mind. 1,20 x 1,20 m
V.	Mindest-Bewegungsflächen in der Wohnung (z. B. vor Möbeln oder neben dem WC)	mind. 90 cm
VI.	Standard-Bewegungsflächen außerhalb der Wohnung (z. B. vor Aufzügen und Treppen auf Balkonen und zwischen Wänden)	mind. 1,50 x 1,50 m
VII.	Ausreichende Türbreiten – innerhalb der Wohnung – außerhalb der Wohnung (z. B. Wohnungs-/Hauseingangs-/Aufzugstüren)	mind. 80 cm mind. 90 cm
VIII.	Aufzugsmaße	mind. 1,10 x 1,40 m
C	**Höhenbegrenzung von Elementen**	
IX.	Bedienungselemente (z. B. Lichtschalter und Türgriffe)	85 cm
X.	Balkonbrüstungen (nichttransparenter Teil)	max. 60 cm

Hauptanforderungen nach DIN 18025, Teil 2 (Kremer-Preiß/Stolarz, Neue Wohnkonzepte, 2003, S. 38)

4.2.4 Wohnen mit Betreuung zu Hause

Vor allem in Bayern gibt es derzeit über 70 Projektinitiativen, die Wohnen mit Betreuung zu Hause anbieten (vgl. Koordinationsstelle „Wohnen zu Hause", www.wohnen-zu-hause.de, 2010).

Bilden Sie Kleingruppen. Lesen Sie den Steckbrief des Germeringer-Projekts durch und stellen Sie die Grundstrukturen des Projekts in Form einer Grafik dar. Präsentieren Sie Ihr Arbeitsergebnis.

Projektname	SIMBA – Sicherheit im Alter – betreut zu Hause[1]
Adresse	Sozialdienst Germering e. V., Planegger Straße 9, 82110 Germering
Ansprechpartner	Martina Becker
Projektstart	September 2002
Projektziel	Ziel des Projektes ist es, Senioren und Menschen mit Behinderungen ein höchstmögliches Maß an eigenständiger Lebensführung in ihrer Wohnung zu sichern. Dafür schließen die Senioren mit dem Sozialdienst Germering entweder einen Optionsvertrag oder einen Betreuungsvertrag. Dieser Sozialdienst hat die Rolle der örtlichen Sozialstation und erbringt einen Großteil der in Germering nachgefragten ambulanten Leistungen.

---

[1] *Filmtipp: Gerhard Faul, Pflege im Alter - innovative Modelle, 44 Min. (zu beziehen über Medienladen e. V. Nürnberg, www.medienladen-ev.de)*

Projektstruktur	Der Optionsvertrag (Anwartschaft) garantiert Leistungen, die in Grund- und Wahlleistungen unterteilt sind. Zu den Grundleistungen gehören Unterstützung und Beratung bei auftretenden Problemen, Vermittlung und Organisation von Dienstleistungen, Organisation notwendiger Dienstleistungen nach Krankenhausaufenthalt und vorübergehender Erkrankung, Organisation regelmäßiger Treffen der Vertragsteilnehmer und Organisation von Freizeitaktivitäten. Die Wahlleistungen werden durch den Sozialdienst erbracht. Zu den Wahlleistungen gehören: ambulante Pflege, handwerkliche Hilfen in Haus und Garten, Tagespflegeeinrichtung, Bürosachbearbeitung, Wohnberatung, Wohnungsbetreuung bei Abwesenheit, Fahr- und Begleitdienst, Essen auf Rädern, hauswirtschaftliche Versorgung, Bring- und Holdienst, Einkaufsservice. Der Betreuungsvertrag garantiert folgende Grundleistungen: wöchentlicher Hausbesuch, Unterstützung und Beratung bei auftretenden Problemen, Bereitstellung eines Hausnotrufes, Organisation notwendiger Dienstleistungen nach Krankenhausaufenthalt und vorübergehender Erkrankung, Vermittlung und Organisation von Dienstleistungen, Organisation regelmäßiger Treffen der Vertragsmitglieder und Organisation von Freizeitaktivitäten. Die wöchentlichen Hausbesuche erfolgen durch persönliche Betreuer, die ehrenamtlich tätig sind. Es gelten die gleichen Wahlleistungen wie oben.
Projektfinanzierung	Beim Optionsvertrag muss für die Grundleistungen eine Betreuungspauschale von monatlich 25 Euro gezahlt werden. Beim Betreuungsvertrag fällt für die Grundleistungen eine monatliche Betreuungspauschale von 95 bis 145 Euro an. Wahlleistungen müssen gesondert bezahlt werden.
Vertragsabschlüsse (2009)	über 100 Optionsverträge über 20 Betreuungsverträge

(vgl. Kremer-Preiß/Stolarz, Neue Wohnkonzepte, 2003, S. 53 f. und Koordinationsstelle „Wohnen zu Hause", 2010)

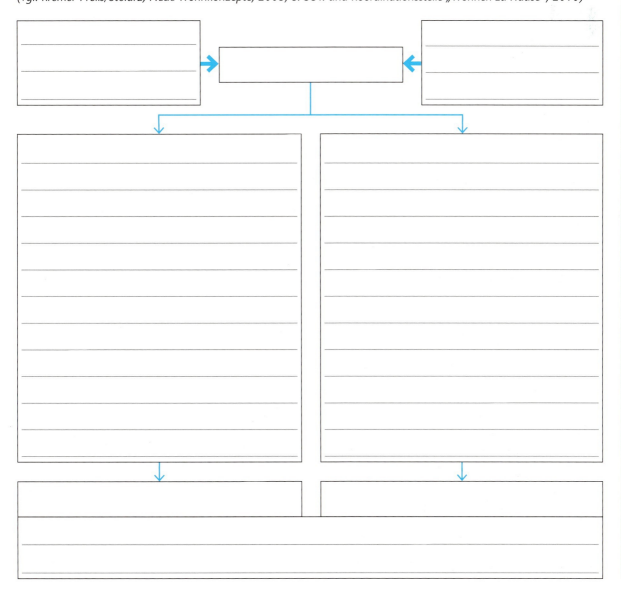

Lernfeld 2.2

4.2.5 Siedlungsgemeinschaften

„Hier werden Gemeinschafts- und Hilfsangebote für die Bewohner einer bestehenden Siedlung organisiert. Ausgehend von der Erfahrung, dass ganze Siedlungen altern und zunehmend mit Problemen älterer Menschen konfrontiert sind, werden in bestehenden Siedlungen z. T. von Wohnungsbaugesellschaften oder Selbsthilfe-Initiativgruppen Unterstützungsleistungen für ältere Menschen angeboten und ein Netz von Gemeinschaftsaktivitäten unter allen Bewohnern organisiert. Im Mittelpunkt steht die Förderung des generationsübergreifenden Zusammenlebens und der Nachbarschaftshilfe."
(Kremer-Preiß/Stolarz, Neue Wohnkonzepte, 2003, S. 8)

Bearbeiten Sie die folgenden Aufgaben in Partnerarbeit.

1. *Lesen Sie noch einmal die obige Definition durch und überlegen Sie, welche acht Merkmale sich für Siedlungsgemeinschaften im Sinne einer neuen Wohnform ableiten lassen. Tragen Sie Ihre Ergebnisse in die linke Spalte auf S. 77 ein.*
2. *Die Wohnungsbaugesellschaft Glückauf ist Eigentümerin von 4.000 ehemaligen Bergarbeiterwohnungen in Lünen-Brambauer (Nähe Dortmund). Seit Ende der 1970er Jahre versucht die Wohnungsbaugesellschaft das Zusammenleben ihrer jungen und alten Mieter zu fördern (vgl. Ministerium für Arbeit, Gesundheit und Soziales des Landes Nordrhein-Westfalen, Neue Wohnprojekte für ältere Menschen, 2009, S. 65–69). Zeigen Sie anhand der folgenden neun Punkte, dass es sich bei der Glückauf Siedlung Lünen-Brambauer um eine Siedlungsgemeinschaft im Sinne einer neuen Wohnform handelt. Ordnen Sie dazu die Aussagen über die Glückauf Siedlung den von Ihnen gefundenen Merkmalen 1 bis 8 mithilfe von Pfeilen zu.*

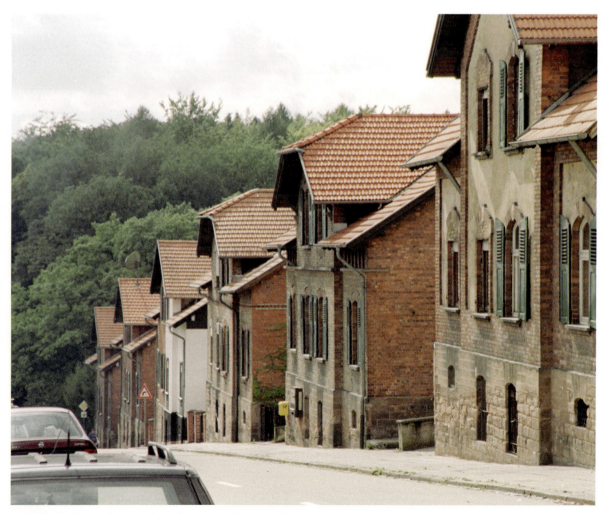

Typische Straßenzeile einer ehemaligen Bergarbeitersiedlung

4 Wohnformen im Alter

Merkmal 1:	Ab den 1990er Jahren bot Glückauf Hilfe bei der Anpassung der Siedlungswohnungen an (z. B. bodengleiche Dusche).
Merkmal 2:	Glückauf bietet auch barrierefreie Wohnungen an.
	1994 wurde ein altes Zechenhaus von 1910 in ein Bergarbeiterwohnmuseum umgewandelt. Hier können Großeltern ihren Enkeln zeigen, wie sie früher gelebt haben.
Merkmal 3:	1994 gründete die Glückauf zusammen mit aktiven Bürgern den gemeinnützigen Verein „Glückauf Nachbarschaftshilfe e. V.": der Verein organisiert Vermittlungsstellen für Nachbarschaftshilfe in drei Kommunikationszentren.
Merkmal 4:	Einrichtung der zentralen Anlaufstelle „Treffpunkt Konradplatz": Treffpunkt für Jung und Alt, außerdem für Arbeitsgemeinschaften (z. B. Initiativkreis Altenarbeit).
Merkmal 5:	Pflegebedürftige können in einer AWO-Tagespflegeeinrichtung im Wohngebiet betreut werden (Glückauf berät auch dort); im Wohngebiet bieten verschiedene Pflegdienste häusliche Pflege an.
Merkmal 6:	Glückauf unterstützt eine von älteren Mietern betriebene Fahrradwerkstatt und vier Gartenanlagen mit Gewächshäusern, die von einer Gewerkschaftsgruppe von Frührentnern bewirtschaftet werden.
Merkmal 7:	Ältere Mieter bekommen für monatlich 8,50 Euro einen Grundservice (Mitarbeiterin berät in allen Fragen rund ums Alter; sie organisiert Hilfen und macht Hausbesuche; täglich geöffneter Gemeinschaftsraum).
Merkmal 8:	In einigen Siedlungsbereichen leben bis zu 50 Prozent Türken. Kürzlich ergab eine Umfrage in 400 Haushalten der Siedlung, dass 92 Prozent der Türken in Deutschland in der eigenen Wohnung alt werden und dabei von ihren Kindern gepflegt werden will. Die Glückauf möchte Hilfen für türkische Mieter anbieten.

Bildungsverlag EINS GmbH

4.3 Die Wohnsituation selbst verändern

Wenn auch die Mehrheit der Älteren möglichst lange in der eigenen Wohnung bleiben möchte, so gibt es doch eine zunehmende Anzahl von Menschen, die bereit ist, im Alter noch einmal eine neue Wohnform auszuprobieren.

4.3.1 Gemeinschaftliche Wohnprojekte

Initiator gemeinschaftlicher Wohnprojekte sind oft jüngere Alte, die nach der Berufs- und Familienphase vor der Frage stehen, was sie mit der relativ langen Zeit bis zur Hochaltrigkeit anfangen möchten.

Beispiel: Haus Mobile in Köln

Das Haus Mobile in Köln-Weidenpesch gilt als zukunftsweisendes Modellprojekt und hat seit dem Einzug der ersten Bewohner im Jahr 1997 viele Besuchergruppen angelockt.

Haus Mobile: Projektmerkmale
- Der Verein „Neues Wohnen im Alter" hat das Projekt initiiert. Das Haus Mobile wurde nach den Wünschen seiner Bewohner geplant und gebaut.
- Altersstruktur der Bewohner (Stand: Dezember 2004)

Jahre	0–5	6–17	18–35	36–55	56–70	70+	Gesamt
weiblich	1	5	9	6	10	7	38
männlich	2	6	4	7	3	–	22
Gesamt	3	11	13	13	13	7	60

(vgl. Ministerium für Arbeit, Gesundheit und Soziales des Landes Nordrhein-Westfalen, Neue Wohnprojekte für ältere Menschen, 2009, S. 18)

- Es gibt 36 Wohnungen (Ein-Zimmer- bis Fünf-Zimmerwohnungen). Ein Teil davon sind Eigentumswohnungen, die von den Eigentümern bewohnt oder vermietet werden. Andere Wohnungen sind sozial gefördert.
- Im 1. Stock befindet sich ein großer Gemeinschaftsraum mit Küche, wo private Feiern, Vorträge, Hausversammlungen, gemeinsame Feste und Gruppenaktivitäten der Bewohner stattfinden.
- Es hat sich ein Verein „Haus Mobile" gegründet, der die Aktivitäten im Gemeinschaftsraum organisiert.
- Im 1. Stock gibt es auch ein Gästezimmer und Pflegebad.
- Im Erdgeschoss wird schon im 8. Jahr ein Nachbarschaftscafé von Hausbewohnern und Nachbarn geführt, die dort unentgeltlich arbeiten.
- In acht Jahren haben die Bewohner gelernt, besser miteinander umzugehen, wenn es auch Spannungen gibt (z. B. weigern sich einzelne Bewohner, Mitglied im Verein „Haus Mobile" zu werden und Beiträge für den Gemeinschaftsraum zu zahlen).
- Beeindruckend ist, wie sich die Bewohner im Krankheitsfall beistehen (Pflanzenpflege, Einkaufshilfe usw.).

(vgl. Ministerium für Arbeit, Gesundheit und Soziales des Landes Nordrhein-Westfalen, Neue Wohnprojekte für ältere Menschen, 2009, S. 18–22).

4 Wohnformen im Alter

Suchen Sie sich einen Partner.
Gehen Sie die Auflistung der Projektmerkmale auf S. 78 durch und überlegen Sie, welche typischen Merkmale gemeinschaftlicher Wohnprojekte sich ableiten lassen. Tragen Sie Ihre Ergebnisse in die Tabelle ein.

Merkmale gemeinschaftlicher Wohnprojekte

4.3.2 Betreutes Wohnen

Der Klassiker unter den neuen Wohnformen ist das Betreute Wohnen, auch Service-Wohnen genannt.

Grundstruktur des Betreuten Wohnens

Bearbeiten Sie die folgenden Aufgaben in Gruppenarbeit.

1. 1993 wurde die Betreute Wohnanlage „An der Wolfsburg" in Bonn-Beuel in Betrieb genommen. Setzen Sie die folgenden Wörter an der passenden Stelle im Lückentext ein. Sie erhalten dann die zugehörige Projektbeschreibung (Stand: 2003).

Grundservice, Notrufanlage, Miete, Sozialarbeiterinnen, zusätzlich, Mietwohnungen, Betreuungspauschale, wahlweise, Begegnungszentrum, Betreuungsleistungen, Angeboten im Begegnungshaus

„Vier zweigeschossige Wohnhäuser mit 80 betreuten _____ für Senioren verbunden mit einem _____. Alle Wohnungen sind zwischen 44 und 60 qm groß und sind ausgestattet mit Dusche/WC, Küche, Flur, Abstellraum, Notrufschalter.

Die Mieter erhalten vor Ort regelmäßige _____. Dies umfasst Beratungsleistungen, Hilfen bei der Erledigung behördlicher Angelegenheiten, technische kleine Hilfen und die Vermittlung von Dienstleistungen. Darüber hinaus sind sie an die _____ angeschlossen und können an den _____ _____ teilnehmen. Das Begegnungszentrum steht sowohl den Mietern als auch außerhalb Wohnenden offen. Es ist ausgestat-

tet mit einer Cafeteria, einem offenen Mittagstisch und hier werden Freizeit- und Bildungsangebote gemacht. In dem Begegnungszentrum arbeiten zwei vollzeitbeschäftigte _____, sie sind wochentags die Ansprechpartner für die Mieter der Wohnanlage. Wer über den _____ hinaus _____ Dienst- und Hilfeleistungen in Anspruch nehmen will, kann diese _____ zukaufen. Bei schwerer Pflegebedürftigkeit oder demenzieller Erkrankung müssen die Bewohner unter Umständen die Wohnanlage verlassen.

Wer in die Wohnanlage einziehen möchte, braucht einen Wohnberechtigungsschein. Die Warmmiete für die Einraumwohnungen liegt je nach Größe zwischen 310 Euro und 338 Euro, für die Zweiraumwohnungen müssen zwischen 415 Euro und 422 Euro bezahlt werden. Neben der Miete zahlen die Senioren eine sog. _____. Diese beträgt bei Einpersonenhaushalten monatlich 141 Euro und bei Zweipersonenhaushalten 212 Euro."

(Kremer-Preiß/Stolarz, Neue Wohnkonzepte, 2003, S. 91–92)

2. Setzen Sie die Begriffe an der richtigen Stelle in die Grafik ein. Es ergibt sich dann die Grundstruktur des Betreuten Wohnens.

Wahlleistungen, Grundservice, Mietwohnung, müssen gesondert bezahlt werden, Notruf, Eigentumswohnung, Betreuungsleistungen, Kaufpreis, Wohnanlage mit Gemeinschaftseinrichtungen, Freizeitangebote, Betreuungspauschale, Miete

3. Überlegen Sie, welche Vorteile das Betreute Wohnen bringt.

Betreuungskonzepte

Die meisten Bewohner im Betreuten Wohnen gehören der Altersgruppe bis 79 Jahre an und haben beim Einzug schon gesundheitliche Beschwerden. (vgl. Kremer-Preiß, Neue Wohnkonzepte, 2003; S. 110–111) Dabei orientieren sich die Anbieter von Betreutem Wohnen zum Teil an ganz unterschiedlichen Betreuungskonzepten: es gibt Einrichtungen, die von ihrem Wohn- und Leistungsangebot her eher die **Selbstständigkeit** der Bewohner betonen und wenig Betreuung anbieten, und solche Einrichtungen, die eher die **Sicherheit** der Bewohner in den Vordergrund stellen und alle möglichen Dienste bereithalten (vgl. Kremer-Preiß/Stolarz, Neue Wohnkonzepte, 2003, S. 97).

Informieren Sie sich im Internet über mehrere Einrichtungen des Betreuten Wohnens, die in Ihrer Nähe liegen[1].

Überlegen Sie dann, ob die jeweilige Einrichtung eher den Selbstständigkeits- oder den Sicherheitsaspekt betont. Tragen Sie Ihre Einschätzung für die jeweilige Einrichtung in die folgende Skala ein.

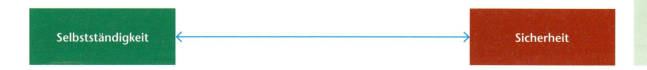

Probleme im Betreuten Wohnen

Im Augenblick gibt es kein Schutzgesetz für das Betreute Wohnen, so wie es ein Bundesheimgesetz bzw. Landesheimgesetze für Pflegeheime gibt. Dies führt zu Missständen:

- Viele Einrichtungen liegen nicht zentral, sodass die Bewohner nur schwer selbstständig einkaufen und am kulturellen Leben teilnehmen können.

- Viele Wohnungen sind:
  - nicht vollständig barrierefrei nach DIN 18025, Teil 2,
  - oft zu klein,
  - in zu großen Wohnanlagen.

- Der Kaufpreis für Eigentumswohnungen, die Mieten und Betreuungspauschalen sind zum Teil im Betreuten Wohnen zu hoch.

- Nur wenige Einrichtungen haben ein Konzept der Dementenbetreuung, falls ein Bewohner erkrankt.

(vgl. Kremer-Preiß/Stolarz, Neue Wohnkonzepte, 2003, S. 101 ff.)

Zur rechtlichen Abgrenzung des Betreuten Wohnens

1999 entschied das Oberverwaltungsgericht Münster, dass Wohnanlagen des Betreuten Wohnens als Heime anzusehen sind und deshalb unter das Bundesheimgesetz fallen. Dieses Urteil führte dazu, dass wegen der vielen Auflagen des Bundesheimgesetzes (z. B. Bauvorschriften) deutlich weniger Wohnanlagen gebaut wurden. Deshalb hat der Gesetzgeber in der Neufassung des Bundesheimgesetzes (2002) und in den Nachfolgegesetzen, etwa im baden-württembergischen Landesheimgesetz (2008), Wohnanlagen des Betreuten Wohnens und Pflegeheime klar voneinander abgegrenzt. So heißt es im Landesheimgesetz von Baden-Württemberg, § 1 (2):

Das Landesheimgesetz „ist nicht auf betreutes Wohnen anzuwenden, wenn die Mieter vertraglich lediglich dazu verpflichtet sind, allgemeine Betreuungsleistungen wie Notrufdienste, die Vermittlung von Dienst- und Pflegeleistungen oder Informationen und Beratungsleistungen von bestimmten Anbietern anzunehmen und die darüber hinausgehenden Betreuungs- und Pflegleistungen von den Bewohnern frei wählbar sind (...)".

---

[1] *Es gibt viele Wohnanlagen des betreuten Wohnens, die sich in unmittelbarer Nähe eines Pflegeheims befinden. In solchen Wohnanlagen mit Heimbezug können die Bewohner entweder völlig selbstständig leben oder am Heimleben (Mahlzeiten, Beschäftigungsangebote etc.) teilnehmen.*

Lernfeld 2.2

Erklären Sie, worin sich Wohnanlagen des Betreuten Wohnens und Pflegeheime nach dem Landesheimgesetz von Baden-Württemberg unterscheiden.

_____

_____

Falls für Ihren Aufenthaltsort ein anderes Landesheimgesetz oder das Bundesheimgesetz gilt, recherchieren Sie, ob dort die gleiche Unterscheidung getroffen wird.

4.3.3 Wohnstifte und Seniorenresidenzen

Wohnstifte und Seniorenresidenzen bieten einen Alterswohnsitz für gehobene Ansprüche und arbeiten nach dem gleichen Konzept (vgl. Kremer-Preiß/Stolarz, Neue Wohnkonzepte, 2003, S. 17). Sie unterliegen dem Bundesheimgesetz bzw. den Landesheimgesetzen.

Die Augustinum-Gruppe betreibt in großen Städten und in landschaftlich reizvoller Umgebung derzeit 22 Wohnstifte. Vor kurzem wurde in Stuttgart-Killesberg ein neues Wohnstift eröffnet. In der folgenden Tabelle werden Leistungen der betreuten Wohnanlage „An der Wolfsburg" (siehe Kap. 4.3.2) und des Augustinums Stuttgart-Killesberg gegenübergestellt (vgl. Augustinum, www.augustinum-wohnstifte.de, 2010):

Leistungen	Betreute Wohnanlage „An der Wolfsburg"	Augustinum Stuttgart-Killesberg
Miete für Appartement	S	S
Haustelefon mit Notruf	S	S
Reinigung des Appartements	W	S
Freizeitangebote	S	S
Mittagsmenü	W	S
Beratung und Information	S	S
Organisation von Dienstleistungen	S	S
handwerkliche Dienste	S	beim Einzug: S
ambulante Pflege	W	W
Lebensmittelladen, Friseur, Physiotherapie, Bank	?	W
Gästezimmer	?	W

S = Standardleistungen (Leistungen, die die Bewohner abnehmen müssen), W = Wahlleistungen

Überlegen Sie ...

1. ... worin sich beide Einrichtungen gleichen und wo sie sich unterscheiden,

  - _____

  - _____

    _____

  - _____

    _____

2. ... worin der grundsätzliche Unterschied zwischen Betreutem Wohnen und Wohnstiften bzw. Seniorenresidenzen besteht.

___

___

___

___

___

___

___

___

4.4 Die Wohnsituation verändern, weil es nicht mehr anders geht

Eigentlich möchten die meisten Älteren so lange wie möglich zu Hause bleiben. Doch zwingen Krankheit und Pflegebedürftigkeit viele dazu, in eine Pflegeeinrichtung überzusiedeln.

4.4.1 Pflegeheime

Ende 2007 lebten in Deutschland rund 709.000 Personen in Alten- und Pflegeheimen (vgl. Statistisches Bundesamt, Pflegestatistik Deutschlandergebnisse, 2007, S. 4). Die Heime haben sich seit dem 2. Weltkrieg sehr stark gewandelt.

Generationenfolge im Heimbau

Das KDA (Kuratorium Deutsche Altershilfe) unterscheidet drei Heimgenerationen. Hierbei bilden die Heimneubauten bis Anfang der 1960er Jahre die erste, die Heimneubauten in den 1960er und 1970er Jahren die zweite und schließlich die Neubauten ab den 1980er Jahren die dritte Heimgeneration. (vgl. KDA, Neue Konzepte für das Pflegeheim, 1988, S. 3ff.)

Zusatzinformation

Kurzportrait des KDA
Das Kuratorium Deutsche Altershilfe wurde 1962 gegründet und hat seinen Sitz in Köln. Zu seinen Zielen gehört die Erforschung und Verbesserung der Lebenssituation älterer Menschen. U. a. hat das KDA bisher folgende Maßnahmen angeregt und gefördert: Essen auf Rädern, Kurzzeit- und Tagespflege, Wohnungsanpassungsmaßnahmen, Hausgemeinschaften, ambulant betreute Wohngruppen.

Bilden Sie Dreiergruppen.
Jedes Gruppenmitglied bearbeitet zunächst allein seinen Arbeitsauftrag (S. 84 bis 86). Danach treffen sich alle Schüler mit dem gleichen Arbeitsauftrag zum Austausch in der Expertengruppe. Dann kehrt jeder Schüler wieder in seine Gruppe zurück und präsentiert dort seine Arbeitsergebnisse.

Lernfeld 2.2

Arbeitsauftrag „1. Heimgeneration"

Betrachten Sie den Stationslängsschnitt und die vergrößerte Ansicht. Machen Sie sich dann mit der Tabelle vertraut. Finden Sie typische Merkmale der 1. Heimgeneration und tragen Sie diese in die Tabelle ein.

4-Bett-Zimmer – 6,0 qm/Bewohner
3-Bett-Zimmer – 6,5 qm/Bewohner
2-Bett-Zimmer – 7,0 qm/Bewohner

1 WC für 7,8 Bewohner
1 Waschbecken für 2,3 Bewohner
1 Einbauwanne für 19,5 Bewohner
1 Stationsbad für 39 Bewohner

39 Bewohner pro Station
511,2 qm Bruttofläche pro Station
13,1 qm pro Bewohner

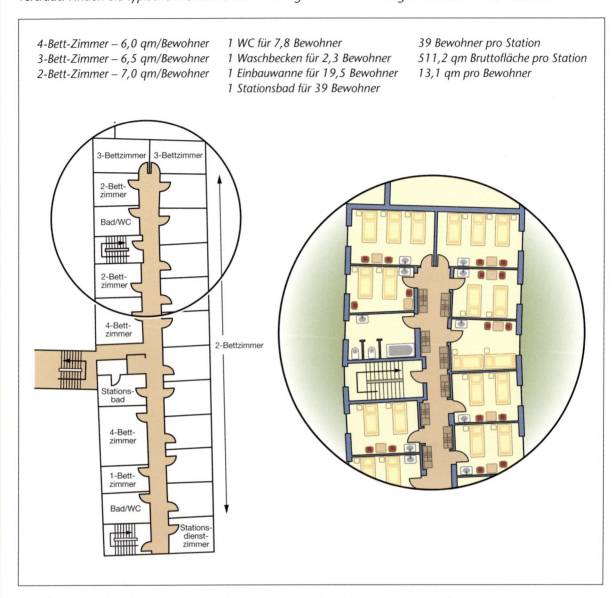

Stationslängsschnitt mit vergrößerter Ansicht: 1. Heimgeneration, Leitbild Verwahranstalt

Leitbild	Typische Merkmale	Rolle des alten Menschen
Verwahranstalt: Bei geringen finanziellen Mitteln sollte jedem alten Menschen im Heim ein Ess- und Schlafplatz angeboten werden.	▪ ▪ ▪ ▪ ▪	Der alte Mensch musste sich der Heimgemeinschaft unterordnen und sich anpassen. Es gab feste Besuchszeiten, oft war ein abendlicher Ausgang untersagt. → alter Mensch als **Insasse**

Zeitraum: 40er bis Anfang 60er Jahre

Arbeitsauftrag „2. Heimgeneration"

Betrachten Sie den Stationslängsschnitt und die vergrößerte Ansicht. Machen Sie sich dann mit der Tabelle vertraut. Finden Sie typische Merkmale der 2. Heimgeneration und tragen Sie diese in die Tabelle ein.

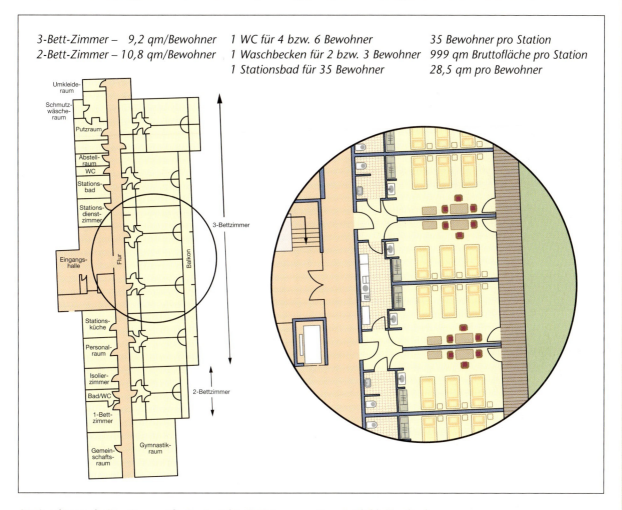

3-Bett-Zimmer – 9,2 qm/Bewohner   1 WC für 4 bzw. 6 Bewohner   35 Bewohner pro Station
2-Bett-Zimmer – 10,8 qm/Bewohner 1 Waschbecken für 2 bzw. 3 Bewohner 999 qm Bruttofläche pro Station
                                  1 Stationsbad für 35 Bewohner 28,5 qm pro Bewohner

Stationslängsschnitt mit vergrößerter Ansicht: 2. Heimgeneration, Leitbild: Krankenhaus

Leitbild	Typische Merkmale	Rolle des alten Menschen
Krankenhaus	 ■ _____ ■ _____ _____ _____ ■ _____ ■ _____ ■ _____ ■ _____ ■ _____ ■ _____	→ alter Mensch als **Patient** (Altersbild: Defizitmodell)

Zeitraum: 60er bis 70er Jahre

Lernfeld 2.2

Arbeitsauftrag „3. Heimgeneration"
Betrachten Sie den Stationslängsschnitt und die vergrößerte Ansicht. Machen Sie sich dann mit der Tabelle vertraut. Finden Sie typische Merkmale der 3. Heimgeneration und tragen Sie diese in die Tabelle ein.

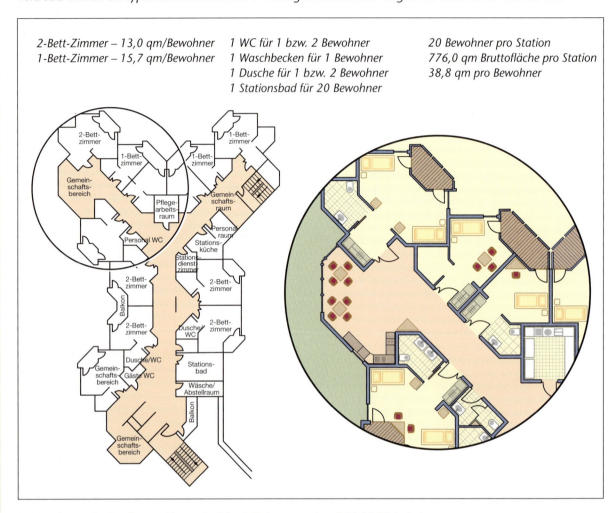

2-Bett-Zimmer – 13,0 qm/Bewohner
1-Bett-Zimmer – 15,7 qm/Bewohner
1 WC für 1 bzw. 2 Bewohner
1 Waschbecken für 1 Bewohner
1 Dusche für 1 bzw. 2 Bewohner
1 Stationsbad für 20 Bewohner
20 Bewohner pro Station
776,0 qm Bruttofläche pro Station
38,8 qm pro Bewohner

Stationslängsschnitt mit vergrößerter Ansicht: 3.Heimgeneration, Leitbild: Wohnheim

Leitbild	Typische Merkmale	Rolle des alten Menschen
Wohnheim	▪ ▪ ▪ ▪ ▪ ▪ ▪ ▪ ▪ ▪	→ alter Mensch als **Bewohner** und Mieter (Altersbild: Alter als Gewinn und Verlust/ siehe Lebensspannenpsychologie) Der alte Mensch soll so wohnen und leben können wie bisher.

Zeitraum: ab 80er Jahre

4 Wohnformen im Alter

Fortschritte im Heimbau

Die Entwicklung im Heimbau geht unterdessen weiter. So dürfen z. B. Heime nach der am 1.9.2009 in Baden-Württemberg in Kraft getretenen Landesheimbauverordnung für alle Bewohner nur noch Einzelzimmer anbieten, soweit sie keine Wohnungen bereitstellen. Schon bestehende Heime müssen dabei nach einer Übergangsfrist von zehn bis maximal 25 Jahren ihren Bestand an Doppelzimmern abgebaut haben (vgl. §3 [1], §6 [2] LHeimBauVO).

1. Zeigen Sie, dass es im Heimbau deutliche Fortschritte gibt. Überfliegen Sie dazu noch einmal die Stations- bzw. Wohnbereichslängsschnitte für die drei Heimgenerationen und vervollständigen Sie die Tabelle.

	1. Heimgeneration	2. Heimgeneration	3. Heimgeneration
Belegungsdichte (pro Station)			
Bettenzahl (pro Bewohnerzimmer)			
Raum (pro Bewohner)			
sanitäre Ausstattung			
Pflege			
Kontaktförderung			

2. Fassen Sie kurz zusammen, wie mit alten Menschen in den verschiedenen Heimgenerationen umgegangen wird. Vervollständigen Sie dazu die folgenden Sätze.

   1. Heimgeneration: der alte Mensch als _____ wird _____ .

   2. Heimgeneration: der alte Mensch als _____ wird _____ .

   3. Heimgeneration: der alte Mensch als _____ wird _____ .

4.4.2 KDA-Hausgemeinschaften

Seit 1998 bemüht sich das KDA darum, konzeptionell Heime der dritten Generation zu Hausgemeinschaften weiterzuentwickeln. Anlass war hier der Umstand, dass zunehmend mehr demenzkranke alte Menschen in Heime der dritten Generation einzogen und orientierungslos in den großen Wohneinheiten umherirrten, ihre Zimmer nicht fanden oder sich in falsche Betten legten (vgl. Jonas, Zehn Jahre Hausgemeinschaften in Deutschland, 2008, S. 40).

Grundsätze der Hausgemeinschaftskonzeption

Der Hausgemeinschaftskonzeption liegen folgende Erkenntnisse und Ideen zugrunde (vgl. Winter, Hausgemeinschaften, 1999, S. 7–14):

- In unübersichtlichen Räumen reagieren demenzkranke Bewohner verstärkt mit desorientiertem und aggressivem Verhalten.
- Ein alter Mensch, vor allem wenn er zusätzlich demenzkrank ist, braucht ein vertrautes Umfeld.
- Vertrautheit entsteht u. a., wenn
  - das Betreuungspersonal die Biografie der Bewohner kennt und einbezieht,
  - die Erinnerungsreste und noch vorhandenen Identitätsbestandteile von demenzkranken Bewohnern z. B. durch Fotos, Gegenstände und Möbel gepflegt und erhalten werden,
  - Demenzkranke nicht zurechtgewiesen oder mit der Realität konfrontiert, sondern ihre Gefühle angesprochen werden.
- Wenn alte Menschen schlechter hören und sehen, dann werden vertraute Geräusche (z. B. das Bellen eines Hundes, die Stimmen der Angehörigen) und vertraute Gerüche immer wichtiger.
- Alte Menschen brauchen kleine Räume um sich herum.
- Alte Menschen werden angeregt, wenn sie in kleinen Räumen viel Vertrautes um sich haben.
- Alte und auch alte demenzkranke Menschen möchten so normal wie möglich wohnen. Deshalb sind Hausgemeinschaften keine Sonderwohnformen für Demenzkranke.
- In Hausgemeinschaften gilt das Nähe-Distanz-Prinzip: die Bewohner können nach Bedarf am Gemeinschaftsleben teilnehmen oder sich zurückziehen.
- Das gemeinschaftliche Leben findet in der Wohnküche statt.
- Der Herd ist das Herzstück der Hausgemeinschaft. Seine Wärme und die Gerüche und Geräusche (z. B. Bratenduft, Pfeifen des Wasserkessels), die von ihm ausgehen, sind Ausdruck eines ganz normalen Alltags.
- Die Bewohner können sich in ihre eigenen Zimmer zurückziehen.
- Das Leben in der Hausgemeinschaft wird von festen Bezugspersonen, den Präsenzmitarbeitern oder Alltagsmanagern begleitet. Diese tun das, was die Frau oder Tochter zu Hause tut (z. B. Verbände anlegen, Zubereitung des Mittagessens).
- Angehörige sollten nicht passive Gäste sein, sondern sich aktiv in die Hausgemeinschaft einbringen.
- Die Bewohner sollen ihr Leben soweit wie möglich selbst gestalten, indem sie sich an den Alltagsaktivitäten beteiligen (z. B. Mithilfe im Haushalt).
- Hausgemeinschaften sollten aus 8 bis 10 Bewohnern bestehen. (vgl. Jonas, Zehn Jahre Hausgemeinschaften in Deutschland, 2008, S. 41)

- Hausgemeinschaften sollten barrierefrei sein, in räumlicher Nähe zum bisherigen Wohnumfeld der Bewohner und dabei zentral liegen, damit Angehörige und Freunde nach Erledigungen kurz in der Hausgemeinschaft vorbeischauen können.

- Über Hausgemeinschaften können im 1. Obergeschoss Wohnungen für Angehörige oder Mitarbeiter eingerichtet werden. In einem angebauten Nachbarschafts-Cafe könnten u.a. Angehörige und Ehrenamtliche beraten werden.

- Heime können in Hausgemeinschaften umstrukturiert werden. Dabei muss die zentrale Küche und Wäscherei aufgelöst werden.

Suchen Sie sich einen Partner.

1996 wurde das Alten- und Pflegeheim Buchen-Hof (Träger: Ev. Johanneswerk e.V., Bielefeld) in Bochum eröffnet. Die Wohnbereiche dieses ganz normalen Heimes der dritten Generation wurden dann nach den obigen Grundsätzen in Hausgemeinschaften umstrukturiert. Nebenstehend sehen Sie den Grundriss eines Pflegestockwerks von einem Pflegeheim ähnlich dem Buchenhof. Überlegen Sie, wie die Planer bei der Umgestaltung vorgegangen sind (vgl. Winter, Hausgemeinschaften, 1999, S. 52–58).

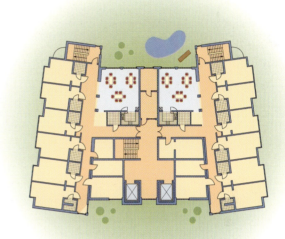

Grundriss eines Pflegestockwerks im Alten- und Pflegeheim (Ausschnitt)

Umgestaltungsmaßnahmen:

- _____
- _____
- _____
- _____
- _____
- _____
- _____
- _____
- _____
- _____

Lernfeld 2.2

Auswirkungen der Hausgemeinschaftsstruktur

Setzen Sie die Wörter an der passenden Stelle in den Lückentext ein.

Geborgenheitsgefühl, Nähe, überschaubar, Weglauftendenz, familiären, Regulierung, Bewegungsdrang, ruhiger, kleinteilige, individueller, Umfeld, Einbindung, positiv, Medikamenteneinsatzes, Orientierungsvermögen, Tag-Nacht-Rhythmus'

„Rückmeldungen (...) bestätigen, dass sich _____ Wohngruppenstrukturen sehr _____ auf das _____ und den starken _____ auswirken. Die davon betroffenen Bewohnerinnen und Bewohner werden _____. Wir führen das auf den _____ Aspekt intensiver Beziehungen und die _____ in hauswirtschaftliche und gemeinsame Aktivitäten zurück. Die räumliche _____ vom Bewohnerzimmer zum Gemeinschaftsbereich machen das tägliche _____ für die Bewohner _____. Auf herausforderndes Verhalten Einzelner kann _____ und mit unterschiedlichen Maßnahmen eingegangen werden. Auch die _____ ist in Hausgemeinschaften seltener, was auf ein _____ und ‚Zur-Ruhe-Kommen' der Betroffenen schließen lässt. Das wirkt sich auch positiv auf die _____ des häufig gestörten _____ und die Reduzierung des _____ aus."

(Jonas, Zehn Jahre Hausgemeinschaften in Deutschland, 2008, S. 43f.)

4.4.3 Betreute Wohngemeinschaften

In Zukunft wird die Zahl der Pflegebedürftigen stark zunehmen, die Zahl der pflegenden Angehörigen aber deutlich abnehmen. Zudem lehnt die überwiegende Mehrheit der Pflegebedürftigen Pflegeheime ab. All dies macht es erforderlich, dass für Pflegebedürftige kostengünstige Wohnalternativen zum Pflegeheim entwickelt werden. In diesem Zusammenhang werden betreute Wohngemeinschaften immer interessanter, in *„denen Hilfe- und Pflegebedürftige in kleinen Gruppen in einem gemeinsamen Haushalt zusammenleben und von Betreuungskräften unterstützt werden"* (Kremer-Preiß/Narten, Betreute Wohngruppen, 2004, S. 6).

Derzeit gibt es über 140 betreute Wohngemeinschaften in Deutschland, die meisten davon in Berlin und Nordrhein-Westfalen (vgl. Kremer-Preiß/Narten, Betreute Wohngruppen, 2004, S. 16).

Merkmale betreuter Wohngemeinschaften

Entscheiden Sie, welche Antworten richtig sind. Die Buchstaben hinter den richtigen Antworten ergeben ein Lösungswort (andere gebräuchliche Bezeichnung für eine betreute Wohngemeinschaft).

1. Wo sind betreute Wohngemeinschaften integriert?	2. Welchen Zustand weisen die Wohnungen auf?	3. Wie viele Bewohner leben in einer betreuten Wohngemeinschaft?	4. In welchen Ländern gibt es schon seit Jahren betreute Wohngemeinschaften?
• in Pflegeheimen **A** • in normalen Wohnquartieren **P** • in Gemeinden **F**	• barrierefrei **L** • normal **B**	• 3 bis 4 **S** • 6 bis 12 **E**	• Schweden, Niederlande, Frankreich, Schweiz **G** • Griechenland, Österreich, Belgien, Italien **M**

5. Welchen Zimmertyp bewohnen die Wohngemeinschaftsmitglieder? ▪ Ein- oder Zwei-Bett-Zimmer **E** ▪ Drei-Bett-Zimmer **S**	6. Welche Räume werden gemeinsam genutzt? ▪ Wohnzimmer **W** ▪ Speiseraum **O** ▪ Küche **H**	7. Welchen Status haben die Wohngemeinschaftsmitglieder? ▪ Mieter **N** ▪ Heimbewohner **T**	8. Wer leistet die notwendige Pflege? ▪ Heim **F** ▪ Pflegedienste bzw. festangestellte Pflegekräfte **G**
9. Wer ist in der Wohngemeinschaft für die Organisation des Haushaltes und des Gruppenlebens zuständig? ▪ ambulante Pflegedienste **Z** ▪ Präsenzkräfte **R**	10. Worüber können die Bewohner mitbestimmen? ▪ wer in die Wohngemeinschaft einzieht **U** ▪ was gegessen und getrunken wird **P**	11. Gelten heimrechtliche Bestimmungen (Wohnraumgestaltung, Personal) für betreute Wohngemeinschaften? ▪ ja **C** ▪ nein **P**	12. Zu welchen Personengruppen können die Bewohner oft ihren Kontakt erhalten? ▪ zu ehemaligen Arbeitskollegen **L** ▪ zu Nachbarn **E**

Lösungswort:

Sind betreute Wohngemeinschaften ein Zukunftsmodell?

2002 startete die Bertelsmann Stiftung unter der wissenschaftlichen Leitung des KDA das Projekt „Leben und Wohnen im Alter: Bedarfsgerechte Wohnmodelle für die Zukunft". Ziel des Projektes war, neue Wohnformen anhand verschiedener Kriterien daraufhin zu überprüfen, ob sie zukunftsweisend sind. Dazu wurden auch mehrere betreute Wohngemeinschaften daraufhin untersucht, ob

- die Fähigkeiten der Bewohner erhalten bzw. verlorene Fähigkeiten wieder zurückgewonnen werden konnten (Kriterium: Prävention),

- die Bewohner den Alltag in der Wohngemeinschaft mitbestimmen konnten (Kriterium: Selbstbestimmung),

- die Wohngemeinschaften in die Nachbarschaft integriert und Angehörige und Freunde der Bewohner in das Wohngemeinschaftsleben einbezogen waren (Kriterium: Soziale Integration),

- das Raumangebot und die Personalausstattung ausreichend waren (Kriterium: Versorgungssicherheit),

- die Kosten mit denen anderer Versorgungsformen vergleichbar waren (Kriterium: Kosten).
(vgl. Narten, Betreute Wohngruppen. Fallbeispiele, 2004, S. 11–12)

Die betreute Wohngemeinschaft „Hof Dellbrügge" in Steinhagen bei Bielefeld gehört auch zu den untersuchten Wohngemeinschaften. Dort wohnten zum Zeitpunkt der Untersuchung (Stand 2004) sechs Frauen mit unterschiedlichem Pflegebedarf zusammen. Dazu kamen zwei Tagespflegegäste (vgl. Narten, Betreute Wohngruppen. Fallbeispiele, 2004, S. 57 ff.).

1. Bilden Sie Fünfergruppen.
 Jedes Gruppenmitglied bearbeitet für sich einen der Arbeitsaufträge auf den Seiten 92 bis 96. Alle Gruppenmitglieder präsentieren ihre Arbeitsergebnisse in der Gruppe. Die Gruppe diskutiert abschließend die folgende Frage: Sind betreute Wohngemeinschaften eine echte Alternative zu Pflegeheimen? (Ihr Fazit können Sie hier eintragen.)

Lernfeld 2.2

Arbeitsauftrag „Prävention"
Gehen Sie die folgenden Untersuchungsergebnisse durch und überlegen Sie, wo es bei der Erhaltung und Wiedergewinnung von Bewohnerfähigkeiten Erfolge und Probleme gab. Tragen Sie Ihre Ergebnisse in die Tabelle ein.

Untersuchungsergebnisse:

- Das Betreuungspersonal ist am Vormittag stark beansprucht: Frühstück, danach Putzen, Kochen, Wäschewaschen. Da bleibt wenig Zeit, sich um die einzelnen Bewohnerinnen zu kümmern.
- Die Bewohnerinnen werden nur wenig in die hauswirtschaftlichen Tätigkeiten einbezogen. Einzelne Bewohnerinnen würden sich stärker z. B. an der Küchenarbeit beteiligen, wenn sie nicht das Gefühl hätten, dass sie damit den Mitarbeiterinnen „ins Handwerk pfuschten".
- Nach dem Mittagessen werden mit den Bewohnerinnen die Aktivitäten (z. B. Ausflüge) festgelegt. Es bleibt dann auch ein bisschen Zeit für die Mitarbeiterinnen, selbst Aktivierungsangebote zu machen.
- Bei drei Frauen ist eine Besserung ihres psychischen Zustandes eingetreten. Psychiatrische Behandlungen und Psychopharmaka konnten abgesetzt bzw. reduziert werden.
- Die Mitarbeiterinnen weisen darauf hin, dass eine Bewohnerin mit Schlaganfall durch die persönlicheren Beziehungen in der Wohngemeinschaft eher zu Gehversuchen motiviert werden konnte, als dies im Heim der Fall wäre. Dies bestätigte die Tochter der Betroffenen.
- Innerhalb der zwei Jahre seit Bestehen der Wohngemeinschaft ereigneten sich mehrere Stürze.

Erfolge bei der Prävention	Probleme bei der Prävention

Arbeitsauftrag „Selbstbestimmung"
Gehen Sie die folgenden Untersuchungsergebnisse durch und überlegen Sie, welche Mitsprachemöglichkeiten die Bewohnerinnen hatten und wo es Probleme bei der Selbstbestimmung gab. Tragen Sie Ihre Ergebnisse in die Tabelle ein.

Untersuchungsergebnisse:

- Die Bewohnerinnen sollen ihre Zimmer mithilfe ihrer Angehörigen selbst tapezieren und einrichten.
- Die Gemeinschaftsräume (außer der Küche) wurden von den Bewohnerinnen selbst eingerichtet.
- Bettwäsche und Handtücher werden gemeinschaftlich genutzt, da man die Erfahrung machte, ständig hinter privater Bettwäsche und privaten Handtüchern „hersuchen" zu müssen. Wer aber ausdrücklich eigene Handtücher und Bettwäsche wünscht, bekommt beides.
- Das Bad kann von den Bewohnerinnen nach Wunsch genutzt werden.
- Die Bewohnerinnen frühstücken morgens je nach Aufstehzeit sehr unterschiedlich und deshalb nicht gemeinsam.
- Hausversammlungen mit den Bewohnerinnen werden einmal im Monat durchgeführt, wo über Probleme in der Wohngemeinschaft gesprochen wird und auch Mitarbeiterinnen kritisiert werden können.

4 Wohnformen im Alter

- Die Mitarbeiterinnen müssen einzelne Bewohnerinnen dazu motivieren, ihre Wünsche mitzuteilen (z. B. Esswünsche für den Speiseplan).

- Die Bewohnerinnen haben Mitsprachemöglichkeiten bei der Aufnahme von Tagesgästen und bei der Einstellung von Mitarbeitern. Wenn die Bewohnerinnen keine Tagesgäste wollten, würde dies respektiert.

Mitsprachemöglichkeiten	Probleme bei der Selbstbestimmung
▪	▪
▪	
▪	
	▪
▪	

Arbeitsauftrag „Soziale Integration"

Gehen Sie die folgenden Untersuchungsergebnisse durch und überlegen Sie, inwieweit die soziale Integration gelungen ist und wo es Probleme gab. Tragen Sie Ihre Ergebnisse in die Tabelle ein.

Untersuchungsergebnisse:

- Die Wohngemeinschaft liegt an einer schmalen Straße ohne Bürgersteig, sodass gehbehinderte Personen kaum gefahrlos an der Straße entlang spazieren gehen können. In der Nähe befindet sich aber ein asphaltierter Feldweg, den die Bewohnerinnen zum Spazierengehen benutzen.

- Es steht ständig ein PKW zur Verfügung, wenn die Bewohnerinnen etwas einkaufen oder erledigen möchten.

- Bewerberinnen, die aus der näheren Umgebung kommen, sollen bei gleichen Bedingungen bevorzugt aufgenommen werden.

- Die Angehörigen wohnen in der Regel in der näheren Umgebung.

- In der Gegend ist es üblich, dass sich die Nachbarschaftsfrauen regelmäßig treffen. So sind die Bewohnerinnen in eine Gruppe von Nachbarschaftsfrauen integriert, die regelmäßig zum Kaffeetrinken zusammenkommen.

- Die Angehörigen verfügen über einen Hausschlüssel und können kommen, wann sie möchten. Oft entstehen beim Kaffeetrinken im Beisein der Angehörigen interessante Gespräche.

- Jede Bewohnerin kann sich nach Bedarf zurückziehen oder am Gruppenleben teilnehmen.

- Die Gruppengröße von sechs Bewohnerinnen ermöglicht ein familiäres Zusammenleben.

- Wenn ein Bewohner stirbt, zieht in der Regel ein Tagesgast ein, den schon alle Bewohner kennen.

- Wenn ein freies Zimmer nicht mit einem Tagesgast belegt werden kann, gibt es für neue Bewerber eine Probezeit. Danach wird mit allen Bewohnern entschieden, ob der Bewerber endgültig einziehen soll.

- Die Zusammensetzung der Gruppe (Demenzkranke, Personen ohne Demenz) ergibt sich aus der Entwicklung der Wohngemeinschaft.

- Alle Bewohner konnten bisher bis zum Tode in der Wohngemeinschaft bleiben.

Lernfeld 2.2

Erfolge bei der sozialen Integration	Probleme bei der sozialen Integration
▪	▪
▪	
▪	
▪	
▪	
▪	

Arbeitsauftrag „Versorgungssicherheit"

Gehen Sie die folgenden Untersuchungsergebnisse durch und überlegen Sie, inwieweit die Versorgung der Bewohner gesichert war und wo es Probleme gab bzw. geben könnte.

Untersuchungsergebnisse:

- Es gibt ein festes Mitarbeiterteam von vier examinierten Altenpflegerinnen. Davon ist nur die Teamleiterin vollzeitbeschäftigt.

- Hinzukommen fünf geringfügig Beschäftigte, die für hauswirtschaftliche Tätigkeiten zuständig sind, aber zum Teil auch einfache Pflegeaufgaben übernehmen.

- Zwei Zivildienstleistende stehen für Begleitdienste, hauswirtschaftliche Tätigkeiten und den Transport der Tagesgäste bereit.

- Die Nachtbereitschaft wird von Zivildienstleistenden und 6 bis 7 Ehrenamtlichen aus der Nachbarschaft übernommen, die dafür eine Aufwandsentschädigung bekommen.

- Mit dieser Personalstruktur ist sichergestellt, dass von 7 bis 20 Uhr immer eine examinierte Altenpflegerin und ein Zivildienstleistender anwesend sind. Am Vormittag kommen die hauswirtschaftlichen Kräfte hinzu.

- Die Schulung der ehrenamtlichen Nachtwachen erfolgt über eine anfängliche Begleitung der Pflegekräfte während der Tagesdienste. Später begleiten die Ehrenamtlichen erfahrene Nachtwachen. Bei nächtlichen Vorfällen wird zuerst immer eine der examinierten Altenpflegerinnen benachrichtigt, die dann gegebenenfalls kommt.

- Ausflüge sind nur dann in Anbetracht der Personalkapazitäten durchführbar, wenn Angehörige mit einspringen.

- *Im Augenblick gibt es noch keine besondere Ausbildung für den Pflegedienst in betreuten Wohngemeinschaften. Die Pflegemitarbeiter hospitieren in anderen Wohngemeinschaften und bilden sich durch Selbstinitiative weiter.*

- *Die Teamleiterin bezweifelt, ob Pflegekräfte aus Pflegeheimen in jedem Fall eine individuelle Pflege leisten können. Auch seien Pflegekräfte aus der ambulanten Pflege oft überfordert wegen der geballten Nähe zu den Bewohnern und dann, wenn sie hauswirtschaftliche Tätigkeiten übernehmen müssen.*

- *Die Arbeitszufriedenheit des Personals ist so hoch, dass die Mitarbeiter sogar Gehaltseinbußen hinnehmen.*

Gesicherte Versorgung	Probleme bei der Versorgung
•	•
•	•
	•
•	

Arbeitsauftrag „Kosten"

Gehen Sie die Untersuchungsergebnisse durch und überlegen Sie, welche Finanzierungsprobleme es gab. Tragen Sie Ihre Ergebnisse in die Tabelle ein.

Untersuchungsergebnisse:

- *Für einen Bewohner entstehen Pflegekosten. Diese werden zunächst mit den Leistungen bezahlt, die der Bewohner von der Pflegekasse und Krankenkasse bekommt.*

- *Reicht dieser Betrag nicht aus, müssen der Bewohner selbst oder bei entsprechender Bedürftigkeit eigentlich das Sozialamt die Mehrkosten übernehmen.*

- *Erst nach Verhandlungen des Vereins „Lebensbaum" (Träger des „Hof Dellbrügge") mit dem zuständigen Sozialhilfeträger 2003 war dieser bereit, einen größeren Anteil der Mehrkosten zu übernehmen.*

- *Weitere Geldsorgen entstanden, weil sich die AOK (Allgemeine Ortskrankenkasse) weigerte, Behandlungs- und psychiatrische Pflege in betreuten Wohngemeinschaften zu bezahlen.*

- *Trotz dieser Geldprobleme konnte der Verein „Lebensbaum" seine betreuten Wohngemeinschaften, darunter „Hof Dellbrügge", weiterführen, weil u. a. die Mitarbeiter untertarifliche Gehälter hinnahmen und jahrelang auf Gehaltserhöhungen und Weihnachts- und Urlaubsgeld verzichteten.*

- *Es wird über weitere Möglichkeiten der Kosteneinsparung nachgedacht (z. B. ob nicht zeitweise in den Nachmittagsstunden auf die Anwesenheit einer examinierten Pflegekraft verzichtet werden kann).*

- *Wie der Verein „Lebensbaum" berechnet hat, fallen für einen Pflegebedürftigen in einer betreuten Wohngemeinschaft weniger Kosten an, als wenn dieser allein ohne Familie zu Hause versorgt werden müsste.*

- *Aufgrund der seit 2003 geltenden Sozialhilfesätze ist in den meisten Fällen die Unterbringung in „Hof Delbrügge" etwas teurer als ein Heimaufenthalt.*

Lernfeld 2.2

Finanzierungsprobleme
•
•
•

2. Recherchieren Sie, wo es in Ihrer Nähe betreute Wohngemeinschaften gibt. Besichtigen Sie ein Projekt Ihrer Wahl.

Kontrollfragen

1. Warum werden in der Zukunft neue Wohnformen immer wichtiger?
2. Erläutern Sie das Konzept der Wohnungsanpassung.
3. Beschreiben Sie das Dienstleistungsangebot von Wohnberatungsstellen.
4. Was verbirgt sich hinter der Bezeichnung „DIN 18025, Teil 2"?
5. Erläutern Sie das Konzept „Wohnen mit Betreuung zu Hause".
6. Erklären Sie, wie aus einer bestehenden Siedlung eine neue Wohnform entstehen kann.
7. Erläutern Sie an einem Beispiel die wesentlichen Merkmale gemeinschaftlicher Wohnprojekte.
8. Beschreiben Sie die Grundstruktur des Betreuten Wohnens. Welche Probleme gibt es bei der Umsetzung? Wie werden Wohnanlagen des Betreuten Wohnens rechtlich von Heimen abgegrenzt?
9. Wie unterscheiden sich Wohnstifte und Seniorenresidenzen vom Betreuten Wohnen?
10. Gehen Sie auf die 1. bis 3. Heimgeneration ein. Erläutern Sie dabei jeweils das Leitbild, die typischen Merkmale und die Rolle des alten Menschen im Heim.
11. Beschreiben Sie an einem Beispiel, wie die Wohnbereiche eines Heimes der 3. Generation zu KDA-Hausgemeinschaften umgestaltet werden können. Welche Grundsätze liegen hier zugrunde?
12. Was versteht man unter einer betreuten Wohngemeinschaft? Sind solche Wohngemeinschaften eine echte Alternative zu Pflegeheimen?

5 Übersiedlung in eine Pflegeeinrichtung

> **Übersicht**
>
> 5.1 Heimübersiedlung als Notfallreaktion
> 5.2 Beratung und Unterstützung alter Menschen und ihrer Angehörigen
> 5.3 Sanfter Übergang in eine Pflegeeinrichtung

5.1 Heimübersiedlung als Notfallreaktion

Seit über 20 Jahren ist zu beobachten, dass die meisten älteren Menschen so lange wie möglich selbstständig in ihrer eigenen Wohnung leben möchten, viele davon dann aber völlig überstürzt in ein Pflegeheim überwechseln müssen (vgl. Saup, Übersiedlung und Aufenthalt im Alten- und Pflegeheim, 1990, S. 78–80). Es gibt verschiedene Ursachen, die zu einer solchen Notfallreaktion führen.

Beschreiben Sie anhand des folgenden Textes genau, wie Frau E. ins Pflegeheim kam.

Frau E. (88 Jahre) „kam nach einem sechswöchigen Krankenhausaufenthalt direkt in ein Altenheim. Die Tochter von Frau E., die sich viele Jahre um ihre Mutter gekümmert hatte, sieht sich nach der erneuten Krankheit ihrer Mutter nicht mehr in der Lage, sie weiterhin zu versorgen. Die Wohnung von Frau E. wird aufgelöst, noch bevor ein Heimplatz gefunden worden ist. Frau E. wird vor ‚vollendete Tatsachen' gestellt und muss in das Altenheim einziehen, das andere für sie ausgewählt haben. Obwohl der Heimeinzug für Frau E. mit einigen Eingewöhnungsschwierigkeiten verbunden ist, hat sie sich doch gut im Heim eingelebt. Ihr gesundheitlicher Zustand hat sich ebenfalls stabilisiert".
(Wahl, Übersiedlung und Wohnen im Altenheim als Lebensaufgabe, 1994, S. 22)

5.1.1 Das Verhältnis zu Heimen und zur eigenen Pflegebedürftigkeit

Nicht nur 80 Prozent der Älteren, sondern etwa genauso viele Jüngere lehnen Alten- und Pflegeheime ab (vgl. Graber-Dünow, Milieutherapie, 1999, S. 26).

Negative Einstellung älterer Menschen gegenüber Heimen

Bilden Sie Dreiergruppen.

1. *Jedes Gruppenmitglied übernimmt einen der Lückentexte auf S. 98, setzt die Wörter an der passenden Stelle ein und findet jeweils eine geeignete Überschrift. Alle Gruppenmitglieder tauschen sich dann über die Inhalte ihrer Lückentexte aus.*

Lernfeld 2.2

Text 1:
niemand, tatsächlich, Wohn- und Lebensort, Endgültigkeitscharakter, endgültig, negativ, angehören, gesteht, Umzug

„Mit dem _____ in ein ‚Altersheim' _____ der Betroffene sich selbst und seiner Umgebung ein, dass er _____ und _____ ‚alt' ist. Alter ist in unserer Gesellschaft jedoch noch immer ausgesprochen _____ besetzt (...) Es ist von daher nur zu verständlich, dass _____ einer solchen Gruppe _____ möchte (...) Der Umzug in ein Alten- und Pflegeheim ist aber noch in einer weiteren Dimension von einem _____ _____ geprägt: Da die meisten der Heimbewohner bis zu ihrem Tod in der Einrichtung verbleiben, ist das Heim der endgültig letzte _____."
(Graber-Dünow, Milieutherapie in der stationären Altenhilfe, 1999, S. 26)

Text 2:
Probleme, ländlichen, häuslichen, Betreuung, Kontrolle, Familienangehörige, Pflege, Hause, Spannungen, befürchten, annehmen, Idealvorstellungen, zu

„Nach den gesellschaftlichen _____ erfolgt eine _____ und _____ alter Menschen durch nahe _____ im _____ Bereich. Viele alte Menschen _____ daher, dass bei einem Umzug in ein Heim ihre Umwelt _____ und _____ in der Familie _____ könnte, weil sie nicht _____ von ihren Angehörigen gepflegt werden. Diese Angst findet sich besonders in _____ Regionen, in denen die soziale _____ noch weitaus größer ist."
(Graber-Dünow, Milieutherapie in der stationären Altenhilfe, 1999, S. 26)

Text 3:
Verwahranstalten, abgeschlossen, Vorstellung, sensationslüsterne, negativ, Heime, Einschätzung, Image, fristet, historischen, Medienberichterstattung, wenig

„Das _____ der Heime ist noch immer sehr _____ geprägt. So besteht häufig die _____, dass der alte Mensch im Heim ‚von der Umwelt _____ seinen Lebensabend _____‘. Diese _____ erklärt sich zum einen aus der _____ Entwicklung der _____, die in der Vergangenheit – bis in die 60er-Jahre – reine _____ waren (...) Zum anderen wird dieses negative Image aber auch durch eine häufig _____ differenzierte und _____ _____ gefördert (...)"
(Graber-Dünow, Milieutherapie in der stationären Altenhilfe, 1999, S. 26f.)

2. Überlegen Sie in der Gruppe, welche konkreten Ängste ältere Menschen darüber hinaus entwickeln, wenn sie über einen Heimaufenthalt nachdenken.

___

___

___

___

___

Vorsorgeorientierung bei älteren Menschen

Im Jahr 1995 führte das Institut für Demoskopie in Allensbach eine repräsentative Umfrage (2141 Interviews) für ganz Deutschland (Ost und West) durch. Dabei wurden die interviewten Personen u. a. auch danach gefragt, ob und in welchem Umfang sie für das eigene Alter vorausplanen (vgl. Noelle-Neumann, Senioren im Pflegemarkt, 1996, S. 23 ff.).

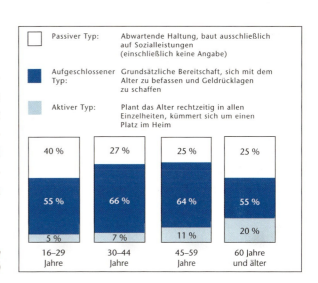

Vorsorgeorientierung nach Altersgruppen (vgl. Allensbacher Archiv, IfD-Umfrage 6018)

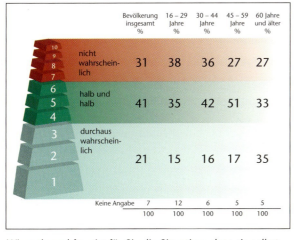

Wie nah und fern ist für Sie die Situation, dass sie selbst plötzlich in ein Pflegeheim müssen? (vgl. Allensbacher Archiv, IfD-Umfrage 6018)

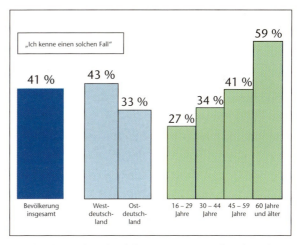

Wie häufig ist der plötzliche Einzug in ein Pflegeheim? (vgl. Allensbacher Archiv, IfD-Umfrage 6018)

Bilden Sie Gruppen.

A) Betrachten Sie die Schaubilder oben und beantworten Sie folgende Fragen.

1. Wie viele Personen, die 60 Jahre und älter sind, gehören zum aktiv vorsorgenden Typ, wie viele zu jenen, die eher das Alter einfach auf sich zukommen lassen?

___

___

2. Wie viele 60-Jährige und Ältere glauben, dass sie selbst einmal pflegebedürftig werden könnten und dann in ein Pflegeheim umziehen müssten, wie viele halten dies eher für unwahrscheinlich?

3. Wie viele der 60-Jährigen und Älteren kennen ein solchen Fall, wo jemand plötzlich ins Pflegeheim umziehen musste?

B) Fassen Sie die Untersuchungsergebnisse zu einer Gesamtbeschreibung der Vorsorgeorientierung bei älteren Menschen zusammen.

C) Die Untersuchung wurde im Jahr 1995 durchgeführt. Recherchieren Sie in ihrer Umgebung (z. B. Familie, Freundeskreis, Kollegen) und im Internet, ob die Ergebnisse auch heute noch aktuell sind.

5.1.2 Bedingungen des Heimeintritts

Ende 2007 lebten rund 709.000 Personen in Alten- und Pflegeheimen. In den 1970er Jahren lag das durchschnittliche **Heimeintrittsalter** noch bei ca. 70 Jahren. Heute übersiedeln die Menschen ins Pflegeheim, wenn sie schon über 80 Jahre alt sind (vgl. Saup, Übersiedlung und Aufenthalt im Alten- und Pflegeheim 1990, S. 78).

Gründe für die Heimaufnahme

Bei der Infratest-Heimerhebung aus dem Jahr 2005 wurde das Pflegepersonal in ausgewählten Heimen dazu befragt, aus welchen Gründen ihre Bewohner ins Heim gekommen sind.

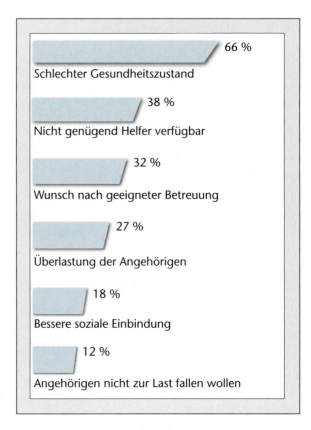

Gründe für den Wechsel in die Einrichtung
(aus: Schneekloth, Hilfe- und Pflegebedürftige in Alteneinrichtungen, 2005, S. 15)

5 Übersiedlung in eine Pflegeeinrichtung

Betrachten Sie das Schaubild und beantworten Sie folgende Fragen.

1. Welcher Grund wurde am häufigsten genannt?

   _____

2. Welche weiteren Probleme in der häuslichen Pflege führen häufig zu einem Heimeintritt?

   _____

   _____

   _____

3. Woran erkennt man, dass der Wunsch, von den eigenen Angehörigen gepflegt zu werden, nach wie vor sehr verbreitet ist?

   _____

   _____

Aufenthaltsort vor dem Heimeintritt

In der Infratest-Heimerhebung wurde auch ermittelt, wo sich die Heimbewohner vor dem Heimauftritt aufgehalten haben.

Basis: Bewohnerinnen und Bewohner vollstationärer Alteneinrichtungen in Deutschland zum Jahresende 2005 (in %)			
	Bund	**West**	**Ost**
Wohnform vor dem Übergang			
Privathaushalt, allein	60	60	59
Privathaushalt, mehrere Personen	27	27	26
Heim/Sonstiges	10	10	12
Unbekannt/keine Angabe	3	3	3
Übergang direkt aus einem Krankenhaus			
Nein	59	58	61
Ja, Akutkrankenhaus	24	25	20
Ja, Psychiatrische Klinik	5	6	4
Ja, Reha-Einrichtung	6	6	8
Ja, sonstige Übergangseinrichtung	3	3	5
Unbekannt, keine Angabe	3	2	4

Herkunft/Heimübergang (aus: Schneekloth, Hilfe- und Pflegebedürftige in Alteneinrichtungen, 2005, S. 14)

Betrachten Sie die obenstehende Tabelle und vervollständigen Sie die folgenden Sätze.

Ca. _____ Prozent der Heimbewohner kamen direkt aus dem _____, aus der _____ oder einer _____. Mehr als die _____ der Heimbewohner lebte vor dem Heimeintritt _____ in einem eigenen Haushalt, ca. _____ meist mit den _____ zusammen. Wenige waren schon vor der _____ in anderen _____ untergebracht.

Bildungsverlag EINS GmbH

Lernfeld 2.2

Erhöhte Sterblichkeit nach der Heimaufnahme

„Nachdenklich stimmen die Befunde von Mautner u.a. (1993), die zeigen, dass in den ersten sechs Monaten nach Übertritt ins Pflegeheim 41% der neuen Bewohner verstorben sind. Von dieser Gruppe starben 81% bereits im ersten Monat. Diese Beobachtungen wurden in ähnlicher Form bereits von Bickel/Jäger (1986) in Mannheim und Fabricius/Martin (1982) in Duisburg gemacht. Zunächst liegt die Vermutung nahe, dass diejenigen, die in ein Heim eintreten, einen schlechteren gesundheitlichen Status aufweisen als jene, die zwar auch pflegebedürftig sind, aber noch zu Hause leben. Diese Hypothese trifft jedoch nicht zu, wie neuere Studien aus den USA (Wolinsky et al. 1992, vgl. speziell zur Demenz: Aneshensel et. Al. 2000) zeigen. In beiden Untersuchungen wurden vergleichbare Gruppen alter Menschen einbezogen. Man kann also nicht sagen, dass die Tatsache, dass Heimbewohner früher sterben, aufgrund eines schlechteren Gesundheitszustands oder geringerer sozioökonomischer Ressourcen zu erklären ist. Die beiden Gruppen unterschieden sich letztlich nur dadurch, dass die eine Gruppe im Heim lebte, die andere nicht und dass die Heimbewohner eine eindeutig niedrigere Restlebenswahrscheinlichkeit hatten als die andere Gruppe. Warum das so ist, kann nicht eindeutig geklärt werden."
(Brandenburg, Professionelle Pflege alter Menschen, 2006, S. 381)

„Müsste darüber hinaus nicht auch gefragt werden, ob die häufig konflikthaften Übersiedlungsumstände und die völlig andersartigen Lebensumstände im Alten- und Pflegeheim Gefühle der Hilf- und Hoffnungslosigkeit bei den Betagten begünstigen und zu ihrer Selbstaufgabe beitragen?"
(Saup, Übersiedlung und Aufenthalt im Alten- und Pflegeheim, 1990, S. 84)

Lesen Sie die beiden Texte zur erhöhten Sterblichkeit genau und nennen Sie dann die Aussagen, die richtig sind.

(1) In Mautners Untersuchungsgruppe lebten 59 Prozent der neuen Heimbewohner länger als sechs Monate.
(2) In Mautners Untersuchungsgruppe starben 81 Prozent der Heimbewohner bereits im ersten Monat.
(3) Saup konnte nachweisen, dass Heimbewohner, die durch eine Notfallreaktion ins Heim gekommen sind, ein höheres Sterberisiko haben.
(4) Pflegebedürftige, die zu Hause leben, und Pflegebedürftige, die in ein Heim ziehen, haben das gleiche Sterberisiko, sofern beide Gruppen in einem vergleichbar schlechten Gesundheitszustand sind.
(5) Für Pflegebedürftige mit vergleichbar schlechtem Gesundheitszustand gilt: Wenn ein solcher Pflegebedürftiger zu Hause lebt, hat er ein geringeres Sterberisiko, als während der ersten sechs Monate, wenn er in ein Heim zieht.

Richtige Aussagen: _____

Notfallreaktion

Suchen Sie sich einen Partner. Gehen Sie noch einmal das Kap. 5.1 durch und beschreiben Sie, was bei einer Notfallreaktion passiert.

_____
_____
_____
_____
_____
_____

5.2 Beratung und Unterstützung alter Menschen und ihrer Angehörigen

Nach der Infratesterhebung aus dem Jahre 2002 (vgl. Schneekloth, Entwicklungstrends, 2008, S. 57 ff.) ergibt sich folgende Situation in der häuslichen Pflege:

- Ca. 1,4 Mill. Pflegebedürftige (im Sinne des Pflegeversicherungsgesetzes mit Pflegestufe 1, 2 oder 3) leben in Privathaushalten.
- Davon wohnen ca. ein Drittel alleine, ca. ein Drittel mit einem Partner zusammen und ca. ein Drittel bei den eigenen Kindern.
- 92 Prozent der Pflegebedürftigen in Privathaushalten werden von nächsten Angehörigen betreut.
- Die Mehrheit der Hauptpflegepersonen ist 55 Jahre und älter, hat erwachsene Kinder und befindet sich oft selbst schon im Ruhestand.
- Im Durchschnitt wendet die Hauptpflegeperson 37 Stunden in der Woche für Pflege auf.

5.2.1 Beratung in der häuslichen Pflege

Die Hauptpflegepersonen, fast immer nächste Angehörige, tragen die „Hauptlast" der Pflege und müssen dringend entlastet werden.

Beratungsbedarf

In der Infratest-Erhebung von 2002 wurde auch untersucht, in welchem Umfang Pflegende in der häuslichen Pflege Beratungsangebote nutzen.

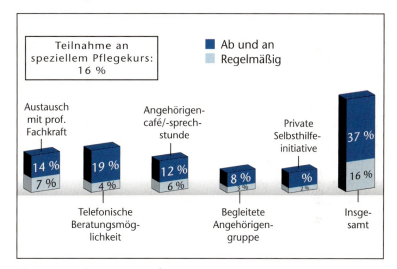

Nutzung von Beratungsangeboten

Betrachten Sie das Schaubild oben genau, vervollständigen Sie die Sätze über das Schaubild und überlegen Sie, welcher Schluss daraus zu ziehen ist.

- *37 Prozent der Pflegenden*
- *16 Prozent der Pflegenden*
- *Ein Pflegekurs wurde*
- *Zu den Beratungsangeboten zählten:*

Fazit:

Lernfeld 2.2

Pflegestützpunkte entstehen

Das Angebot der Hilfen und Wohnformen ist für Laien unüberschaubar geworden. Deshalb kann ein Mangel an Beratung, wie ihn die Infratesterhebung 2002 sichtbar gemacht hat, leicht dazu führen, dass Pflegebedürftige entweder zu **spät** und überhastet (siehe Notfallreaktion) oder zu **früh** in eine stationäre Einrichtung kommen. So wurde z. B. bei einer Untersuchung des KDA im Kreis Segeberg festgestellt, dass 30 Prozent der Bewohner in dortigen Pflegeheimen überversorgt war, d. h. eigentlich mit entsprechenden Hilfen noch länger hätte zu Hause bleiben können (vgl. Michell-Auli, Pflegeberatung und Pflegestützpunkte, 2008, S. 51). Der Gesetzgeber hat das Problem erkannt und reagiert.

Lesen Sie den Text und lösen Sie anschließend das nachfolgende Rätsel.

Kernbausteine des Pflege-Weiterentwicklungsgesetzes, das am 1. Juli 2008 in Kraft getreten ist, sind die Pflegeberatung und die Pflegestützpunkte. Ab dem 1. Januar 2009 haben alle Personen, die Leistungen von der Pflegekasse erhalten, einen einklagbaren „Anspruch auf individuelle Beratung und Hilfestellung durch einen Pflegeberater oder eine Pflegeberaterin" (§ 7a SGB XI). Die Pflegeberater sollen den Hilfebedarf eines Pflegebedürftigen ermitteln, dann für diesen einen Versorgungsplan erstellen und schließlich die Durchführung des Versorgungsplans überwachen.

Ein einzelner Pflegeberater der Pflegekasse ist aber nicht in der Lage, in allen möglichen Fragen (z. B. Wohnformen im Alter) kompetent zu beraten. Deshalb ist es sinnvoll, schon vorhandene Beratungsangebote zu koordinieren und bürgernah im Wohnquartier – wenn möglich – in einer Beratungsstelle anzubieten. Dazu dienen Pflegestützpunkte, die zum 1. Juli 2009 ihre Arbeit aufgenommen haben. Pflegestützpunkte müssen von den Pflegekassen und Krankenkassen eingerichtet werden, wenn dies die oberste Landesbehörde wünscht (vgl. Michell-Auli, Pflegeberatung und Pflegestützpunkte, 2008, S. 50–56).

Organ, das entscheidet, ob Pflegestützpunkte eingerichtet werden.		2. Buchstabe
gesetzliche Grundlage für Pflegestützpunkte		4. Buchstabe
Mitarbeiter der Pflegekasse, der Leistungsbeziehern helfen soll.		9. Buchstabe
Aufgabe der Pflegeberatung (Ermittlung des …?)		9. Buchstabe
Beratungsstelle vor Ort, in der Beratungsangebote gebündelt werden.		8. Buchstabe
Aufgabe der Pflegeberatung (Erstellung eines …?)		8. Buchstabe
überhastete Heimübersiedlung		1. Buchstabe
Abkürzung für Sozialgesetzbuch		2. Buchstabe

5.2.2 Übergangspflege nach Erwin Böhm: Rückführung in eine eigene Wohnung

Heute gibt es zunehmend mehr Hilfsangebote (vgl. Kremer-Preiß/Stolarz, Leben und Wohnen für alle Lebensalter, 2009), damit ältere Menschen auch bei Hilfe- und Pflegebedürftigkeit länger in ihrer vertrauten Wohnung bleiben können: so z. B.

- Wohnungsanpassungsmaßnahmen durch qualifizierte Handwerker,
- haushaltsnahe Dienstleistungen (von der Wohnungsreinigung bis zur Haustierversorgung) durch private Haushaltshilfen, Firmen oder Haushaltshilfen aus Osteuropa,
- Fahr-, Begleit- und Besuchsdienste,
- Hausnotruf (Funkverbindung mit einer Notrufzentrale),
- Betreutes Wohnen zu Hause,
- ambulante Pflegedienste,
- Kurzzeit- und Tagespflege,
- Nachtpflege (zur Entlastung des pflegenden Angehörigen übernachtet der Pflegebedürftige in einer stationären Einrichtung).

Allerdings sollten diese Hilfen flächendeckend in Deutschland angeboten werden, um zu verhindern, dass Pflegebedürftige zu früh in eine stationäre Einrichtung übersiedeln müssen. Dabei wird es das Ziel der Pflegeberater in den Pflegestützpunkten sein, die im Einzelfall notwendigen Hilfen in einem individuell maßgeschneiderten Versorgungsplan zusammenzufassen.

Hinzukommen müssen **spezielle Pflegedienste**, die einen Pflegebedürftigen aus dem Akutkrankenhaus, der Psychiatrie oder einer Reha-Einrichtung – wenn möglich – wieder in eine eigene Wohnung zurückführen, um eine Heimübersiedlung zu vermeiden. Eine weitere Aufgabe solcher Pflegedienste wäre es auch, überversorgte Heimbewohner wieder in eine eigene Wohnung zurückzubringen. Dies entspräche einem wichtigen Ziel der „Gemeinsamen Grundsätze und Maßstäbe" (von Pflegekassen, Sozialhilfeträgern, Kommunen und Wohlfahrtsverbänden getroffene Vereinbarungen), die im Rahmen des Pflegeversicherungsgesetzes (§ 80 SGB XI) für alle vollstationären Pflegeeinrichtungen verbindlich sind. Dieses Ziel lässt sich wie folgt umschreiben: *„Erhaltung und Wiedergewinnung einer möglichst selbstständigen Lebensführung bei allen Aktivitäten des täglichen Lebens des Bewohners und die Förderung der Rückkehr in eine eigene Häuslichkeit, soweit es die individuelle Pflegesituation und das soziale Umfeld zulassen."* (Klein, Praxis der Pflegeversicherung, 2000, S. 169).

Der erste, der auch langjährige Psychiatriepatienten wieder nach Hause entlassen hat, war Erwin Böhm, der wohl bekannteste Pflegetheoretiker Österreichs. 1979 wurde unter seiner Leitung im psychiatrischen Krankenhaus Baumgartner Höhe in Wien das Modell einer gerontopsychiatrischen **Übergangspflege** aufgebaut (vgl. Böhm, Ist heute Montag oder Dezember, 1994). 1990 wurde nach Böhmschem Vorbild auch in Berlin-Tempelhof das Projekt einer gerontopsychiatrischen **Übergangspflege** durchgeführt (vgl. Schmitt, Gerontopsychiatrische Übergangspflege, 1994).

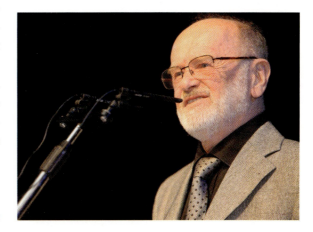

Erwin Böhm

Lernfeld 2.2

Organisation der Übergangspflege in Berlin-Tempelhof

Setzen Sie die folgenden Wörter an der passenden Stelle im Lückentext ein.

Unterstützung, Übergangspflege, Gesundheitszustand, Diakoniestation, Wohnung, Demenzkranke, zurückgeführt, Team, Kooperation, Oberarztsitzungen, eigene, wählte, 29, Rückführung, ältere

Im Rahmen des Projektes wurde eine _____ zwischen der Diakoniestation Tempelhof und der Psychiatrisch-Neurologischen Abteilung des Wenkebach-Krankenhauses vereinbart, das sich ebenfalls im Stadtteil Tempelhof befindet. Das _____ der _____, bestehend aus zwei Pflegemitarbeitern, einem Sozialarbeiter und einer Krankengymnastin, wurde bei der _____ Tempelhof angesiedelt. In wöchentlich stattfindenden _____ _____ wurde bestimmt, welche _____ Patienten der Psychiatrisch-Neurologischen Abteilung des Wenkebach-Krankenhauses für eine _____ in die eigene Wohnung infrage kommen. Dabei _____ man nur solche Patienten aus, die noch eine eigene _____ hatten und deren _____ ein Leben in der eigenen Wohnung mit _____ _____ zuließ. Auf diesem Wege konnten im Zeitraum 1991/92 _____ von insgesamt 55 Patienten, zu denen Kontakt aufgenommen wurde, wieder durch das Team der Übergangspflege in die eigene Wohnung _____ werden. Unter den erfolgreich re-integrierten Patienten befanden sich auch 13 _____.

Arbeitsweise der Übergangspflege

Im Verlauf des Projekts wurde auch der Kontakt zu Frau W. hergestellt, die damals 86 Jahre alt war und keine Angehörigen hatte. Sie lebte noch in der Wohnung ihrer Eltern. Frau W. hatte seit ihrer frühen Jugend bis zur Pensionierung in einer Fabrik gearbeitet. Sie wurde von ihren Nachbarn desorientiert und hilflos im Treppenhaus aufgefunden und mit der Feuerwehr ins Krankenhaus eingeliefert. Die Übergangspflegerin nahm im Krankenhaus Kontakt zu Frau W. auf, die zur Person orientiert war, jedoch zeitliche und örtliche Orientierungsschwierigkeiten hatte. Warum sie im Krankenhaus war, wusste Frau W. nicht. Sie lebte nach der Rückführung noch über 18 Monate bis zu ihrem Tod in ihrer eigenen Wohnung mit der von der Übergangspflege aufgebauten Betreuung.

1. Suchen Sie sich einen Partner. Ordnen Sie die bei der Rückführung von Frau W. durchgeführten Maßnahmen den verschiedenen Arbeitsphasen der Übergangspflege zu (1 = stationäre Phase, 2 = ambulante Intensivphase, 3 = ambulante Stabilisierungsphase).

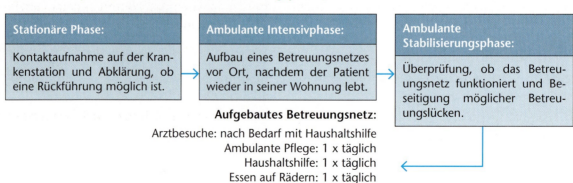

Medikamententraining	☐	Organisation einer weiterführenden Bewegungstherapie	☐
Training von Alltagshandlungen	☐	Sicherstellung der ambulanten ärztlichen Betreuung	☐
Motivation, längerfristige Hilfe zu akzeptieren	☐	Besprechen der Hausbesuche mit dem stationären Team	☐
Begleitung zu einer Seniorengruppe	☐	Unterstützung bei der Körperpflege	☐
Beantragung einer Betreuung	☐	Aufklärende Gespräche mit den Nachbarn	☐
Einarbeitung eines ambulanten Pflegedienstes	☐	Begleitung bei Hausbesuchen	☐
Bewegungstherapie	☐	Gespräche mit der Betreuerin	☐
Aufbauen einer Vertrauensbeziehung	☐	Kontaktaufnahme mit den Nachbarn	☐
Abstimmungsgespräche mit allen Beteiligten	☐	Organisation von Essen auf Rädern	☐
Beobachten des Verhaltens in der Wohnung	☐	Einarbeitung einer Ehrenamtlichen zur Begleitung zu einer Seniorengruppe	☐
Organisation/Einarbeitung einer Haushaltshilfe	☐		

(vgl. Schmitt, Gerontopsychiatrische Übergangspflege, 1994, S. 71–74)

2. Recherchieren Sie im Internet, wo Übergangspflege angeboten wird, die dem Modell von Böhm nahe kommt.

5.3 Sanfter Übergang in eine Pflegeeinrichtung

Wenn ein Pflegebedürftiger auf Dauer nicht mehr in einem Privathaushalt bleiben kann, muss er in eine Pflegeeinrichtung übersiedeln. Dabei haben heute zunehmend mehr Pflegebedürftige schon die Wahl zwischen einem Pflegeheim der dritten Generation, einer KDA-Hausgemeinschaft, einer betreuten Wohngemeinschaft und einem Wohnstift. In jedem Fall kommt es darauf an, beim Übergang in eine Pflegeeinrichtung eine Notfallreaktion zu vermeiden.

5.3.1 Ein Phasenmodell der Heimübersiedlung

Die Aufnahme in ein Pflegeheim ist ein Übergangsprozess, bei dem sich mehr oder weniger deutlich folgende Phasen unterscheiden lassen:

Lernfeld 2.2

Vor dem Heimeintritt

1. Phase des gestiegenen Hilfebedarfs:

Oft verschlechtert sich der Gesundheitszustand des Pflegebedürftigen und die pflegenden Angehörigen haben zunehmend Schwierigkeiten, mit der Situation fertigzuwerden. Der Pflegebedürftige beginnt sich mit der Möglichkeit einer Heimübersiedlung auseinanderzusetzen.

2. Entscheidungs- und Wartephase zwischen der Bewerbung um einen Heimplatz und der Heimaufnahme

↓

Bei Heimeintritt

3. Umsiedlungsphase

↓

Nach dem Heimeintritt

4. Phase der Eingewöhnung in die neue Lebenssituation während der ersten Wochen.

5. Phase der längerfristigen Eingewöhnung bis zum 6. Monat

(vgl. Saup, Alter und Umwelt, 1993, S. 141–149 und Huber u. a., Autonomie im Alter, 2005, S. 101)

Wissenschaftliche Befunde und Empfehlungen für die ersten Phasen vor dem Heimeintritt

Wie in zahlreichen Studien gezeigt werden konnte, waren Heimbewohner zufriedener mit ihrer Wohnsituation und aktiver, wenn sie

- **freiwillig** in ein Alten- oder Pflegeheim übersiedelten,
- **Wahlmöglichkeiten** hatten, d. h. sich zwischen verschiedenen Heimen entscheiden, den Einzugszeitpunkt selbst bestimmen und die Möbel, die ins Heim mitgenommen werden sollten, selbst auswählen konnten,
- durch **Information, Beratung** und **Erfahrungsmöglichkeiten** auf den Heimalltag vorbereitet wurden.

(vgl. Saup, Alter und Umwelt, 1993, S. 143–144)

Suchen Sie sich einen Partner.

Pflegebedürftige, bei denen die häusliche Pflege an ihre Grenzen gestoßen ist, stehen oft vor dem Problem, sich für ein Pflegeheim entscheiden zu müssen. Entwickeln Sie eine Checkliste, die den Betroffenen und ihren Angehörigen eine Orientierung geben soll, worauf sie bei der Auswahl eines Heimes achten sollten (vgl. Kremer-Preiß/Stolarz, Leben und Wohnen für alle Lebensalter, 2009, S. 54). Berücksichtigen Sie dabei folgende mögliche Gesichtspunkte und setzen Sie die Checkliste fort.

Verkehrsanbindung, Heimatmosphäre, Räumlichkeiten (Flure, Speiseraum, Zimmer, Garten), Möbel, Haustiere, individuelle Bedürfnisse der Bewohner, angebotene Pflege (Zeitdruck, Personalschlüssel, Qualifikation des Personals, Pflegekonzept), Beschäftigungsangebote (auch speziell für demente Bewohner), Einbindung der Angehörigen, Essensversorgung/Getränke, Ansprechpartner für Bewohner und Angehörige, Einflussmöglichkeiten der Bewohner, Preisgestaltung, Pflegesatzvereinbarung mit Pflegekassen ...

Checkliste: Wie finden Sie das richtige Heim?	Ja	Nein
Liegt das Heim in einem Stadtteil, der Ihnen vertraut und erwünscht ist?		

(vgl. Kremer-Preiß/Stolarz, Leben und Wohnen für alle Lebensalter, 2009, S. 54)

Steht ein Pflegeheim in der engeren Auswahl, so sollte der Übergang dorthin für den Pflegebedürftigen möglichst sanft erfolgen. Nach der Kontinuitätstheorie (siehe Kap. 2.5.3) sind ältere Menschen dann zufrieden, wenn sich an ihren Lebensumständen möglichst wenig verändert. Sollten aber Veränderungen wie z. B. eine Heimübersiedlung unumgänglich sein, geben die Kontinuitätstheoretiker eine Reihe von Empfehlungen, wie sich die negativen Auswirkungen solcher Veränderungen verringern lassen.

Bilden Sie Gruppen und ordnen Sie den verschiedenen Empfehlungen in der Tabelle auf S. 110 die passenden Maßnahmen zu.

Maßnahmen
nochmalige Besichtigung des Heims und eine Bedenkzeit von einigen Tagen bis zum endgültigen Entscheid; Probewohnen mit Auswertungsgespräch; offener Mittagstisch; Beibehaltung der eigenen Wohnung (wenigstens solange, bis sich der alte Mensch im Heim eingelebt hat); Tag der offenen Tür; Besichtigung des Heims mit einem Heimbewohner; Teilnahme an Veranstaltungen im Heim; Mitarbeiter, der die Heimaufnahme durchführt, besucht den alten Menschen in seiner Wohnung; Gesprächsrunde im Krankenhaus mit altem Menschen, Angehörigen, Arzt, Krankenhaussozialdienst; Gutschein für Mittagessen im Heim; Vorinformation zur Heimaufnahme (z. B. Brief einige Monate vor voraussichtlicher Heimaufnahme); Beratung bzgl. der

Lernfeld 2.2

Auswahl von Möbeln, die ins Heim mitgenommen werden sollen; Kurzzeitpflege; Besuch des Heimcafes; Mitnahme von Erinnerungsstücken für jede Lebensphase (z. B. erster ausgefallener Zahn der Tochter, Fotografie von der Goldenen Hochzeit); Tagespflege; Fotografieren von Dingen, die nicht ins Heim mitgenommen werden können; Beratung bzgl. von Tagesablaufelementen (z. B. Aufsteh- und Zubettgehzeiten; Sofa für Mittagsschlaf; Umbestellung der Zeitung ins Heim) und Wochenablaufelementen (z. B. Fahrtendienst für regelmäßige Besuche des Gottesdienstes in der eigenen Gemeinde, eigenes Telefon für Gespräche mit Angehörigen), die im Heim übernommen werden können; Beratungsgespräch im Pflegestützpunkt/Beratungsstelle (vgl. Dreyhaupt, Wege ins Alten- und Pflegeheim, 1993).

Empfehlungen	Maßnahmen vor dem Heimeintritt
allmählicher Übergang statt abrupter Wechsel	
Kontinuität in anderen Bereichen	
Betonung der positiven Aspekte der Veränderung	
Zustimmung zur bevorstehenden Veränderung	
zeitliche Entflechtung mehrerer Veränderungen	
Vorbereitung auf die Veränderung	

Fallgeschichte

Herr Kunz lebt in einem Pflegeheim. Er ist verwitwet und hat drei Töchter, die weit entfernt wohnen. Er wurde am 20.7.1925 geboren. Zeit seines Lebens wohnte er im elterlichen Haus und führte den Eisengroßhandel des Vaters weiter. Seit einem Unfall in der Jugend leidet er an Schwindelanfällen. Nach dem Tod seiner Frau hatte er mehrere Haushaltshilfen, die stundenweise für ihn arbeiteten. Schließlich ließ seine Gehfähigkeit nach, sodass er jetzt auf einen Stock angewiesen ist. Vor drei Jahren kam er das erste Mal aufgrund einer Ohnmacht ins Krankenhaus. Nach einem zweiten Krankenhausaufenthalt wurde er dann direkt auf Drängen des behandelnden Professors im Heim untergebracht, ohne das Heim vorher gesehen zu haben (vgl. Dreyhaupt, Wege ins Alten- und Pflegeheim, 1993, S. 5 ff.).

5 Übersiedlung in eine Pflegeeinrichtung

Analysieren Sie die Fallgeschichte von Herrn Kunz und überlegen Sie ...

a) ... wie Herr Kunz tatsächlich ins Heim kam

b) ... wie Herr Kunz besser, d. h. auf sanfte Weise (siehe obige Empfehlungen) hätte ins Heim übersiedeln können. Entwerfen Sie einen Hilfeplan aus länger-, mittel- und kurzfristigen Maßnahmen, die bis kurz vor den Heimeintritt reichen. Tragen Sie Ihre Ergebnisse unten ein.

Hilfeplan für Herrn Kunz

Längerfristige Maßnahmen:

Mittelfristige Maßnahmen:

Kurzfristige Maßnahmen:

Die ersten Tage und Wochen im Heim

Zusatzinformation

„Pflegestandards sind schriftlich festgelegte, verbindliche Normen, die einen Aufgabenbereich oder eine Pflegemaßnahme definieren. Der Aufbau und die Formulierung richten sich nach der Art und dem Ablauf der Pflegemaßnahme. Die Standards sollen genau Vorbereitung, Durchführung und Nachbereitung einer Maßnahme beschreiben.

Folgende W-Fragen müssen bei Pflegestandards (...) beantwortet werden:

- **Was soll erreicht werden? (Ziele)**
- **Was soll getan werden? (Handlungsanweisung)**
- **Welche Hilfsmittel und Materialien werden benötigt?**
- **Worauf ist zu achten? (Hinweise)**
- **Welche Qualifikation ist erforderlich?"**

(Kirks u. a., Deutsch/Kommunikation in der Altenpflege, 2008, S. 99)

Lernfeld 2.2

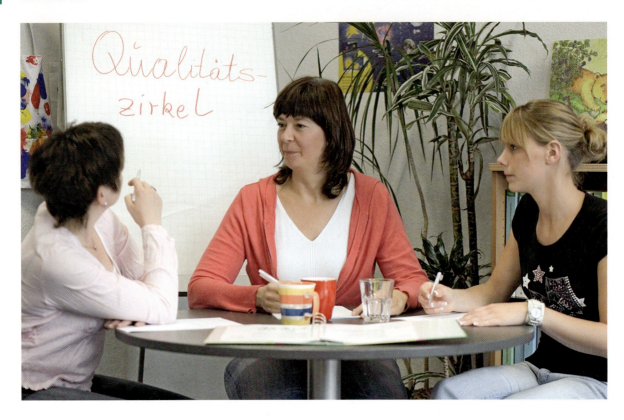

Bearbeiten Sie die folgende Aufgabe in Gruppenarbeit.

Sie sind Teilnehmer eines Qualitätszirkels und sollen einen Standard erarbeiten, der den Titel trägt „Ein Bewohner zieht ein/Pflegebereich". Dabei sind Ihnen folgende Ziele vorgegeben:
- Dem Bewohner wird gezeigt, dass er willkommen ist.
- Der Bewohner wird dabei unterstützt, seine Lebensgewohnheiten soweit wie möglich beizubehalten.
- Der Bewohner wird über Beschäftigungsmöglichkeiten und Alltagsgestaltung informiert.
- Der Bewohner wird dabei unterstützt, sich im eigenen Wohnbereich, im Hause und in der Umgebung zu orientieren.
- Der Bewohner wird dabei unterstützt, neue Kontakte zu knüpfen.
- Die Selbstständigkeit des Bewohners wird gefördert und erhalten.

Präsentieren Sie Ihren Pflegestandard.

Standard Nr. _____
Titel: Ein Bewohner zieht ein/Pflegebereich
erstellt vom QZ (Qualitätszirkel) des Heims _____

Ziele

- _____
- _____
- _____
- _____
- _____
- _____

Verfahren

Maßnahmen	Zuständig	Zeitpunkt
Maßnahmen	Zuständig	Zeitpunkt

Maßnahmen	Zuständig	Zeitpunkt

5.3.2 Pflege-Überleitung

Nach der Infratesterhebung von 2005 (vgl. Schneekloth, Hilfe- und Pflegebedürftige in Alteneinrichtungen 2005, S. 14) übersiedelten etwa ein Drittel der Heimbewohner direkt von einer medizinischen Einrichtung, die meisten davon vom Akutkrankenhaus in ein Pflegeheim. Bei einem längeren Krankenhausaufenthalt kann sich die gesundheitliche Situation eines älteren Menschen grundlegend verändern:

„Wenn der Patient wochenlang im Krankenhaus gelegen hat, ist er ein anderer Mensch geworden. Er hat oft sehr einschneidende Erlebnisse, z.B. Schmerz oder Behinderung, durchgestanden. Dadurch hat der pflegerische Ist-Zustand sich verändert. Die Pflege sammelt einen reichen Schatz an Wahrnehmungen auf der Station, entwickelt neue Pflegepläne während des Klinikaufenthalts. Dieses wichtige pflegerische Arbeitsmaterial geht praktisch an der Pforte, wenn der Patient das Krankenhaus verlässt, verloren. Es wird zwar in einigen Fällen ein pflegerischer Entlassungsbericht geschrieben, aber damit kann das lebendige pflegerische Wissen nicht genügend vermittelt werden. Viele Feinheiten, die für die Lebensqualität wichtig sind, gehen verloren."
(Joosten, Die Pflege-Überleitung, 1997, S. 12–13)

5 Übersiedlung in eine Pflegeeinrichtung

Die holländische Krankenschwester und Kulturanthropologin Marly Joosten hat dieses Problem erkannt und begann 1990 am Gemeinschaftskrankenhaus Herdecke mit dem Pflegeforschungsprojekt „Pflege-Überleitung". Ihr Ziel war dabei die Erarbeitung eines Pflegekonzepts, das sicherstellen soll, dass die im Krankenhaus begonnene medizinische Versorgung nahtlos auch nach der Entlassung in der häuslichen Pflege oder im Pflegeheim fortgesetzt werden kann (vgl. Joosten, Die Pflege-Überleitung, 1997, S. 12 ff.).

Das Beispiel einer Überleitung vom Krankenhaus ins Pflegeheim

Im Rahmen ihres Forschungsprojektes führte Marly Joosten selbst drei Pflege-Überleitungen durch, u.a. bei Frau W. (vgl. Joosten, Die Pflege-Überleitung, 1997, S. 71 ff.), die damals 73 Jahre alt war und seit sieben Jahren in einem Pflegeheim lebte. Im Krankenhaus wurde Frau W. folgende Diagnose gestellt: progredient-chronische Polyarthritis mit unerträglichen Schmerzen, Diabetes mellitus, Herzinsuffizienz bei koronarer Herzkrankheit, Pilzinfektion der Haut, Harnwegsinfekt, taubeneigroßer nekrotisierender Dekubitus am Steiß.

Suchen Sie sich einen Partner.

1. Setzen Sie die folgenden Wörter an der passenden Stelle im Lückentext ein. Dann erhalten Sie eine Beschreibung des Pflegestatus von Frau W.

   überfordert, übliche, Weiterbetreuung, Altenheim, aufwendige, Selbstbewusstsein, Ängste, Fachkompetenz, große, nachts, intensive, klar, Arzt, willenskräftige, 53, Entlassungsbericht, Pflegenden, Hausarzt, pflegerischen

   „Diese Patientin braucht eine sehr _____, _____ Pflege. Trotz ihrer schweren Lage ist Frau W. eine sehr _____ Frau mit einem starken _____. Sie kann sehr _____ ihre Meinung darüber äußern, was ihr gefällt und was nicht. Es treten aber immer wieder _____ auf, vor allem _____. Über ihre _____ im Altenheim macht sie sich _____ Sorgen, wo aus ihrer Sicht das Personal _____ ist, auch im Hinblick auf die _____.

   Nach _____ Tagen konnte Frau W. aus medizinischer Sicht entlassen werden. Der _____ Entlassungsvorgang wäre folgender gewesen: Der _____ schreibt einen _____ _____ an ihren _____ (Krankheitsverlauf und Medikamentenempfehlung). Die _____ schreiben einen _____ Entlassungsbericht für die Kollegen im _____."

   (Joosten, Die Pflege-Überleitung, 1997, S. 71–72)

2. Setzen Sie die folgenden Daten und Informationen der Pflegeüberleitung an der richtigen Stelle im Flussdiagramm auf S. 116 ein, das die einzelnen Schritte der Pflegeüberleitung wiedergibt.

   Klingel wird in der Klinik ausgeliehen, bis das Heim eine eigene bekommt; Frau W. hat Angst vor Lagerungen im Heim wegen der Schmerzen; Frau W. ist beruhigt, weil sich die Pflege-Überleitung aus der Klinik und die Pflegerin aus dem Pflegeheim an ihrem Bett treffen; Hausärztin weigert sich, Pflegemittel im vollem Umfang zu verschreiben; Frau W. kann sich im Heim nicht melden, weil dort eine akustische Klin-

gel (reagiert auf Rufen) fehlt; Pflege-Überleitung regt Liste mit allen Pflegemitteln an, die als Kopie dem Hausarztbrief beigelegt werden soll; Frau W. hat Angst, dass ihr die Hausärztin zu wenig Schmerz- und Pflegemittel verschreibt; Treffen der Pflege-Überleitung mit einer Bezugspflegerin und einer Schülerin aus dem Heim am Krankenbett von Frau W. (Übergabe, Einführung in den Verbandswechsel, Austausch über Frau W.); Entfernung von nekrotischem Gewebe bei Frau W. in der Klinik mit steriler Versorgung, wobei das Personal im Pflegeheim in der Wundversorgung entsprechend angeleitet werden müsste; Hausärztin überweist Frau W. in die chirurgische Ambulanz des KH; Kontakt mit der AOK durch chirurgische Ambulanz; AOK akzeptiert Rezept über alle erforderlichen Pflegemittel; Vertrautmachen der PDL und Stationsleiterin im Pflegeheim mit der Idee der Pflege-Überleitung

Bestandsaufnahme pflegerischer Probleme, die zum Teil auch von Frau W. angegeben wurden

↓

Kontaktaufnahme mit Pflegekräften aus dem Pflegeheim

↓

Akustische Klingel für Frau W.

↓

Reaktion von Frau W.

↓

Kontaktaufnahme mit Hausärztin, chirurgischer Ambulanz und AOK

Bedarf an Pflege-Überleitung

Für ihr Forschungsprojekt erstellte Marly Joosten auch eine Statistik zur Patientenstruktur im Gemeinschaftskrankenhaus Herdecke (Zeitpunkt: 1990). Dabei interessierten sie vor allem die Patienten, die mehrmals 1990 im Krankenhaus aufgenommen wurden (siehe Tabelle: Pat. mit m. Aufn.).

Faktoren, die mit Pflege-Überleitung im Zusammenhang stehen								
1990	**Innere**		**Chirurgie**		**Neurologie**		**Gynäkologie**	
Statistik	Patienten gesamt	Patienten mit mehreren Aufnahmen	Patienten gesamt	Patienten mit mehreren Aufnahmen	Patienten gesamt	Patienten mit mehreren Aufnahmen	Patienten gesamt	Patienten mit mehreren Aufnahmen
Anzahl Patienten	1.321	269	1.403	208	318	40	758	108
Durchschnittsalter	58	62	51,5	59	49	51	40	42
Patienten älter als 60 Jahre	49,7% 659	59,0% 159	35,7% 501	27,4% 87	14,5%	30,0% 12	10,7% 81	16,7% 10
Patienten mit drei u. m. Diagnosen	41,2% 544	54,3% 146	9,8% 137	28,9% 60	14,5% 46	32,5% 13	14,7% 107	18,7% 31
Verweildauer, Tage pro Patient	22,6	42,7	15,6	33,8	33,1	57,0	13,6	25,0
Verweildauer pro Aufnahme	16,0	14,2	12,8	13,5	29,3	27,1	10,9	9,2
Anzahl Aufnahmen pro Patient	1,4	3,0	1,2	2,5	1,1	2,1	1,2	2,7

Patienten im Gemeinschaftskrankenhaus Herdecke (aus: Joosten, Die Pflege-Überleitung, 1997, S. 83)

Betrachten Sie die Tabelle und beantworten Sie folgende Fragen.

1. *In welcher Abteilung des Krankenhauses gab es die meisten älteren Patienten, die mehrmals im Jahr aufgenommen wurden?*

2. *Wie verhielt es sich in den anderen Abteilungen?*

3. *Wie oft kamen die Patienten im Durchschnitt?*

4. *Wie viele Tage verbrachten die Patienten, die mehrmals aufgenommen wurden, 1990 im Durchschnitt im Krankenhaus, wie viele Tage im Verhältnis dazu jeweils die Gesamtheit der Patienten?*

Fazit:

… Krankenhaustage bei älteren Patienten verringert werden.

Kontrollfragen

1. Warum lehnen die meisten Älteren Pflegeheime ab?
2. Sorgen ältere Menschen für das Alter vor?
3. Was ist der häufigste Grund für eine Heimaufnahme?
4. Wie viele Heimbewohner übersiedeln direkt von einer medizinischen Einrichtung ins Pflegeheim?
5. Inwiefern steigt das Sterberisiko bei einer Heimaufnahme?
6. Was versteht man unter einer Notfallreaktion?
7. In welchem Umfang nutzen Pflegende in der häuslichen Pflege Beratungsangebote?
8. Erläutern Sie das Konzept der Pflegestützpunkte.
9. Erklären Sie an einem Beispiel, wie die Übergangspflege nach Erwin Böhm arbeitet.
10. Beschreiben Sie den möglichen Phasenablauf bei der Heimübersiedlung.
11. Wie lässt sich der Übergang ins Pflegeheim sanfter gestalten?
12. Wie unterscheidet sich das Konzept der Pflege-Überleitung von der Übergangspflege nach Erwin Böhm?

6 Autonomie im Alter: Handlungsspielräume für Heimbewohner

Übersicht

6.1 Was bedeutet Autonomie bei Heimbewohnern?
6.2 Sind Pflegeheime totale Institutionen?
6.3 Was könnte passieren, wenn die Autonomie von Heimbewohnern eingeschränkt wird?
6.4 Was könnte passieren, wenn die Autonomie von Heimbewohnern erweitert wird?
6.5 Wie erleben Heimbewohner ihre Autonomie?

6.1 Was bedeutet Autonomie bei Heimbewohnern?

„Der Begriff Autonomie geht auf die griechischen Wörter autos (selbst) und nomos (Gesetz) zurück. Wörtlich genommen bedeutet Autonomie also eigene Gesetze haben und nach ihnen zu leben, was auch eine gewisse Unabhängigkeit von anderen impliziert. Mit Autonomie wird vieles assoziiert: Unabhängigkeit, Selbstbestimmung, Individualität, Kreativität, Freiheit, Emanzipation, Wahlmöglichkeiten, Selbstständigkeit."
(Huber u. a., Autonomie im Alter, 2005, S. 21)

Selbstbestimmung und Selbstständigkeit sind auch Leitwerte des Grundgesetzes und anderer Gesetze, die für den Bereich der Altenhilfe wichtig sind. Nach Artikel 1 des Grundgesetzes ist der Staat dazu verpflichtet, die Menschenwürde zu achten und zu schützen. „Laut Bundesverfassungsgericht (...) besteht das Wesen der Menschenwürde darin, dass der Mensch kraft seines Geistes und aus eigener Entscheidung dazu befähigt ist, seiner selbst bewusst zu werden und sich selbst zu bestimmen und sich und die Umwelt zu gestalten" (Kleinschmidt, Pflege und Selbstbestimmung, 2004, S. 49).

Entsprechend heißt es in § 2 SGB XI (Soziale Pflegeversicherung), dass die Leistungen der Pflegeversicherung den Pflegebedürftigen helfen sollen, ein möglichst selbstständiges und selbstbestimmtes Leben zu führen, das der Würde des Menschen entspricht. Auch das Bundesheimgesetz und die Landesheimgesetze sehen den Gesetzeszweck u.a. darin, die Selbstständigkeit und Selbstbestimmung der Heimbewohner zu wahren und zu fördern.

Der Autonomiebegriff in der gerontologischen Forschung

1. *Setze Sie die folgenden Wörter an der passenden Stelle im Lückentext ein.*

   Reglementierungen[1], Parameter[2], Hilfe, nehmen, belastend, Wahlmöglichkeiten, ab, Autonomie, Entscheidungen, anbietet, Selbstständigkeit, Unterstützung, Wahlmöglichkeiten, Entscheidungsspielräumen, Selbstbestimmung, regelmäßig, eigener, Selbstständigkeit

   Eigene _____ treffen zu können bzw. über gewisse _____ zu verfügen, „wird von vielen Autoren als ein grundlegender _____ für das Vorhandensein von _____ verstanden. So zeigen z.B. Untersuchungen (...), dass viele Heimbewohner ihren Heimalltag aufgrund vielfältiger _____ (feste Sitzordnungen, fehlende Haustürschlüssel etc.) als _____ empfinden. Diese Gefühle der Reglementierung _____ dann _____, wenn das Heim gewisse _____ für die Bewohner _____ (...) Autonomie sollte nicht mit _____ verwechselt werden. Sieht man Autonomie vorwiegend als _____ im Sinne von _____, zielt _____ im Gegensatz dazu auf ‚... die Fähigkeit eines Menschen, sein Leben aus _____ Kraft so führen zu können, dass er der _____ und _____ durch andere nicht _____ bedarf'".

   (Huber u.a., Autonomie im Alter, 2005, S. 33)

2. *Formulieren Sie noch einmal mit eigenen Worten, was in der gerontologischen Forschung unter Autonomie und was unter Selbstständigkeit verstanden wird.*

---
[1] Einschränkungen
[2] In diesem Zusammenhang: Hinweis

Lernfeld 2.2

Die Entscheidungen von Heimbewohnern

Die Forderung nach mehr Autonomie für Heimbewohner stößt auf eine Reihe von Problemen:
- oft wird Heimbewohnern zu Unrecht jede Entscheidungsfähigkeit abgesprochen,
- oft werden die Wünsche von Heimbewohnern gar nicht berücksichtigt,
- oft werden die Entscheidungen von Heimbewohnern angezweifelt,
- oft treffen Heimbewohner problematische Entscheidungen.

Auf all diese Schwierigkeiten hat der amerikanische Gerontologe B.J. Collopy hingewiesen (vgl. Brandenburg, Autonomie im Alter, 2002, S. 376 ff.).

Bilden Sie Sechsergruppen.
Zunächst bearbeitet jedes Gruppenmitglied allein seinen Arbeitsauftrag (S. 120 bis 125). Danach treffen sich alle Schüler mit dem gleichen Arbeitsauftrag zum Austausch. Dann kehrt wieder jeder Schüler in seine Gruppe zurück und präsentiert dort seine Arbeitsergebnisse.

Arbeitsauftrag „Autonomie und Unselbstständigkeit"
Lesen Sie das Fallbeispiel und bearbeiten Sie die nachfolgenden Aufgaben.

„Franz Rosenzweig, ein bekannter jüdischer Philosoph, war in den letzten Jahren seines Lebens an einer fortgeschrittenen amyotrophischen lateralen Sklerosis (ALS) erkrankt. Diese hatte bereits zu Immobilität geführt und seine Sprachorgane befallen. Es war eine Zeit, in der es noch keine Computer gab und die Schreibmaschine das wichtigste Handwerkszeug eines Intellektuellen war. Rosenzweig kommunizierte in der Weise mit seiner Frau, dass er auf die entsprechenden Buchstaben der Schreibmaschine hinwies und seine Frau die Sätze tippte. Auf diese Weise konnte Rosenzweig seine Korrespondenz weiterführen, etwa mit Martin Buber, und eine Übersetzung des Alten Testaments vom Hebräischen ins Deutsche fertigstellen."
(Brandenburg, Autonomie im Alter, 2002, S. 376–377)

1. Wie verhält es sich bei dem Philosophen Franz Rosenzweig mit Autonomie und Selbstständigkeit?

   _____
   _____
   _____
   _____
   _____
   _____
   _____
   _____
   _____

2. Vervollständigen Sie den folgenden Satz.

   Am Beispiel Rosenzweigs zeigt sich, dass ein alter Mensch sehr _____ sein

   kann und dennoch in der Lage ist, _____ zu treffen, also sich

   _____ zu verhalten.

3. Überlegen Sie, welches Problem sich dann im Heimalltag ergibt und wie sich die Pflegekräfte verhalten sollten.

___
___
___
___
___

Arbeitsauftrag „Direkte und delegierte Autonomie"
Setzen Sie das Textpuzzle zusammen und beantworten Sie anschließend die Fragen.

(1) „Direkte Autonomie bezieht sich auf die Fähigkeit als unabhängige Person zu agieren, während bei delegierter Autonomie die Autorität an andere Personen abgegeben wird. Im Pflegeheim finden wir Beispiele für das eine wie für das andere."

(2) „Die Schwierigkeit liegt vielmehr darin, dass Ärzte, Pflegende oder Angehörige unter Umständen nicht im wohlverstandenen Interesse des Betroffenen handeln, weil sie eine andere Wahrnehmung der Bedürfnisse älterer Menschen haben. Beispielsweise verordnen Ärzte Medikamente, ohne die Bewohner diesbezüglich informiert zu haben. Oder Pflegende baden oder duschen an sogenannten ‚Badetagen' alle Bewohner einer Station und haben dabei in der Regel wenig oder gar nicht überprüft, ob diese Maßnahme zum gegebenen Zeitpunkt von den Bewohnern akzeptiert wird."

(3) „Manche Bewohner bestimmen selbst, mit welchen Möbeln sie ihre Zimmer ausstatten, welche Kleidung sie auswählen oder wann sie das Haus verlassen. Viele Bewohner haben jedoch Pflegekräfte mehr oder weniger autorisiert, bestimmte Dinge im Alltagsgeschehen für sie zu regeln (...)."

(4) „Unter ethischen Gesichtspunkten besteht die Herausforderung in der Etablierung von Normen und Regelungen der Delegation von Entscheidungen innerhalb der Einrichtungen; es muss Klarheit und Transparenz dahingehend geschaffen werden, welche Aktivitäten und Verrichtungen von Älteren delegiert werden und welche nicht."

(5) „Wenn jedoch Delegation von Autonomie als eine gültige Form der Autonomie angesehen wird, dann müssen Ältere über pflegerische Maßnahmen informiert und als aktiv Beteiligte in Entscheidungsprozesse involviert werden. Dies bezieht sich durchaus auf alltägliche Dinge, wie z.B. Körperpflege, Einnehmen von Mahlzeiten etc."

(Brandenburg, Autonomie im Alter, 2002, S. 377–378)

Richtige Reihenfolge: _____

1. Was wird hier unter direkter und delegierter Autonomie verstanden?

___
___
___

2. Welches Problem ergibt sich bei delegierter Autonomie? Wie ist es zu lösen?

___
___
___
___

Lernfeld 2.2

3. Was sollte in einem Pflegeheim grundsätzlich geregelt sein?

___

Arbeitsauftrag „Autonomie und Unvernunft"
Lesen Sie das Fallbeispiel und bearbeiten Sie die anschließenden Aufgaben.

„Frau X., 82 Jahre alt, lebt seit vier Jahren im Pflegeheim. Sie ist aktiv, weitgehend selbstständig und hatte vor kurzem eine Tumoroperation. Die Rekonvaleszenz-Phase gestaltet sich problematisch, schmerzvoll und belastender als erwartet. Die Chemotherapie ist verbunden mit Übelkeit und Schwächeanfällen. Frau X. verweigert die weitere Therapie und sagt ihrem Arzt: ‚Das macht vielleicht Sinn für jüngere Leute, für mich nicht mehr.' Der Sohn von Frau X. hält diese Entscheidung für tragisch und unvernünftig. Er ist verzweifelt und verlangt vom Arzt seine Mutter davon zu überzeugen, die Therapie fortzusetzen. Der Arzt schließlich arrangiert eine psychiatrische Konsultation für Frau X."
(Brandenburg, Autonomie im Alter, 2002, S. 378)

1. Wie reagiert der Sohn auf die Weigerung von Frau X.?

___

2. Wie reagiert der Arzt?

___

3. Wie reagieren Institutionen (Krankenhaus, Pflegeheim) oft, wenn Patienten oder Heimbewohner unpopuläre Entscheidungen treffen?

___

4. Setzen Sie die folgenden Wörter an der passenden Stelle im Lückentext ein.

   Wahlfreiheit, gefährdet, ethisches, verhindert, Selbstbestimmung, älteren, einschränken, unsinnige

   Es stellt sich folgendes _____ Problem: Einerseits darf man die _____ und _____ eines _____ Menschen nicht _____. Andererseits muss _____ werden, dass sich ein älterer Mensch durch _____ Entscheidungen selbst _____.

5. Wie würden Sie dieses Problem im vorliegenden Fall angehen?

___

6 Autonomie im Alter: Handlungsspielräume für Heimbewohner

Arbeitsauftrag „Autonomie und Authentizität"
Lesen Sie das Fallbeispiel und bearbeiten Sie die nachfolgenden Aufgaben.

„Herr A., 72 Jahre alt, leidet an Parkinson. Er war immer ein sehr aktiver, unabhängiger und lebenszugewandter Mensch. Vor zwei Jahren ist die Frau von Herrn A. verstorben, und er lebt nun bei seiner ältesten Tochter und ihrer Familie. Zu diesen Personen hat er eine positive Beziehung. Aber er hat zunehmend das Gefühl, dass er seinen Verwandten zur Last fällt. Nach einigem Hin und Her erzählt Herr A. seiner Tochter, dass er sich entschieden habe, sein Haus zu verkaufen und sein Geldvermögen auf sie zu übertragen. Er sei entschlossen, in Kürze in ein Pflegeheim zu wechseln. Die Tochter ist entsetzt und protestiert. Aber Herr A. berichtet, dass sein Vorhaben wohlüberlegt und sein Plan durchkalkuliert sei. Dem stimmt die Tochter zwar zu, kann die Entscheidung aber nicht akzeptieren. Aus ihrer Sicht ist dieser Plan nichts anderes als eine furchtbare Selbstverletzung und Selbstaufgabe für diesen stolzen und unabhängigen Mann. Sie kann sich nicht vorstellen, dass ihr Vater in einem Pflegeheim wohnen wird. ‚Er ist es nicht wirklich', sagt sie zu sich selbst."
(Brandenburg, Autonomie im Alter, 2002, S. 378)

1. Wie sieht die Tochter die Entscheidung des Vaters?

_____

_____

_____

_____

2. Setzen Sie die folgenden Wörter an der passenden Stelle im Lückentext ein.

auswirken, biografischer, authentisch, verändernden, Wechsel, Sichtweise, Lebensumstände, Älteren, persönliche, Institutionen

„Bevor allerdings eine Entscheidung als nicht _____ infrage gestellt wird, sollte die _____ _____ der Person und ihre sich _____ _____ _____ beachtet werden. Diese können durchaus zu einem _____ von Zielen und Wertvorstellungen bei _____ führen, die sich auf Entscheidungen _____ . In der Konsequenz – und dies gilt gerade für _____ – ist also mindestens die Kenntnis _____ Daten (...) erforderlich."
(Brandenburg, Autonomie im Alter, 2002, S. 379)

Arbeitsauftrag „Autonomie und Zeitbezug"
Lesen Sie das Fallbeispiel und beantworten Sie die Fragen.

„Herr B., 76 Jahre, hat vor einigen Wochen einen Schlaganfall erlitten. Nach der Akutversorgung im Krankenhaus wird er nun in einer Rehabilitationsklinik weiter behandelt. Er muss bestimmte körperliche Übungen machen und wird dazu vom Physiotherapeuten gezielt angeleitet. Seine Mitarbeit ist jedoch eher sporadisch, er erscheint nicht immer zu den Terminen, führt auch wenig Übungen eigenständig durch. Er wird wiederholt auf die Wichtigkeit der Kooperation hingewiesen. Der Physiotherapeut argumentiert folgendermaßen: ‚Wenn Sie nicht regelmäßig an den Übungen teilnehmen, dann wird Ihre körperliche Funktionsfähigkeit abnehmen und in wenigen Wochen müssen Sie wieder ins Krankenhaus.'"
(Brandenburg, Autonomie im Alter, 2002, S. 379)

Lernfeld 2.2

1. Inwiefern nehmen Herr B. und der Physiotherapeut unterschiedliche Zeitperspektiven ein?

2. Welches Problem ergibt sich dabei für Herrn B.?

3. Welches Problem ergibt sich aus der Position des Physiotherapeuten?

4. Wo sehen Sie die Lösung der Probleme?

Arbeitsauftrag „Autonomie und Aktivierung"
Lesen Sie das Fallbeispiel und bearbeiten Sie die nachfolgenden Aufgaben.

„Frau Y., 82 Jahre, lebt seit zwei Jahren in einem Altenheim. Sie ist übergewichtig, Diabetikerin und in ihrer Mobilität beeinträchtigt. Sie kann sich aber mithilfe eines Stocks im gesamten Haus problemlos bewegen. Vor drei Wochen hatte sie eine Lungenentzündung. Weil sie sich schwach fühlte, wurde ihr von den Pflegenden ein Rollstuhl kurzfristig zur Verfügung gestellt. Mittlerweile sind die Spätfolgen der Erkrankung abgeklungen, aber Frau Y. hat sich an die Benutzung des Rollstuhls gewöhnt. Vor allem die damit verbundene Aufmerksamkeit gefällt ihr sehr gut. Sie zeigt wenig Bereitschaft, darauf wieder zu verzichten. Der Ehemann von Frau Y. kommt regelmäßig zu Besuch, ist irritiert und fordert das Personal auf, nun endlich seiner Frau den Rollstuhl wegzunehmen, damit sie sich wieder alleine fortbewegen kann. Die Mitarbeiter erklären, dass sie sich nicht in der Lage sehen, Frau Y. zum Gehen zu zwingen. Im Übrigen schätzen sie das Rollstuhlthema auch nicht als besonders ernst zu nehmendes Problem ein."
(Brandenburg, Autonomie im Alter, 2002, S. 379)

1. Was will Frau Y., was will ihr Ehemann?

2. Wie verhält sich das Pflegepersonal?

3. Vervollständigen Sie die Problembeschreibung.

    Einerseits ist das Pflegepersonal verpflichtet, _____ zu pflegen und damit die _____ von Frau Y. zu fördern. Andererseits darf das Pflegepersonal Frau Y. _____ zum Laufen _____ .

4. Wie würden Sie das Problem lösen?

6.2 Sind Pflegeheime totale Institutionen?

Der amerikanische Soziologe Erving Goffman (1922–1982) lebte in den 50er Jahren des vergangenen Jahrhunderts monatelang unter den Patienten der psychiatrischen Bundesanstalt St. Elizabeths Hospital, Washington D.C. (damals 7.000 Patienten). Dabei beschrieb er das Leben in der Anstalt vom Standpunkt der Patienten aus und entwickelte so seine Theorie der totalen Institution. Goffman zählt neben Psychiatrien, Gefängnissen, Klöstern, Kasernen auch Altenheime zu den totalen Institutionen.

Ähnlichkeiten zwischen totalen Institutionen und Pflegeheimen

Die Gerontologin Ursula Koch-Straube begleitete in den 1990er Jahren fünfzehn Monate lang das Pflegepersonal in einem ganz normalen Pflegeheim. Dabei entdeckte sie, dass das von ihr untersuchte Pflegeheim auch Merkmale einer totalen Institution zeigte (vgl. Koch-Straube, Fremde Welt Pflegeheim, 2003, S. 343 ff.).

Merkmale totaler Institutionen	
Die Mitglieder sind aufgrund von Zwangsmaßnahmen unfreiwillig untergebracht.	1
Die totale Institution stellt eine eigene Welt mit einem beschränkten Kontakt zur Außenwelt dar.	2
„Alle Angelegenheiten des Lebens finden an ein und derselben Stelle, unter ein und derselben Autorität statt und in Anwesenheit einer großen Gruppe von Schicksalsgenossen." (Goffman, Asyle, 1977, S. 17)	3
„Alle Phasen des Arbeitstages sind exakt geplant, eine geht zu einem vorher bestimmten Zeitpunkt in die nächste über, und die ganze Folge der Tätigkeiten wird von oben durch ein System expliziter formaler Regeln und durch einen Stab von Funktionären vorgeschrieben." (Goffman, Asyle, 1977, S. 17)	4

Suchen Sie sich einen Partner und bearbeiten Sie folgende Aufgaben.

1. *Versuchen Sie sich die oben aufgeführten Merkmale totaler Institutionen, wie sie von Goffman herausgearbeitet worden sind, anhand eines Gefängnisses klarzumachen.*

2. Ordnen Sie mithilfe der Zahlen in der rechten Spalte der Tabelle (von Goffman) auf S. 125 die von Koch-Straube erhobenen Befunde den passenden Merkmalen totaler Institutionen zu.

Befunde von Koch-Straube	
„Bis in die kleinsten persönlichen Nischen spielt sich das Leben der BewohnerInnen unter der Aufsicht und den Augen von MitarbeiterInnen und MitbewohnerInnen ab." (Koch-Straube, Fremde Welt Pflegeheim, 2003, S. 344)	
„Für die meisten der BewohnerInnen entspringt die Unterbringung im Heim nicht einem von positiven Bildern getragenen Wunsch, sondern vielmehr dem Mangel an brauchbaren oder vorstellbaren Alternativen. Schwere Krankheiten und Behinderungen scheinen ihnen keine Wahl mehr offen zu lassen und Familienangehörige, Freunde, Nachbarn und VertreterInnen von Krankenhäusern und sozialen Diensten bestärken und drängen sie aus Mangel an materiellen und personellen Ressourcen in die Situation von umfassender Versorgung, in die Arme von alle Lebensbereiche reglementierenden Institutionen." (Koch-Straube, Fremde Welt Pflegeheim, 2003, S. 343–344)	
„Die BewohnerInnen verlassen selten das Heim, und dies ist nur nach Maßgabe und Begleitung von MitarbeiterInnen oder anderen Personen möglich. Besuche von außen werden von der Institution registriert, bewertet oder beschränkt." (Koch-Straube, Fremde Welt Pflegeheim, 2003, S. 344)	
„Wach-, Schlaf- und Essenszeiten, Behandlungen und Freizeitaktivitäten unterliegen den von der Institution vorgegebenen und von den MitarbeiterInnen ausgearbeiteten Plänen." (Koch-Straube, Fremde Welt Pflegeheim, 2003, S. 344)	

3. Überlegen Sie, wo Ihr eigenes Pflegeheim den Charakter einer totalen Institution aufweist.

Befunde der Infratest-Heimerhebung 2005

Der Untersuchung lagen Informationen über 4.229 Bewohner aus 609 Alteneinrichtungen zugrunde (vgl. Schneekloth, Hilfe- und Pflegebedürftige in Alteneinrichtungen, 2005, S. 3). Im Rahmen der Studie wurden auch Daten über Handlungsspielräume der Bewohner im Heimalltag und bei Routineabläufen erhoben (vgl. Schneekloth, Hilfe- und Pflegebedürftige in Alteneinrichtungen, 2005, S. 26).

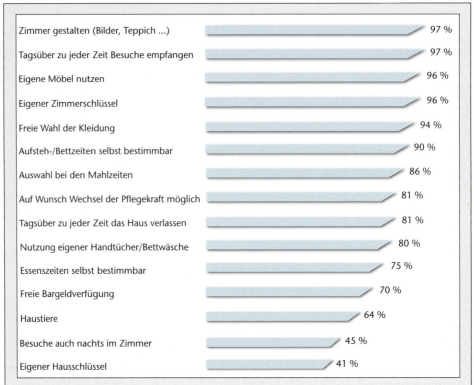

Handlungsspielräume von Heimbewohnern

Zimmer gestalten (Bilder, Teppich ...)	97 %
Tagsüber zu jeder Zeit Besuche empfangen	97 %
Eigene Möbel nutzen	96 %
Eigener Zimmerschlüssel	96 %
Freie Wahl der Kleidung	94 %
Aufsteh-/Bettzeiten selbst bestimmbar	90 %
Auswahl bei den Mahlzeiten	86 %
Auf Wunsch Wechsel der Pflegekraft möglich	81 %
Tagsüber zu jeder Zeit das Haus verlassen	81 %
Nutzung eigener Handtücher/Bettwäsche	80 %
Essenszeiten selbst bestimmbar	75 %
Freie Bargeldverfügung	70 %
Haustiere	64 %
Besuche auch nachts im Zimmer	45 %
Eigener Hausschlüssel	41 %

6 Autonomie im Alter: Handlungsspielräume für Heimbewohner

1. **Betrachten Sie die Grafik auf S. 126 unten und nennen Sie dann die Aussagen, die richtig sind.**

    (1) 4 Prozent der Heimbewohner konnte keine eigenen Möbel aufstellen oder nur sehr eingeschränkt.
    (2) 97 Prozent der Heimbewohner konnte ihr Zimmer nicht nach eigenem Ermessen mit Teppichen und Bildern gestalten.
    (3) Über 30 Prozent der Heimbewohner durften keine kleineren Haustiere wie z.B. Kanarienvögel halten.
    (4) 10 Prozent der Heimbewohner durften die Weck- und Schlafenszeiten nicht selbst bestimmen.
    (5) Weniger als die Hälfte der Heimbewohner konnte selbst bestimmen, wann sie essen.
    (6) Alle Heimbewohner konnten ihre Kleidung selbst auswählen.
    (7) 55 Prozent der Heimbewohner war es nicht erlaubt, Besucher in ihrem Zimmer übernachten zu lassen.
    (8) In etwa ein Drittel der Fälle konnten Heimbewohner nicht selbst über ihr Bargeld verfügen.
    (9) Während fast alle Heimbewohner über einen eigenen Zimmerschlüssel verfügten, besaß nur weniger als die Hälfte einen eigenen Hausschlüssel.
    (10) Immerhin fast 20 Prozent der Heimberwohner konnten nicht auf Wunsch die Pflegekraft wechseln.

    Richtige Aussagen: _____

2. **Überlegen Sie, wo die Gründe für noch bestehende Einschränkungen liegen.**

    _____
    _____
    _____
    _____
    _____

Fallstudien zur Wohn- und Lebenssituation in Heimen

Im Rahmen einer älteren Infratest-Heimerhebung von 1994 (MUGSLA-Studie, MUGSLA steht für „Möglichkeiten und Grenzen selbstständigen Lebens und Arbeitens in stationären Einrichtungen") untersuchten die Gerontologin Marianne Heinemann-Knoch und ihre Kolleginnen zwanzig Heime genauer. Sie gingen dabei von der Fragestellung aus, wie in Heimen die Selbstständigkeit, Selbstbestimmung und Individualität der Bewohner erhalten und gefördert werden (vgl. Heinemann-Knoch, Möglichkeiten und Grenzen, 1998, S. 84 ff.). Die Fallstudien erbrachten u. a. folgende Ergebnisse:

- In 19 von 20 Heimen wurden Doppelzimmer zugeteilt, nur ein Heim bot ausschließlich Einzelzimmer an.

- Dabei schien die Regel zu gelten: je höher die Pflegebedürftigkeit, desto wahrscheinlicher ein Doppelzimmer.

- Nicht selten erfolgte eine Verlegung vom Wohn- in den Pflegebereich, wobei sehr oft eigene Möbel nicht mitgenommen werden konnten.

- In keinem der untersuchten Fälle konnten die Bewohner mitbestimmen, mit wem sie im Zimmer zusammenwohnten.

- Mehrmals gelang es Bewohnern, mit viel Energie, Willen und Mut zur Konfrontation mit dem Pflegepersonal zu erreichen, dass sie ein Einzelzimmer bekamen. Vielen Bewohnern, die ebenfalls unter dem Leben im Doppelzimmer litten, fehlten solche Durchsetzungsfähigkeiten.

Lernfeld 2.2

Befragung von älteren Patienten und Heimbewohnern in Berlin

Im Rahmen des von der EU-Kommission unterstützten BIOMED 2 Projekts „Patient's autonomy and privacy in nursing interventions" (übersetzt: Die Autonomie und Privatheit von Patienten bei pflegerischen Interventionen) wurden 95 Patienten und Bewohner aus Berliner Kliniken der Geriatrie und Pflegeheimen interviewt (vgl. Schopp u. a., Autonomie, Privatheit und die Umsetzung des Prinzips, 2001, S. 29–37).

A) Bilden Sie Dreiergruppen. Jedes Gruppenmitglied bearbeitet seinen Arbeitsauftrag (S. 128 bis 130). Danach tauschen alle Gruppenmitglieder Ihre Arbeitsergebnisse aus.

Arbeitsauftrag „Informiertheit der älteren Patienten und Heimbewohner"
Betrachten Sie die Tabelle und beantworten Sie die darauf folgenden Fragen.

Pflegekräfte haben mich informiert hinsichtlich ...							
Inhalt der Information	n	immer %	häufig %	gelegentlich %	selten %	niemals %	nicht zutreffend %
Behandlung	95	42	17	17	12	11	1
Dauer des Aufenthalts	95	16	10	11	10	51	2
Risiken der Behandlungen	92	24	3	7	5	51	10
was ich essen und trinken kann	94	22	17	5	8	15	33
wann ich essen und trinken kann	95	12	2	3	10	27	46
Schmerzmittel	94	13	3	9	11	20	44
Medikamente	94	11	4	7	14	60	4
Unterstützung der Darmfunktion	95	6	3	5	9	29	48
Unterstützung der Blasenfunktion	95	4	6	4	6	24	56
Körperpflege	95	1	7	12	7	33	40
Hautpflege	95	2	5	6	6	28	53

Informationen für ältere Patienten und Heimbewohner (aus: Schopp u. a., Autonomie, 2001, S. 33)

1. Wie viele Untersuchungsteilnehmer gaben an, immer und häufig über Behandlungsmaßnahmen informiert worden zu sein?

2. Wie viele Teilnehmer wurden selten oder niemals über den Namen und die Dosis der Medikamente informiert?

3. Wie viele Teilnehmer wurden niemals oder selten über die möglichen Risiken der Behandlungen informiert?

4. Wie viele Teilnehmer erhielten niemals oder selten Informationen über Körperpflege?

5. Welches Gesamtbild ergibt sich dann?

Arbeitsauftrag „Entscheidungsmöglichkeiten der älteren Patienten und Heimbewohner"
Betrachten Sie die Tabelle und beantworten Sie die darauf folgenden Fragen.

Pflegekräfte gaben mir die Gelegenheit zu entscheiden über ...							
Inhalt der Entscheidung	n	immer %	häufig %	gelegentlich %	selten %	niemals %	nicht zutreffend %
Behandlungsalternativen	94	9	2	2	4	78	5
Dauer des Krankenhausaufenthalts	94	5	–	2	6	84	3
Beisein der Bezugsperson während der Behandlung	95	2	5	4	3	62	24
was ich esse und trinke	95	58	19	7	2	12	2
wann ich esse und trinke	95	4	2	3	8	71	12
welches Schmerzmittel ich einnehme	93	4	–	–	3	49	44
Einnahme von Schlafmitteln	95	26	–	6	8	6	54
Hilfsmittel bei der Blasenfunktion	92	5	2	–	6	25	62
Hilfsmittel bei der Darmfunktion	94	8	3	6	7	23	53
Körperpflege	94	32	17	5	3	21	22
Hautpflege	93	37	13	8	2	12	28

Entscheidungsmöglichkeiten für ältere Patienten und Heimbewohner

1. Wie viele Teilnehmer konnten selten oder niemals über Behandlungsalternativen entscheiden?

2. Wie viele Teilnehmer konnten immer und häufig darüber entscheiden, was und wann sie essen und trinken?

3. Wie viele Teilnehmer konnten selten oder niemals über Körper- und Hautpflege entscheiden?

4. Welches Gesamtbild ergibt sich dann?

Lernfeld 2.2

Arbeitsauftrag „Schutz der Privatsphäre"
Betrachten Sie die Tabelle und beantworten Sie die darauf folgenden Fragen.

Pflegekräfte respektieren meine Privatheit, indem ...							
Inhalt der Entscheidung	n	immer %	häufig %	gelegentlich %	selten %	niemals %	nicht zutreffend %
sie nur notwendige Fragen zur Pflege stellen	94	50	7	2	10	29	2
ich ungestört Besuch empfangen kann	95	86	10	–	–	1	3
sie beim Betreten der Zimmer an die Tür klopfen	95	61	23	10	2	3	1
ich ungestört essen kann	95	81	15	4	–	–	–
ich ungestört Kaffee/Tee trinken kann	93	85	10	4	–	–	1
sie keine Informationen über meine Medikamente weitergeben	72	31	1	3	–	17	48
ich ohne Beisein von anderen meine Medikamente besprechen kann	95	35	2	13	7	26	17
ich ohne Beisein von anderen meine Ausscheidungen verrichten kann	94	12	2	2	4	37	43
ich ohne Beisein von anderen einen Einlauf bekomme	94	2	–	–	–	6	92
ich ohne Beisein von anderen duschen/baden kann	95	54	14	4	–	6	22
ich ohne Beisein von anderen mich ausziehen kann	95	15	5	2	6	58	14

Schutz der Privatsphäre

1. Wie viele Teilnehmer gaben an, dass sie ungestört essen und trinken können?

2. Wie viele Teilnehmer konnten selten oder niemals ohne Beisein von Mitpatienten oder Mitbewohnern ihre Ausscheidungen verrichten?

3. Wie viele Teilnehmer konnten sich selten oder niemals ohne Beisein von Mitpatienten oder Mitbewohnern ausziehen?

4. Welches Gesamtbild ergibt sich dann?

6 Autonomie im Alter: Handlungsspielräume für Heimbewohner

B) *Gehen Sie noch einmal die Untersuchungsergebnisse durch. Welche Hauptprobleme ergeben sich bei der ärztlichen Behandlung und bei der Pflege aus der Sicht der betroffenen Patienten und Bewohner? Tragen Sie Ihre Ergebnisse in der Tabelle ein.*

Problemfeld: ärztliche Behandlung	Problemfeld: Pflege
▪	▪
▪	▪
	▪

Wie können Pflegeheime den Charakter totaler Institutionen überwinden?

Pflegeheime ähneln **mehr** oder **weniger** totalen Institutionen. Dabei ist es die Aufgabe der Heime, beharrlich die Lebensqualität ihrer Bewohner zu verbessern. Ausgehend von den obigen Untersuchungen sind unten Merkmale aufgeführt, die Pflegeheime in die Nähe totaler Institutionen bringen.

Bilden Sie Gruppen und überlegen Sie, durch welche geeigneten Reformmaßnahmen diese Merkmale beseitigt werden können. Tragen Sie Ihre Ergebnisse in die Tabelle ein.

Heimmerkmale	Reformmaßnahmen
unfreiwilliger Heimeintritt	
Abschottung des Heimes gegen die Außenwelt	
zu viele Doppelzimmer	
Zuweisung von Heimplätzen	

Bildungsverlag EINS GmbH

Lernfeld 2.2

Heimmerkmale	Reformmaßnahmen
mögliche Verlegung vom Wohn- in den Pflegebereich	
fremdbestimmte Weck-, Essens- und Schlafenszeiten	
Beschränkung der Zimmergestaltung und Haustierhaltung	
Ärzte informieren zu wenig über die Behandlung und entscheiden zu oft über Behandlungsalternativen	
Pflegekräfte informieren zu wenig über Pflegemaßnahmen und räumen den Bewohnern kein Mitspracherecht bei der Körperpflege ein	
Bewohner sind beim Ausscheiden und Ausziehen den Blicken von Mitbewohnern ausgesetzt	

6.3 Was könnte passieren, wenn die Autonomie von Heimbewohnern eingeschränkt wird?

In den 60er Jahren des vergangenen Jahrhunderts führte der amerikanische Psychologe Martin E. P. Seligman Experimente mit Hunden durch. Dabei entwickelte er die **Theorie der erlernten Hilflosigkeit** (vgl. Seligman, Erlernte Hilflosigkeit, 1999).

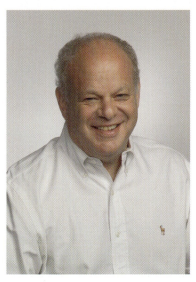

Martin E. P. Seligman

Der triadische Versuchsplan

Man spricht von einem triadischen Versuchsaufbau, weil die Versuchstiere bzw. die Versuchspersonen in drei Gruppen eingeteilt wurden.

1. Phase des Experiments

1. Setzen Sie die folgenden Wörter an der passenden Stelle im Lückentext ein.

ertragen, vermeiden, Beginn, derselben, nicht, ersten, nichts, dritten, tun, Stromstößen, verhindern, lernen, zweiten, Hunde, Reaktion, ebenfalls, keinen, aufhörten

Zu _____ des Experiments wurden die _____ der _____ Gruppe einzeln kurzen _____ ausgesetzt, die sie durch eine bestimmte _____, z. B. durch das Drehen eines Rades oder das Umlegen eines Hebels, _____ konnten. Mit der Zeit _____ die Hunde, die Stromstöße sofort durch die entsprechende Reaktion zu _____. Die Hunde der _____ Gruppe wurden _____ Stromstößen ausgesetzt. Nur führte hier die Betätigung des Hebels oder das Drehen des Rades nicht dazu, dass die Stromstöße _____. Das heißt: Die Hunde konnten _____ gegen die Stromstöße _____ und mussten diese _____. Die Hunde der _____ Gruppe befanden sich in _____ Versuchsumgebung, wurden aber _____ Stromstößen ausgesetzt.

2. Notieren Sie kurz in der Tabelle, wie es den Hunden in der jeweiligen Gruppe erging.

1. Gruppe von Hunden	2. Gruppe von Hunden	3. Gruppe von Hunden (Kontrollgruppe)

2. Phase des Experiments

Die Hunde der verschiedenen Gruppen wurden jetzt einzeln in eine **Shuttle Box** gestellt. Eine Shuttle Box ist ein Versuchskäfig mit zwei Abteilen, die durch eine halbhohe Wand voneinander getrennt sind. Der Boden des Versuchskäfigs kann elektrisch aufgeladen werden. In einem der Abteile befindet sich eine kleine Lampe, von der Lichtsignale ausgehen können (vgl. Seligman, Erlernte Hilflosigkeit, 1999, S. 21).

Zeichnen Sie eine Shuttle Box.

Lernfeld 2.2

Die Hunde wurden nun folgender Versuchsanordnung ausgesetzt: Ein Hund wurde in ein Abteil gestellt. Danach erschien das Lichtsignal. Nach zehn Sekunden wurden Stromstöße in den Bodenbereich abgegeben, wo sich der Hund befand. Der Hund konnte nun die halbhohe Trennwand überspringen, um in das andere Abteil zu gelangen. Dort war der Boden nicht elektrisch aufgeladen. Der Versuch wurde mehrere Male wiederholt.

Überlegen Sie, wie sich die Hunde der verschiedenen Gruppen womöglich verhielten. Tragen Sie Ihre Überlegungen in die Tabelle ein.

Reaktion der Hunde der 1. Gruppe	Reaktion der Hunde der 2. Gruppe	Reaktion der Hunde der 3. Gruppe (Kontrollgruppe)

Therapie und Prävention

Die hilflosen Hunde der 2. Gruppe konnten mit Erfolg **therapiert** werden, d. h. von ihrer Hilflosigkeit geheilt werden. Dazu war es notwendig, in der Shuttle Box zunächst die Trennwand zu entfernen und beim Stromstoß den Hund mit einer Leine in den stromfreien Bereich zu zerren. Danach wurde der Hund wieder zurückgezogen und bei einem neuen Stromstoß wieder in den stromfreien Bereich gezerrt. Seligman schreibt:

„Nach fünfundzwanzig- bis zweihundertmaligem Hinundherzerren fingen alle Hunde an, von sich aus zu reagieren. Hatten sie einmal angefangen zu reagieren, bauten wir die Trennwand stufenweise wieder auf, und die Hunde fuhren trotzdem fort zu entfliehen und zu vermeiden. Die Heilung von Hilflosigkeit war vollständig und dauerhaft, und wir haben dieses Verfahren bei ungefähr 25 Hunden (...) wiederholt."
(Seligman, Erlernte Hilflosigkeit, 1999, S. 53)

Seligman untersuchte auch, ob bei Hunden Hilflosigkeit vorgebeugt werden kann (Prävention), d. h. ob Hunde gegen Hilflosigkeit immun werden können. Dazu führte er den nachfolgenden Versuch durch (vgl. Seligman, Erlernte Hilflosigkeit, 1999, S. 54).

Überlegen Sie, wie der Hund in der Shuttle Box reagierte und vervollständigen Sie den Satz.

Ein Hund lernte Stromstöße zu vermeiden (siehe Hunde der 1. Gruppe).

↓

Derselbe Hund wurde Stromstößen ausgesetzt, ohne dass er etwas dagegen tun konnte (siehe Hunde der 2. Gruppe).

↓

Derselbe Hund kam in die Shuttle Box und _____

Versuch mit Menschen

Donald Hiroto (vgl. Seligman, Erlernte Hilflosigkeit, 1999, S. 27) wiederholte das Hundeexperiment in ähnlicher Weise bei Studenten. Dabei untersuchte er drei verschiedene Gruppen:

- Die 1. Gruppe bekam ein unangenehmes Geräusch dargeboten, das sie durch einen Knopfdruck abzustellen lernte.
- Die 2. Gruppe wurde dem gleichen Geräusch ausgesetzt, ohne dass die Versuchspersonen der Gruppe das Geräusch beseitigen konnten.
- Die 3. Gruppe (Kontrollgruppe) bekam kein Geräusch dargeboten.

Danach wurde jede Versuchsperson mit einer Finger-shuttle-box untersucht: Um dem Geräusch zu entgehen, mussten die Versuchspersonen nur ihre Hand von der einen Seite der shuttle box zur anderen bewegen.

Überlegen Sie, wie die Studenten in den verschiedenen Gruppen beim Umgang mit der Shuttle Box reagierten.

_____

_____

_____

_____

_____

Zusammenfassung:
Nach Seligman erlernen Menschen Hilflosigkeit in einem Dreischritt:
1. Jemand nimmt wahr, dass seine eigenen Handlungen nichts bewirken.
2. Solche Erfahrungen verdichten sich zu der Überzeugung, ohnmächtig zu sein.
3. Die Person wird sich dann passiv verhalten und niedergeschlagen bis depressiv sein.

Erlernte Hilflosigkeit bei Heimbewohnern

Im Anschluss an Seligman kann man folgende Hypothese (Annahme) aufstellen:
Wenn ein Heimbewohner die Lebensumstände im Heim wenig oder gar nicht beeinflussen kann, besteht die Gefahr, dass er hilflos, passiv und sogar depressiv wird.

Machen Sie sich diese Hypothese an dem folgenden Fallbeispiel klar. Überlegen Sie, wo es Parallelen zu den Hunden und Studenten der jeweils zweiten Gruppe gibt und tragen Sie Ihre Ergebnisse in die Tabelle auf S. 136 ein..

Frau Meier war ihr Leben lang Hausfrau. Sie lebt seit kurzem im Pflegeheim. Dabei fühlt sie sich rüstig genug, um ihr Zimmer sauber zu halten. Als sie nach einem Putzeimer und Lappen fragt, wird sie vom Pflegepersonal darauf aufmerksam gemacht, dass die Reinigung der Zimmer die Aufgabe des hauseigenen Reinigungsdienstes sei. Als sie wieder einmal beim Staubwischen überrascht wird, weist die Wohnbereichsleiterin sie ausdrücklich auf die Hausordnung hin. Mit der Zeit gibt Frau Meier entmutigt ihre Putzversuche auf. Einmal stieß sie aus Versehen eine volle Blumenvase um und klingelte nach der Schwester, obwohl neben ihr ein voller Packen Tischservietten lag. Beklagte sich Frau Meier in der Anfangszeit oft über die oberflächliche Arbeit der Putzfrauen, so sind ihre Klagen inzwischen verstummt.

Bildungsverlag EINS GmbH

Lernfeld 2.2

Personen und Hunde	Ohnmachtserfahrung bei einem negativen Reiz	Folge	Hilflose Reaktion in einer Situation, in der der negative Reiz auftritt
Frau Meier			
Hund der 2. Gruppe			
Student der 2. Gruppe			

Seligman sieht die Situation älterer Menschen eher düster, wenn er schreibt: *„Wir zwingen sie, sich mit 65 Jahren pensionieren zu lassen, wir stecken sie in Altersheime. Wir ignorieren unsere Großeltern, wir rangieren sie aus – wir sind eine Nation, die alte Menschen der Kontrolle über die für sie bedeutsamsten Ereignisse ihres täglichen Lebens beraubt. Wir töten sie."*
(Seligman, Erlernte Hilflosigkeit, 1999, S. 175)

Der Pflegewissenschaftler Thomas Lensing hat in den 1990er Jahren acht Bewohner einer Alteneinrichtung interviewt, um deren Lebensziele und Lebensperspektiven zu untersuchen. In seinem Bericht kommt er auch auf Seligman zu sprechen (vgl. Lensing, Vorschau oder Rückblick?, 1999, S. 27–79).

„Offensichtlich sieht auch Seligman Einrichtungen der stationären Altenpflege als Organisationen an, in denen die dort lebenden Menschen fremdbestimmt und ohne jeglichen Einfluss ihr Dasein fristen müssen (...) Im Rahmen dieser Studie konnte bei den befragten Personen jedoch ermittelt werden, dass zwar einerseits Verluste der Kontrolle bzw. Einflussmöglichkeiten beschrieben werden (beispielsweise beim Frühstück), andererseits aber ebenso Freiräume bestehen, die von den BewohnerInnen hervorgehoben und betont werden. Diese Entscheidungs- und Gestaltungsfreiräume bewirken ein hohes Maß an erlebter Selbstwirksamkeit und sind für die BewohnerInnen von besonderer Wichtigkeit. Hier sei u. a. die Möglichkeit der Eigenmöblierung des Appartements genannt sowie die Entscheidungsfreiheit, je nach Wunsch entweder im wohnbereichseigenen ‚Restaurant' oder im eigenen Zimmer zu essen. Daher scheint sich die (...) Vermutung zu bestätigen, dass eine positive Gesamtbilanz in Bezug auf die eigene Gestaltungsmöglichkeit die entscheidende Variable für ein zufriedenes Dasein in einer Einrichtung der stationären Altenpflege darstellt. Formen einer ‚erlernten Hilflosigkeit' konnten daher in diesem Zusammenhang bei den befragten Personen nicht identifiziert werden."
(Lensing, Vorschau oder Rückblick?, 1999, S. 53–54)

Lesen Sie Lensings Ausführungen auf S. 136 und überlegen Sie, wie er gegen Seligman argumentiert.

6.4 Was könnte passieren, wenn die Autonomie von Heimbewohnern erweitert wird?

Aus ethischen Gründen ist es unzulässig, Heimbewohnern im Rahmen eines Experiments gezielt Entscheidungs- und Wahlmöglichkeiten zu entziehen und dann zu überprüfen, ob die beteiligten Bewohner tatsächlich hilflos, passiv und sogar depressiv werden, wie Seligman in seiner Theorie der erlernten Hilflosigkeit behauptet. Umgekehrt ist es sehr wohl möglich, Heimbewohnern viel mehr Entscheidungs- und Wahlmöglichkeiten zu geben, als ihnen im Heimalltag normalerweise zustehen, und dann die Auswirkungen eines solchen Autonomiegewinns zu erforschen. Genau dies haben die Psychologen Winfried Saup und Dieter Ulich am Ende der 80er Jahre des vergangenen Jahrhunderts in dem Forschungsprojekt „Veränderung der Mikroökologie im Altenheim" getan (vgl. Saup, Wenn Altenheimbewohner selbst bestimmen können, 1993). Dabei wurden Bewohnergruppen aus vier Augsburger Altenheimen untersucht:

- Die Mitglieder der Gruppe A (Interventionsgruppe) konnten nach eigenen Wünschen ihr Heim umgestalten.

- Auf dem Stockwerk der Gruppe B (Vergleichsgruppe) wurden alle Veränderungen eingeführt, für die sich die Gruppe A entschieden hatte, ohne dass die Mitglieder der Gruppe B dabei ein Mitspracherecht bekamen.

- Die Mitglieder der Gruppe C (Kontrollgruppe) wurden nur regelmäßig von Studenten, die in dem Forschungsprojekt mitarbeiteten, besucht.

- Auf dem Stockwerk der Gruppe D (Kontrollgruppe) wurde nicht eingegriffen.

Überlegen Sie, welche Funktion die Kontrollgruppen hatten.

Wie ging das Forschungsteam bei der Interventionsgruppe vor?

Warming-up-Phase
Während eines Zeitraums von zwei Monaten führten Projektmitarbeiter wiederholt Einzelgespräche mit jedem Mitglied der Interventionsgruppe. Es wurden Probleme der Alltagsgestaltung angesprochen und die Bewohner jeweils aufgefordert, Wünsche zu äußern, wie man das direkte Lebensumfeld im Heim umgestalten solle. Dabei wurden von den Bewohnern viele Belastungen angeführt, die Anknüpfungspunkte für spätere Milieuveränderungen sein konnten.

Lernfeld 2.2

Unter anderem wurden die folgenden Belastungen genannt. Ordnen Sie diese mithilfe von Pfeilen den verschiedenen Kategorien zu.

klein-räumliche Aspekte	Die einheitliche Portionierung der Gerichte wird bemängelt; die Größe der Portionen kann nicht individuell bestimmt werden.
	Es ist unklar, um welchen Betrag sich die Haarpflege verteuert, wenn der Friseur auf das Zimmer kommt.
	Die Sessel im Aufenthaltsraum sind zu niedrig.
Organisatorische Aspekte	Es ist nicht bekannt, wie das Fernsehgerät bedient wird.
	Das Abendessen wird am Wochenende zu früh (15.30 Uhr) angeboten; deshalb ist der Tee schon am frühen Abend kalt.
	Im Flur fehlt eine Sitzgelegenheit.
Freizeitbereich	Die Essenstabletts aus Edelstahl sind zu schwer und schlecht zu tragen.
	Die Neonlampen im Aufenthaltsraum sind unangenehm.
	Singstunden, Gymnastik, Bastelkurse und Diavorträge werden zu selten angeboten.
Informationsdefizite	Manchmal wird ein anderes Mittagsgericht serviert als auf dem Speiseplan angekündigt ist.

Gruppensitzungen

Danach trafen sich zwei Projektmitarbeiter über einen Zeitraum von vier Monaten mit allen Mitgliedern der Interventionsgruppe zu insgesamt acht Gruppensitzungen.

In der **1. Sitzung** wurden die Bewohner mittels Dias für die klein-räumlichen Aspekte (Flure, Gruppenräume, Sitzecken usw.) sensibilisiert und ihnen die Veränderungsvorschläge aus den Einzelgesprächen vorgestellt. In der **2. Sitzung** einigten sich die Bewohner auf folgende Bereiche, in denen Veränderungen vorgenommen werden sollten: Bilder, Spiegel, Sessel, Pflanzen. In der **3. Sitzung** brachten die Projektmitarbeiter verschiedene Abbildungen von Bildern, Spiegeln, Sesseln und Pflanzen mit. Die Bewohner konnten dann ihre Auswahl treffen. Im Anschluss an die Sitzung kauften die Projektmitarbeiter die mehrheitlich ausgewählten Objekte. In der **4. Sitzung** wurde im Rahmen einer Stockwerksbegehung von den Bewohnern entschieden, wo die Gegenstände platziert werden sollten.

Tragen Sie in das Flussdiagramm die verschiedenen Phasen der Entscheidungsfindung ein.

In der **5. bis 7. Sitzung** ging es um das Thema „Informationsfluss im Heim". Die Bewohner gestalteten dabei das schwarze Brett neu: Einteilung in verschiedene Zonen für Tages-, Monats- und Dauerinformationen, größerer Schrifttypus, zusätzliche Informationen (Beschwerdesprechstunde der Heimleitung, Fahrplan für städtische Busse usw.). Darüber hinaus wurde ein eigenes Abendbrotbuffet entwickelt. In der **8. Sitzung** wurden zur Gestaltung des Speiseplans gemeinsame Treffen zwischen Küchenleitung und Mitgliedern der Interventionsgruppe vereinbart.

Probleme bei den Gruppensitzungen
Im Fortgang der Gruppensitzungen musste eine Reihe von Problemen bewältigt werden:

- Anfänglich waren viele Bewohner passiv und unfähig, Wünsche zu äußern.
- Viele hatten Schwierigkeiten, sich in der Gruppe zu äußern (im Gegensatz zu den Einzelgesprächen).
- Einige hatten die Furcht, als „Nestbeschmutzer" zu gelten, d. h. sie befürchteten, dass die Veränderungen als Angriff auf das Altenheim empfunden werden könnten.
- Auch brachen Konflikte zwischen Bewohnern wieder auf.
- Es bestand die Angst, dass die Veränderungen zu einer Erhöhung der Heimkosten führen könnten.

Untersuchungsergebnisse
Bevor die Interventionsgruppe daran ging, ihr Heim umzugestalten, wurden alle Untersuchungsgruppen (A, B, C, D) einem **Vortest (t1)** unterworfen. Nach Abschluss der Umgestaltungsphase in der Interventionsgruppe untersuchte man wiederum alle Gruppen über Monate hinweg mithilfe mehrerer **Nachtests (t2, t3, t4)**. In den Tests wurden die Heimbewohner selbst befragt, wie sie ihr eigenes Befinden einschätzen, dann aber auch das Personal in den Heimen, wie es das Befinden der Untersuchungsteilnehmer einstuft.
In der Tabelle ist dargestellt, wie das Heimpersonal den psychischen Zustand der Bewohner in den verschiedenen Nachtests je im Verhältnis zum Vortest einschätzte.

Veränderungen der psychischen Befindlichkeit in den Untersuchungsgruppen (Fremdeinschätzung)													
Fremdrating der Heimmitarbeiterinnen zur psychischen Befindlichkeit		Untersuchungsgruppen											
		A			B			C			D		
		N	N-/N+	p	N	N-/N+	p	N	N-/N+	p	N	N-/N+	p
Leistungsbezogene Aktivität[a]	t1–t2	39	4/26	***	29	7/15	ns	49	32/14	**	33	8/15	ns
	t1–t3	38	6/25	**	28	8/13	ns	46	29/13	**	31	14/11	ns
	t1–t4	35	9/19	ns	25	11/8	ns	40	20/10	ns	29	10/14	ns
Allgemeine Desaktivität[a]	t1–t2	39	20/8	ns	29	2/12	ns	49	16/23	ns	33	11/12	ns
	t1–t3	38	23/9	ns	28	9/15	ns	46	10/31	**	31	13/9	ns
	t1–t4	35	13/8	ns	25	6/15	*	40	4/28	***	29	6/13	*
Allgemeines Wohlbehagen[a]	t1–t2	39	4/27	***	29	3/17	**	49	13/28	ns	33	5/17	**
	t1–t3	38	7/24	**	28	8/17	*	46	19/25	ns	31	10/18	ns
	t1–t4	35	5/24	**	25	9/8	ns	40	11/19	ns	29	7/15	ns
Emotionale Gereiztheit[a]	t1–t2	39	26/5	***	29	24/2	***	49	12/30	*	33	9/16	ns
	t1–t3	38	24/7	**	28	17/4	**	46	8/31	***	31	7/17	ns
	t1–t4	35	17/10	ns	25	13/8	ns	40	7/29	***	29	6/18	**
hoffnungslos[b]	t1–t2	39	26/3	***	29	16/7	ns	49	7/19	*	33	8/14	ns
	t1–t3	38	22/7	**	28	14/4	*	45	9/13	ns	30	7/13	ns
	t1–t4	35	22/6	**	25	13/4	*	38	5/14	ns	29	6/18	*

Lernfeld 2.2

Veränderungen der psychischen Befindlichkeit in den Untersuchungsgruppen (Fremdeinschätzung)													
Fremdrating der Heimmitarbeiterinnen zur psychischen Befindlichkeit		Untersuchungsgruppen											
		A			B			C			D		
		N	N-/NN+	p	N	N-/N+	p	N	N-/N+	p	N	N-/N+	p
niedergeschlagen[b]	t1–t2	39	22/5	**	29	15/5	*	49	8/12	ns	33	7/10	ns
	t1–t3	38	20/8	*	28	16/4	*	45	12/18	ns	31	5/13	ns
	t1–t4	34	18/6	*	25	15/2	**	40	5/24	***	29	5/14	ns
zufrieden[b]	t1–t2	38	3/20	***	29	2/12	*	48	12/10	ns	32	2/9	ns
	t1–t3	38	3/24	***	28	4/7	ns	45	14/5	ns	31	13/8	ns
	t1–t4	35	5/14	ns	25	6/6	ns	40	14/8	ns	29	5/6	ns
unabhängig[b]	t1–t2	39	11/13	ns	28	9/11	ns	49	20/10	ns	33	19/3	***
	t1–t3	38	15/7	ns	28	6/18	*	46	17/9	ns	31	16/3	**
	t1–t4	35	13/9	ns	25	1/15	***	40	12/12	ns	29	16/3	**
kontaktfreudig[b]	t1–t2	39	11/13	ns	29	5/11	ns	49	25/9	*	33	7/13	ns
	t1–t3	38	11/13	ns	28	6/13	ns	45	16/10	ns	31	9/8	ns
	t1–t4	34	12/9	ns	25	11/7	ns	40	14/6	ns	29	8/7	ns
angsterfüllt[b]	t1–t2	39	24/4	***	29	16/3	**	49	6/18	*	33	6/16	ns
	t1–t3	38	25/4	***	28	14/7	ns	46	4/18	**	31	8/10	ns
	t1–t4	35	18/7	*	25	11/7	ns	40	5/24	***	29	5/16	*

Anmerkungen:
N = Gesamtzahl der Probanden; N–: Anzahl von Personen mit einer Score/Werte-Abnahme; N+: Anzahl von Personen mit einer Score/Werte-Zunahme.
a = Ergebnisse des Wilcoxon Vorzeichenrangtests;
b = Ergebnisse des Vorzeichentests
p = Werte für zweiseitige Signifikanztests.
  *p≤ .05; **p≤ .01; *** p≤ .011.

Bilden Sie Gruppen. Betrachten Sie die obige Tabelle (S. 139/140, einschließlich der Anmerkungen) und beantworten Sie folgende Fragen.

1. In welchen Bereichen der psychischen Befindlichkeit gab es bei der Interventionsgruppe (Gruppe A) Zunahmen, wo Abnahmen?

2. Wie unterschied sich die Interventionsgruppe von der Vergleichsgruppe (Gruppe B)? Welcher Schluss ist daraus zu ziehen?

3. Wie schnitten im Vergleich dazu die beiden Kontrollgruppen (Gruppe C und D) ab?

_____
_____
_____
_____
_____

4. Fassen Sie die Untersuchungsergebnisse kurz zusammen.

_____
_____
_____
_____
_____
_____
_____
_____

6.5 Wie erleben Heimbewohner ihre Autonomie?

Ob ein Heimbewohner beim Verlust von Entscheidungs- und Wahlmöglichkeiten hilflos, passiv und sogar depressiv oder ob er beim Zugewinn von Entscheidungs- und Wahlmöglichkeiten aktiver und zufriedener wird, hängt wohl letztlich von seiner subjektiven Wahrnehmung ab.

Autonomie und Sicherheit

Ältere Menschen gehen bei fortschreitender Hilfe- und Pflegebedürftigkeit auch wegen der Sicherheit in ein Heim. Sie wollen sicher sein, dass ihnen, wenn sie Hilfe benötigen, geholfen wird. Und sie wollen ein psychologisches Sicherheitsgefühl (vgl. Wahl, „Das kann ich allein!", 1991, S. 93).

1. *Auch die Studie von Thomas Lensing (siehe Kap. 6.3) spricht dieses Thema an. Lesen Sie den Text und kreuzen Sie anschließend die richtigen Aussagen an.*

„Diese Studie verdeutlicht, dass insbesondere das Bedürfnis nach Sicherheit letztendlich den Ausschlag für die Entscheidung zu einer Heimübersiedlung gibt, da der Umzug in eine stationäre Altenhilfeeinrichtung offensichtlich erst dann stattfindet, wenn ein Leben in der bisherigen Wohnung beispielsweise aufgrund einer zunehmenden Sturzgefahr oder drastischer Einschränkungen der Mobilität, nicht mehr möglich ist. Der notwendige Hilfebedarf für das weitere Leben wird realisiert, und das Bedürfnis nach einer Sicherheit gewährenden Umgebung steht im Vordergrund. Offensichtlich ist dabei das Bedürfnis nach Sicherheit von größerer Bedeutung als das Verlangen nach umfassender Autonomie. Einschränkungen im letzteren Bereich, wie sie zum Beispiel durch das ‚Sich-an-die-Frühstückszeiten-anpassen-müssen' realisiert werden, spielen letztendlich eine weniger wichtige Rolle als die gewährleistete Sicherheit, in wesentlichen Bereichen bei Bedarf Hilfe und Unterstützung erhalten zu können."
(Lensing, Vorschau oder Rückblick?, 1999, S. 54f.)

Lernfeld 2.2

(1) Das Sicherheitsbedürfnis der von Lensing untersuchten Heimbewohner ...

- *war ein entscheidender Grund für den Heimeintritt.* ☐
- *spielte beim Heimeintritt auch eine Rolle.* ☐

(2) Die Anpassung an feste Frühstückszeiten wurde als (...) eingestuft.

- *sehr belastend* ☐
- *weniger belastend* ☐
- *Nebensache* ☐

(3) Die Aussicht auf Sicherheit im Heim führte dazu, dass die Bewohner ...

- *sehr unter den Einschränkungen ihrer Autonomie litten.* ☐
- *die Einschränkungen ihrer Autonomie als Problem wahrnahmen.* ☐
- *die Einschränkungen ihrer Autonomie eher als ein unwichtigeres Problem ansahen.* ☐
- *weniger unter den Einschränkungen ihrer Autonomie litten.* ☐

2. Vervollständigen Sie den folgenden Satz.

Sowohl die Aussicht auf Sicherheit als auch die Möglichkeit, über Entscheidungs- und Wahlmöglichkeiten an anderer Stelle zu verfügen (siehe Kap. 6.3) führen dazu, dass _____

_____

_____

_____

Zum subjektiven Erleben von Heimbewohnern

In einem Forschungsprojekt an der katholischen Fachhochschule in Freiburg wurden sechs geistig orientierte Pflegeheimbewohnerinnen mit Pflegestufe 1 (im Sinne der Pflegeversicherung) bzgl. der Alltagsbereiche Körperpflege, Ernährung, Freizeit und Wohnen daraufhin befragt,

- wie gut sie sich informiert fühlen (z. B. über den Zeitpunkt der morgendlichen Körperwäsche, den Speiseplan, die Möglichkeiten der Freizeitgestaltung und Möblierung),
- für wie groß sie ihre Entscheidungsspielräume halten,
- welche Gefühle sie haben, wenn sie nicht entscheiden dürfen.

(vgl. Huber u. a., Autonomie im Alter, 2005, S. 47–71)

6 Autonomie im Alter: Handlungsspielräume für Heimbewohner

Suchen Sie sich einen Partner.
In der Tabelle finden Sie wichtige Ergebnisse der gennanten Untersuchung. Überlegen Sie, wie sich die verschiedenen Befunde erklären lassen. Tragen Sie Ihre Erklärungen in die Tabelle ein.

Untersuchungsergebnisse	Erklärungen
Die meisten Bewohnerinnen fühlten sich gut informiert, schätzten aber ihre Entscheidungsspielräume eher gering ein.	
Die Dimension „Wohnen" wurde als sehr wichtig eingeschätzt (z. B. ob man bei der Zimmerbelegung mitbestimmen darf).	
Auch wenn die Bewohnerinnen ihre Entscheidungsspielräume gering einschätzten, äußerten sie doch ein breites Spektrum von Gefühlen. So waren manche dennoch zufrieden, andere fühlten sich ausgeliefert oder bevormundet und empfanden die Situation als entwürdigend.	▪ ▪

Kontrollfragen

1. Was wird in der gerontologischen Forschung unter Autonomie und Selbstständigkeit verstanden?

2. Welche Probleme ergeben sich im Zusammenhang mit Entscheidungen von Heimbewohnern?

3. Was versteht Goffman unter einer totalen Institution?

4. Nennen Sie Merkmale, die Heime in die Nähe totaler Institutionen bringen. Durch welche Reformmaßnahmen lassen sich diese Merkmale überwinden?

5. Erläutern Sie Seligmans Theorie der erlernten Hilflosigkeit.

6. Lässt sich die Theorie der erlernten Hilflosigkeit auch auf die Situation von Heimbewohnern übertragen?

7. Stellen Sie das Forschungsprojekt „Veränderung der Mikroökologie im Altenheim" dar.

8. Gehen Sie auf die Annahme ein, dass es von der subjektiven Wahrnehmung eines Heimbewohners abhängt, als wie belastend er geringe Entscheidungsspielräume empfindet.

Lernfeld 1.3 und 2.2

7 Selbstständigkeit im Alter: Aktivierende Pflege – ein alter Hut?

> **Übersicht**
> 7.1 Selbstständigkeit im Alter: Bestandsaufnahme
> 7.2 Ursachen der Unselbstständigkeit von Heimbewohnern
> 7.3 Förderung der Selbstständigkeit von Heimbewohnern

7.1 Selbstständigkeit im Alter: Bestandsaufnahme

In der gerontologischen Forschung wird unter Selbstständigkeit die Fähigkeit eines Menschen verstanden, sein Leben aus eigener Kraft so führen zu können, dass er der Hilfe und Unterstützung durch andere nicht regelmäßig bedarf (siehe Kap. 6.1). Selbstständigkeit in diesem Sinne gehört dann wohl zu den wichtigsten Lebenszielen der meisten Menschen in unserer Gesellschaft.

Formen der Selbstständigkeit

In den 1990er Jahren unterzogen die Gerontologen **Andreas Kruse** und Eric Schmitt 1092 Personen einem Test, die zwischen 60 und über 84 Jahre alt waren. Davon lebten 745 Personen in den alten und 347 in den neuen Bundesländern. Es wurde untersucht, inwieweit die befragten Personen jede der in der folgenden Tabelle aufgeführten 23 Aktivitäten „ohne Schwierigkeiten" (= Skalenpunkt 1), „mit Schwierigkeiten" (= Skalenpunkt 2) oder „nicht mehr ohne Hilfe durch andere Personen" (= Skalenpunkt 3) ausführen konnten (vgl. Kruse/Schmitt, Formen der Selbstständigkeit in verschiedenen Altersgruppen, 1995, S. 310).

Die beiden Gerontologen gelangten dabei zu dem Ergebnis, dass sich drei Formen der Selbstständigkeit, nämlich relative Selbstständigkeit, Hilfebedarf und Pflegebedarf unterscheiden lassen.

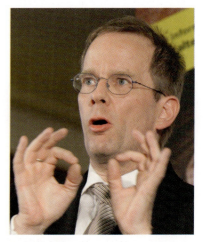

Andreas Kruse

Altersgruppe	Gesamtstichprobe n = 1092	relative Selbstständigkeit n = 619	Hilfebedarf n = 322	Pflegebedarf n = 151
60–64 Jahre	93 (100 %)	85 (91,4 %)	6 (6,5 %)	2 (2,2 %)
65–69 Jahre	108 (100 %)	98 (90,7 %)	9 (8,3 %)	1 (0,9 %)
70–74 Jahre	221 (100 %)	201 (91,0 %)	14 (6,3 %)	6 (2,7 %)
75–79 Jahre	232 (100 %)	131 (56,5 %)	88 (37,9 %)	13 (5,6 %)
80–84 Jahre	224 (100 %)	63 (28,1 %)	104 (46,4 %)	57 (25,4 %)
über 84 Jahre	212 (100 %)	39 (18,4 %)	101 (47,6 %)	72 (34,0 %)

Verteilung der Formen der Selbstständigkeit in verschiedenen Altersgruppen
(aus: Kruse/Schmitt, Formen der Selbstständigkeit in verschiedenen Altersgruppen, 1995, S. 232)

7 Selbstständigkeit im Alter: Aktivierende Pflege – ein alter Hut?

	Relative Selbstständigkeit u = 463/156	Hilfebedarf n = 172/150	Pflegebedarf n = 110/41
1. das Bett verlassen	1.13/1.04	1.57/1.56	2.20/2.29
2. Körper waschen oder duschen	1.11/1.05	1.95/1.79	2.56/3.00
3. sich kämmen/rasieren	1.10/1.04	1.22/1.29	2.30/2.54
4. alleine Toilette benutzen	1.03/1.01	1.30/1.33	2.28/2.54
5. sich an- und ausziehen	1.13/1.09	1.77/1.81	2.55/2.99
6. essen/trinken	1.01/1.01	1.13/1.07	1.72/1.78
7. Mahlzeiten zubereiten	1.43/1.50	2.26/2.28	2.86/3.00
8. Nahrung schneiden	1.08/1.06	1.49/1.65	2.57/2.76
9. auf einen Stuhl setzen/aufstehen	1.16/1.03	1.56/1.42	2.14/2.02
10. in der Wohnung umhergehen	1.11/1.04	1.68/1.61	2.23/2.22
11. Treppen steigen	1.54/1.53	2.28/2.25	2.59/2.56
12. Wohnung putzen	1.92/1.90	2.76/2.83	2.90/3.00
13. Wäsche machen	1.79/2.01	2.66/2.85	2.92/3.00
14. sich baden	1.52/1.58	2.72/2.72	2.86/3.00
15. Medikamente richten/einnehmen	1.07/1.04	1.52/1.53	2.87/2.76
16. telefonieren	1.03/1.34	1.26/1.87	2.49/2.71
17. Wohnung heizen	1.04/1.44	1.33/1.87	2.37/2.74
18. tagsüber allein bleiben	1.01/1.02	1.13/1.21	2.22/2.37
19. finanzielle Angelegenheiten regeln	1.27/1.45	2.03/2.59	2.90/3.00
20. Lebensmittel einkaufen	1.70/1.51	2.78/2.75	2.95/3.00
21. Besuche machen	1.40/1.21	2.64/2.71	2.94/2.98
22. öffentliche Verkehrsmittel benutzen	1.55/1.44	2.81/2.87	2.99/3.00
23. sich außerhalb zurechtfinden	1.08/1.06	1.75/1.19	2.65/2.22

Mittelwerte der 23 ADL/iADL in den drei Formen der Selbstständigkeit – getrennt für alte und neue Bundesländer (die für die alten Bundesländer ermittelten Werte sind auf der linken Seite, die für die neuen Bundesländer ermittelten Werte sind auf der rechten Seite aufgeführt).
(aus: Kruse/Schmitt, Formen der Selbstständigkeit in verschiedenen Altersgruppen, 1995, S. 230)

Suchen Sie sich einen Partner. Betrachten Sie die beiden Tabellen oben und bearbeiten Sie folgende Aufgaben.

1. *Beschreibe Sie die drei Formen der Selbstständigkeit.*

   Relative Selbstständigkeit

Erläuterung

Schwierigkeiten bei folgenden Aktivitäten

Befunde (Teilnehmer aus den neuen Bundesländern)

Lernfeld 1.3 und 2.2

Hilfebedarf

Erläuterung

Schwierigkeiten bei folgenden Aktivitäten

Befunde (Teilnehmer aus den neuen Bundesländern)

Pflegebedarf

Erläuterung

Schwierigkeiten bei folgenden Aktivitäten
▪
▪
▪

Befunde (Teilnehmer aus den neuen Bundesländern)

2. Wie verteilten sich diese Formen in den verschiedenen Altersgruppen?

   ▪

   ▪

7 Selbstständigkeit im Alter: Aktivierende Pflege – ein alter Hut?

Welche Bedeutung hat Selbstständigkeit für kranke ältere Menschen?

Weiterhin untersuchten Andreas Kruse und Eric Schmitt die psychische Verfassung von 300 älteren Menschen im Alter zwischen 68 und 92 Jahren, die an schweren oder schwersten chronischen Erkrankungen litten. Entsprechend der drei Formen von Selbstständigkeit waren die Untersuchungsteilnehmer entweder der Gruppe der relativ Selbstständigen zuzurechnen oder hatten einen Hilfebedarf oder einen Pflegebedarf (vgl. Kruse, Das letzte Lebensjahr, 2007, S. 202–204).

	Relative Selbstständigkeit	Hilfebedarf	Pflegebedarf
Gelungene Anpassung – hohe Zufriedenheit – geringe subjektive Belastung – positives Alterserleben	17 %	9 %	–
Gelungene Anpassung – mittlere Zufriedenheit – mittlere subjektive Belastung – eher positives Alterserleben	69 %	16 %	13 %
Gefährdete Anpassung – mittlere Zufriedenheit – hohe subjektive Belastung – von Verlusten und Einschränkungen bestimmtes Alterserleben	14 %	62 %	23 %
Nicht mehr gelungene Anpassung – geringe Zufriedenheit – hohe subjektive Belastung – negatives Alterserleben	–	13 %	64 %

Psychische Situation bei den verschiedenen Formen der Selbstständigkeit (aus: Kruse, Das letzte Lebensjahr, 2007, S. 204)

1. **Betrachten Sie die Tabelle und vervollständigen Sie folgende Sätze.**

   86 Prozent der relativ Selbstständigen _____

   62 Prozent der Personen mit Hilfebedarf _____

   87 Prozent der Personen mit Pflegebedarf _____

2. **Fassen Sie die Ergebnisse kurz und prägnant zusammen.**

Wie entsteht relative Selbstständigkeit aus dem Zusammenspiel von Kompetenzen und Umweltanforderungen?

In den 70er Jahren des vergangenen Jahrhunderts begannen die amerikanischen Gerontologen Powell M. Lawton und Lucille Nahemow die Rolle der Umwelt im Alter zu erforschen. Sie gingen davon aus, dass ein älterer Mensch einerseits über höhere oder geringere Fähigkeiten (Kompetenzen) verfügt, andererseits jeweils in einer physikalischen und sozialen Umwelt lebt, die an ihn höhere oder geringere Anforderungen stellt. Wie sich ein älterer Mensch zu einem bestimmten Zeitpunkt verhält, sei dann davon abhängig, wie gut er aufgrund seiner Kompetenzen den jeweiligen Umweltanforderungen gerecht wird. Wenn z. B. ein älterer Mensch über eine hinreichende

Lernfeld 1.3 und 2.2

Gehfähigkeit und genügend Sehkraft verfügt, um die glatten Stellen auf dem vereisten Gehweg zu erkennen und sein Verhalten darauf auszurichten, wird er auch im Winter immer wieder spazieren gehen. Umgekehrt: Wenn beides fehlt, Gehfähigkeit und Sehkraft, wird er Spaziergänge im Winter eher vermeiden (vgl. Wahl, „Das kann ich allein!", 1991, S. 82 ff.).

Bilden Sie Gruppen.

A) Stellen Sie Lawtons und Nahemows Grundansatz in einer Grafik dar.

| | ⟵————⟶ | |

B) Lesen Sie das Fallbeispiel und bearbeiten Sie die darauf folgenden Aufgaben.

„Frau A. ist 78 Jahre alt und leidet seit einem Jahr infolge von Diabetes unter einer extremen Sehbeeinträchtigung. Aber auch in dieser gesundheitlich veränderten Lebenssituation hat sie an sich selbst den Anspruch, ein weitgehend selbstständiges Leben zu führen. Und dies hat seine Tücken. Der Teppich mit seinen störenden Rändern ist längst entfernt. Das Lesen der Zeitung ist zu einem Geduldsspiel geworden, wenn mit der Lupe Zeile für Zeile abgetastet wird. Frau A. ist glücklich, dass es Telefonapparate mit großen Zahlen gibt, aber das Einkaufen ist jetzt ein kleines Abenteuer. Die Treppe geht es hinunter, als ob man nicht mehr laufen könnte; die Sonne blendet, das erste Frühlingslicht ist eher störend. Das Gezwitscher der Vögel wird allerdings so intensiv wie früher nie erlebt. Im Supermarkt wird es dann besonders schwierig, weil die Preise an den Waren und Regalen für Frau A. viel zu klein geschrieben sind. Es bleibt nichts anderes übrig, als zu fragen und nochmals zu fragen ..."
(Wahl, „Das kann ich allein!", 1991, S. 80)

1. Wie verhält es sich mit den Kompetenzen von Frau A. und welche Folgen ergeben sich daraus?

   _____
   _____
   _____
   - _____
   - _____
   - _____
   - _____

2. Um eine relativ selbstständige Lebensführung zu erhalten, bieten sich Frau A. zwei Möglichkeiten: Sie kann versuchen, ihre Kompetenzen zu erhöhen oder die Umweltanforderungen zu senken. Überlegen Sie, wo sie von welcher Möglichkeit Gebrauch macht und tragen Sie Ihre Ergebnisse in der Tabelle ein.

Erhaltung der Selbstständigkeit durch ...

Erhöhung der Kompetenz (auch durch Hilfsmittel)	Senkung der Umweltanforderungen

3. Betrachten Sie die Grafik, in der Lawton und Nahemow die möglichen Beziehungen zwischen einem älteren Menschen und seiner Umwelt darstellen. Nennen Sie dann die richtigen Aussagen.

(1) Wenn die Kompetenz eines älteren Menschen sehr gering ist, dürfen die an ihn gestellten Umweltanforderungen nicht zu hoch sein, damit ein optimal angepasstes Leben möglich ist.

(2) Sehr hohe Umweltanforderungen können bei einer hohen Kompetenz niemals zur Überforderung führen.

(3) Auch eine wenig stimulierende Umwelt, kann bei niedriger Kompetenz dazu führen, dass vorhandene Fähigkeiten verloren gehen.

(4) Wenn die Umweltanforderungen die Kompetenz eines älteren Menschen bis zu einem gewissen Grad übersteigen, kann die Leistungsfähigkeit gesteigert werden.
Beispiel: Wird Frau A. nicht jeden Tag von ihrer Tochter besucht, muss sie die ihr verbliebenen Fähigkeiten maximal nutzen und das kann bei Frau A. zu einem Gefühl des Stolzes führen.

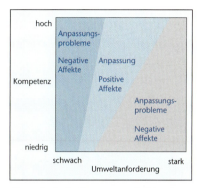

Umwelt-Anforderungsmodell nach Lawton und Nahemow (vgl. Wahl, „Das kann ich allein!", 1991, S. 84)

(5) Wenn die Umweltanforderungen für einen älteren Menschen zu hoch sind, wird er mit Angst und Stress reagieren und bestimmte Aktivitäten eher aufgeben.
Beispiel: Wenn die Tochter von Frau A. gar nicht mehr kommen würde, wären z. B. längere Spaziergänge nicht mehr möglich.
(vgl. Wahl, „Das kann ich allein!", 1991, S. 84–86)

Richtige Aussagen: _____

4. Fassen Sie die Grundaussagen von Lawtons und Nahemows Umwelt-Anforderungsmodell zusammen, indem Sie die Satzlücken auffüllen.

Überforderung, d. h. zu _____ Umweltanforderungen, und _____,

d. h. zu geringe Umweltanforderungen, führen dazu, dass _____ verloren gehen.

_____ Umweltanforderungen können dagegen für einen älteren Menschen eine _____

_____ sein und seine Leistungsfähigkeit _____.

Präventive und rehabilitative Pflege als Bestandteile aktivierender Pflege

Damit ältere Menschen selbstständiger bleiben bzw. werden, d. h. damit ein Zustand geringeren Pflege- oder Hilfebedarfs oder sogar ein Zustand relativer Selbstständigkeit erhalten oder erreicht wird, bedarf es neben einer passenden Umwelt auch präventiver und rehabilitativer Pflege (vgl. Kruse, Gesund altern, 2002, S. 136 ff.).

1. § 2 (1) SGB XI (Pflegeversicherungsgesetz) formuliert einen Rechtsanspruch der Leistungsbezieher auf aktivierende Pflege. Wo geht es in § 2 (1) um präventive, wo um rehabilitative Pflege?

„Die Leistungen der Pflegeversicherung sollen den Pflegebedürftigen helfen, trotz ihres Hilfebedarfs ein möglichst selbstständiges und selbstbestimmtes Leben zu führen, das der Würde des Menschen entspricht. Die Hilfen sind darauf auszurichten, die körperlichen, geistigen und seelischen Kräfte der Pflegebedürftigen wiederzugewinnen oder zu erhalten."

Lernfeld 1.3 und 2.2

2. Lesen Sie den folgenden Text und lösen Sie anschließend das Rätsel.

Ein wichtiges Projekt im Rahmen der präventiven Pflege sind die präventiven Hausbesuche. Hierzu liegt u. a. die amerikanische Santa Monica-Studie vor. In den 1990er Jahren wurden 215 Personen, die 75 Jahre und älter waren und zu Hause wohnten, über drei Jahre hinweg begleitet (Interventionsgruppe). Die Mitglieder der Interventionsgruppe wurden von speziell ausgebildeten Gesundheitsschwestern einmal jährlich einer Untersuchung (körperliche Untersuchung, Urin- und Stuhlganganalyse, Mund- und Zahnstatus, psychischer und geistiger Zustand, Gang und Gleichgewicht, Hör- und Sehvermögen, Gewicht, soziale Kontakte, Sicherheit in der Wohnung usw.) unterzogen. Zusammen mit Geriatern wurden im Anschluss für die einzelnen Teilnehmer der Interventionsgruppe Empfehlungen erarbeitet, wie sich diese vor möglichen Risiken besser schützen und ihren Gesundheitszustand verbessern können. Die Gesundheitsschwestern besprachen dann die Empfehlungen mit den Teilnehmern der Interventionsgruppe und kontrollierten in dreimonatlichen Abständen, inwieweit die Empfehlungen umgesetzt wurden. Die Studie führte zu folgenden Ergebnissen:

- *Nach drei Jahren waren die Mitglieder der Interventionsgruppe deutlich selbstständiger als die Mitglieder der Kontrollgruppe (199 Personen mit vergleichbarem Gesundheitszustand und Umfeld, die gleich alt waren und ebenfalls zu Hause wohnten, aber nicht von Gesundheitsschwestern besucht wurden).*

- *Während des Untersuchungszeitraums zogen neun Mitglieder der Interventionsgruppe, aber 20 Mitglieder der Kontrollgruppe in ein Pflegeheim.*

- *Im 2. und 3. Jahr der Untersuchung besuchten die Mitglieder der Interventionsgruppe deutlich häufiger einen Hausarzt als die Mitglieder der Kontrollgruppe.*

(vgl. Kruse, Gesund altern, 2002, S. 149–152)

Personengruppe, die Studienteilnehmer besuchte		7. Buchstabe
Stadt, in der die Studie durchgeführt wurde		2. Buchstabe
methodische Bezeichnung für betreute Studienteilnehmer		16. Buchstabe
Untersuchungsbereich, der das häusliche Umfeld betrifft		1. Buchstabe
Die betreuten Studienteilnehmer waren deutlich _____ als die Mitglieder der Kontrollgruppe.		4. Buchstabe
Personengruppe, mit der die Gesundheitsschwestern zusammenarbeiteten		2. Buchstabe
Personengruppe, die von den betreuten Studienteilnehmern deutlich häufiger aufgesucht wurde		4. Buchstabe
Untersuchungsbereich, der für die Nahrungsaufnahme wichtig ist		2. Buchstabe
Untersuchungsbereich		5. Buchstabe
Einrichtung, in die die betreuten Studienteilnehmer deutlich weniger übersiedelten		7. Buchstabe

→ rehabilitative Pflege (siehe Kap. 7.3)

7.2 Ursachen der Unselbstständigkeit von Heimbewohnern

Der Verpflichtung zur Selbstständigkeitsförderung durch aktivierende Pflege, wie sie in § 2 (1) SGB XI verlangt wird, steht die Tatsache gegenüber, dass Heimbewohner sehr häufig unselbstständiges Verhalten zeigen. Dies hat verschiedene Ursachen (vgl. Neumann u.a., Selbständigkeit im Alter (Trainerband), 1993, S. 28).

Biologisch-medizinische Ursachen

Die Infratest-Heimerhebung von 2005 (hier wurden 4.229 Bewohner aus 609 Alteneinrichtungen untersucht) ergab, dass 70 Prozent der Bewohner sich nicht mehr alleine baden konnten, 21 Prozent nur mit Schwierigkeiten. Weiterhin konnten sich 57 Prozent nicht mehr alleine duschen oder waschen, 31 Prozent konnten dies nur mit Schwierigkeiten. Schließlich wurde festgestellt, dass 43 Prozent der Bewohner Hilfe bei der Toilettenbenutzung benötigte. Weitere 21 Prozent hatten dabei Probleme. Auch konnten 40 Prozent der Bewohner nicht mehr Stuhl und Wasser halten, 28 Prozent nur mit Schwierigkeiten. Schließlich wurde ermittelt, dass 17 Prozent nicht mehr in der Lage waren, selbstständig zu essen. 22 Prozent der Bewohner bereitete die Nahrungsaufnahme Schwierigkeiten (vgl. Schneekloth, Hilfe- und Pflegebedürftige in Alteneinrichtungen, 2005, Frage 11, S. 38–40).

1. Suchen Sie sich einen Partner und stellen Sie die Daten aus dem obigen Text in Form einer Tabelle dar.

Aktivitäten	Nur mit Hilfe	Alleine mit Schwierigkeiten

2. Setzen Sie die folgenden Wörter an der passenden Stelle im Lückentext ein.

Rheuma, vierte, Bewohner, Infratest-Heimerhebung, psychische Veränderungen, Herzerkrankung, Gicht, sehbehindert, Durchschnitt, multimorbid, Krankheiten

Schon die _____ aus dem Jahr 1994 kam zu dem Ergebnis, dass Heimbewohner, die 80 Jahre und älter waren, zugleich im _____ an mehr als drei _____ litten, also _____ waren. So war jeder _____ Bewohner _____ oder schwerhörig. Jeder sechste Bewohner, der 80 Jahre und älter war, hatte _____ oder _____. Die Hälfte der 80-Jährigen und Älteren litt unter einer _____. Zwölf Prozent der _____ waren an einem Schlaganfall erkrankt. Bei fast 50 Prozent der Bewohner wurden _____ (Gedächtnisprobleme, Orientierungsstörungen, fehlangepasstes Verhalten) festgestellt.

Motivationsmangel

Es gibt eine Gruppe von Heimbewohnern, die geistig orientiert sind und sich ganz bewusst der aktivierenden Pflege verweigern. Sie bleiben passiv, beteiligen sich kaum an der Körperpflege und lassen sich, so gut es geht, vom Pflegepersonal bedienen. Fragt man solche Bewohner nach den Gründen für ihre Inaktivität, bekommt man vielleicht zur Antwort:
- „Keine Lust."
- „Ich bezahle die Pflege."
- „Habe mein ganzes Leben lang hart gearbeitet."
- „Warum soll ich mich anstrengen, ich sterbe ja doch bald."

(vgl. Neumann u. a., Selbständigkeit im Alter (Trainerband), 1993, S. 68)

Überlegen Sie, ob es in Ihrem Pflegeheim auch ähnliche Verweigerer gibt. Wie gehen Sie und Ihre Kollegen mit diesen um?

Wenn ein Heimbewohner „hilflos spielt"

Herr G., 79 Jahre alt, seit dem Tod seiner Frau vor drei Monaten im Heim, braucht regelmäßige Medikation und Diät, ist ansonsten rüstig. Zu den Kindern wollte er nicht ziehen. Sein Rheuma macht ihm zeitweise zu schaffen, doch er kann sich noch selbst an- und ausziehen und waschen; nur beim Einsteigen in die Badewanne braucht er Hilfe.

Sein Zimmernachbar, Herr O., 84 Jahre alt, seit dreieinhalb Jahren im Heim, stark gehbehindert, beinahe erblindet, wird fast vollständig vom Personal gewaschen und angekleidet, in den Speisesaal gerollt und in den Garten, wo die Schwestern ab und zu mit ihm spazieren gehen.

Herr G. bekommt kaum Besuch. Die Kinder kommen zwei- bis dreimal im Jahr, zum Geburtstag und im Sommer eine Woche, werden ihn zu Weihnachten holen; zumindest haben sie das versprochen.

Herr. G. macht in letzter Zeit Schwierigkeiten mit dem Aufstehen. Er reagiert nicht auf die Aufforderung der Schwester, doch bitte aufzustehen. Am dritten Morgen greift sie entnervt selbst zu: „So, nun wollen wir mal ...", hilft ihm in die Pantoffeln, bringt flugs eine Waschschüssel mit Wasser und seinen Seiflappen und bittet ihn, sich zu waschen, während sie Herrn O. fertigmacht. Herr G. sitzt weiter auf seinem Bett, macht keine Anstalten, seinen Schlafanzug auszuziehen. Die Schwester wurde heute schon mehr als sonst aufgehalten und ist spät dran. „Herr G., sie sind ja noch nicht weitergekommen! Ich muss doch noch nach nebenan!" Sie hilft ihm flink aus dem Pyjama, seift ihn ein, trocknet ihn ab, weil er zu lange dafür braucht, hilft ihm in die Unterwäsche. Im Nu ist Herr G. frühstücksbereit und geht sichtlich zufrieden ins Frühstückzimmer.

Diese Szene wiederholt sich jetzt allmorgendlich.

Es ist schönes Wetter, und sein Nachbar O. wird jetzt fast täglich in den Garten gefahren. Nachdem er wieder ins Zimmer geschoben worden ist, erzählt er Herrn G. jedes Mal, wie nett die Schwester Jutta sei und wie schön sie mit ihm erzähle. 14 Tage später bleibt Herr G. nach dem morgendlichen Waschen auf seinem Bett sitzen. Die Schwester fragt ihn, ob er keinen Hunger habe; er zuckt mit den Schultern. Sie bestellt in der Küche Frühstück und bringt es ihm aufs Zimmer, da er sich nicht rührt.

Am nächsten Morgen klagt er, sein Rheuma sei so schlimm, er könne nicht aufstehen. Nach dem Waschen sagt er, den Weg ins Frühstückzimmer könne er heute nicht allein schaffen. Aber allein frühstücken – das wolle er nicht. (Sein Nachbar wird in den Frühstücksraum gerollt.)

Daraufhin hakt ihn die Schwester unter, redet ihm gut zu: „Na, warten Sie, wir werden das zusammen schon schaffen." Um ihm den Weg kurzweiliger zu machen, unterhält sie sich rege mit ihm.

Am nächsten Tag wiederholt sich die Prozedur.

Bei der wöchentlichen Stationsbesprechung wird angemerkt, dass Herr G. in den vergangenen Wochen abgebaut habe und jetzt stärkere Unterstützung benötige.

(Neumann u. a., Selbständigkeit im Alter (Teilnehmerband), 1993, S. 20 f.)

7 Selbstständigkeit im Alter: Aktivierende Pflege – ein alter Hut?

A) Bilden Sie Gruppen. Lesen Sie das Fallbeispiel von Herrn G. und beantworten Sie folgende Fragen.

1. Was passiert, wenn Herr G. sich selbst an- und auszieht und wäscht?

   _____
   _____

2. Was geschieht, als er sich nicht selbst helfen will? Was bewirkt er mit hilflosem Verhalten?

   _____
   _____
   _____

3. Wie kommt er darauf, sich hilflos zu stellen?

   _____
   _____
   _____

4. Wie würden Sie sich als Pflegekraft in einem ähnlichen Fall verhalten?

   _____
   _____
   _____
   _____

Nach der psychologischen Lerntheorie (instrumentelles Lernen) ist ein Mensch eher bereit, ein Verhalten zu wiederholen, wenn dieses Verhalten für ihn zu positiven Konsequenzen führt. D. h.: Positive Konsequenzen **verstärken** ein Verhalten oder sind ein **Verstärker** für ein Verhalten. Umgekehrt schwächt sich ein Verhalten ab, d. h. ein Mensch gibt schließlich ein bestimmtes Verhalten auf, wenn für dieses Verhalten positive Konsequenzen ausbleiben. Es findet dann eine **Löschung** des Verhaltens statt.

Oft werden Verhaltensweisen schneller gelernt, wenn ein geeignetes Verhalten, das zu positiven Konsequenzen führt, vorgemacht wird (**Modelllernen**).

B) Arbeiten Sie weiter in der Gruppe.

1. Stellen Sie die lerntheoretischen Grundannahmen mithilfe der folgenden Flussdiagramme dar.

   Verstärkung des Verhaltens:

   [_____] → [_____] → [_____]

   Löschung des Verhaltens:

   [_____] → [_____] → [_____]

Modelllernen:

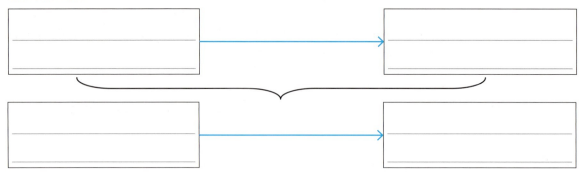

2. Erklären Sie jetzt lerntheoretisch, warum Herr G. aus dem Fallbeispiel auf S. 152 sein relativ selbstständiges Verhalten aufgibt und sich hilflos stellt.

Deaktivierender Pflegestil

Im Rahmen der MUGSLA-Studie (siehe Kap. 6.2) beobachteten die Gerontologin Marianne Heinemann-Knoch und ihr Team die Morgenwäsche bei 52 Bewohnern. Die Auswertungsergebnisse sind in der folgenden Tabelle dargestellt.

1. Suchen Sie sich einen Partner. Betrachten Sie die Tabelle und kreuzen Sie an, bei welchen Teilaspekten die morgendlichen Waschungen größtenteils positiv und wo sie in vielen Fällen negativ verliefen, d. h. wo in vielen Fällen die Unselbstständigkeit der Bewohner gefördert wurde

	Erfüllungsquote[1]	positiv in den meisten Fällen	negativ in vielen Fällen
Pflegekraft klopft an	45 %		
Tür wird leise geschlossen	88 %		
Pflegekraft ist leise	90 %		
Pflegekraft begrüßt Bewohner	96 %		
Pflegekraft stellt nicht ungefragt Radio an	70 %		
Pflegekraft wirkt nicht hektisch	85 %		
Pflegekraft wirkt nicht unter Zeitdruck	81 %		
Bewohnerstimmung wird berücksichtigt	51 %		
Einleitung des Waschvorgangs erfolgt nicht automatisch	50 %		
Bewohner wird gefragt, ob er sich selbst wäscht	34 %		
Bewohner ist nicht unnötig unbedeckt	72 %		
Körperveränderungen werden bemerkt	45 %		
Fortschritte werden gelobt	15 %		
Pflegekraft nimmt Bewohner nicht alles ab	55 %		
Pflegkraft kündigt ihr Tun an	70 %		
Bewohner fühlt sich wohl	70 %		
Hilfsmittel liegen griffbereit	70 %		

(vgl. Heinemann-Knoch u. a., Möglichkeiten und Grenzen, 1998, S. 159)

2. Überlegen Sie anhand der Tabelle, wie Sie sich selbst als Pflegekraft bei der Morgenwäsche verhalten.

[1] Erfüllt in x Prozent der Fälle.

7.3 Förderung der Selbstständigkeit von Heimbewohnern

Wie schon ein Blick auf die Ursachen für unselbstständiges Bewohnerverhalten zeigt, fördern Pflegekräfte die Selbstständigkeit von Heimbewohnern oft zu wenig.

Die Verstärkung selbstständigen Bewohnerverhaltens als Aufgabe präventiver Pflege

In den 1980er Jahren untersuchte die Gerontologin Margret M. Baltes drei Wochen lang in drei Berliner Heimen bei 32 Bewohnern, wie das Pflegepersonal reagierte, wenn ...

- die Bewohner sich beim Aufstehen, bei der Körperpflege, beim Anziehen, Laufen oder Essen selbstständig verhielten,
- die Bewohner sich bei den genannten Aktivitäten unselbstständig verhielten.

Das gefundene Verhaltensmuster entsprach weitgehend dem der amerikanischen Studien (vgl. Neumann u. a., Selbständigkeit im Alter (Trainerband), 1993, S. 66).

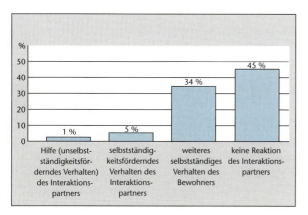
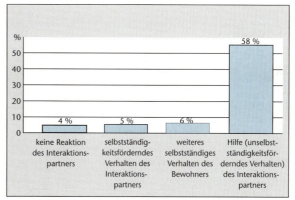

Reaktionen auf selbstständiges Bewohnerverhalten   *Reaktionen auf unselbstständiges Bewohnerverhalten*
(vgl. Baltes u. a., Unselbständigkeitsverhalten von Altenheimbewohnern, 1986)

Bilden Sie Gruppen. Betrachten Sie die Schaubilder oben und beantworten Sie folgende Fragen.

1. Wie reagierten die Pflegekräfte auf selbstständiges und unselbstständiges Bewohnerverhalten?

-
-
-
-

-
-
-
-

2. Welches Verhaltensmuster ließ sich ableiten?

-
-

3. Welche Folgen kann ein solches Verhaltensmuster für die Bewohner aus lerntheoretischer Sicht haben?

4. Was sollten die Pflegekräfte also bei der täglichen Pflege tun?

-
-

Die Änderung des Bewohnerverhaltens (Verhaltensmodifikation) als Aufgabe rehabilitativer Pflege

Rehabilitative Pflege hat das Ziel, durch Krankheit und Alterungsprozesse verloren gegangene Fähigkeiten wiederzugewinnen. Dazu muss der betroffene ältere Mensch Verhalten wieder neu lernen. Dass auch ältere Menschen ihre Fähigkeiten steigern und dazulernen können, wurde von Paul Baltes und anderen Vertretern der Lebensspannenpsychologie nachgewiesen (siehe Kap. 2.2, Plastizität menschlicher Fähigkeiten). Aber Baltes dämpfte zugleich die Erwartungen, indem er darauf hinwies, dass im sogenannten Vierten Alter (85 Jahre und älter) die Lernmöglichkeiten doch stark abnehmen (siehe Kap. 2.3). Ausgehend vom Konzept der Plastizität und auf der Grundlage der psychologischen Lerntheorie entwickelten Margret M. Baltes (Ehefrau von Paul Baltes) und ihre Mitarbeiterinnen in den 1980er Jahren ein Trainingsprogramm. Dieses sollte Pflegekräfte dazu befähigen, Pflegebedürftige beim Erlernen selbstständiger Verhaltensweisen anzuleiten (vgl. Neumann u. a., Selbständigkeit im Alter (Teilnehmer- und Trainerband), 1993).

Suchen Sie sich einen Partner. Gehen Sie zur Bearbeitung der Aufgaben von folgendem Fall aus.

Herr X., 82 Jahre alt, wohnt seit einigen Monaten im Pflegeheim. Nach mehreren Schlaganfällen führt er keine Selbstpflegetätigkeiten mehr durch. Er ist über Zeit, Ort und Person gut orientiert. Außerdem zeigt er ein großes Interesse für soziale Aktivitäten. So unterhält er sich gerne mit den Pflegekräften und unternimmt mit Vorliebe in Begleitung Spaziergänge auf dem Heimgelände. Die Pflegekräfte spüren, wie sehr er den Körperkontakt bei der täglichen Pflege genießt. Herr X. ist halbseitengelähmt. Seine rechte Hand ist wenig beweglich, aber wieder verwendbar. Herr X. soll wieder selbstständig essen lernen. Da er aufgrund seiner Schlaganfälle stark behindert ist, konnte er die Mahlzeiten bisher nicht mit den anderen Bewohnern einnehmen. Ihm wurde das Essen an einem kleinen Tisch außerhalb des Speiseraums von einer Pflegekraft gereicht (vgl. Neumann u. a., Selbständigkeit im Alte r (Teilnehmerband), 1993, S. 47).

1. *In der folgenden Tabelle finden Sie verschiedene Regeln der Verhaltensmodifikation (vgl. Neumann u. a., Selbständigkeit im Alter (Teilnehmerband), 1993, S. 50 f.). Wenden Sie die Regeln jeweils auf Herrn X. an und tragen Sie Ihre Ergebnisse in die mittlere Spalte ein.*

Regeln der Verhaltensmodifikation	Herr X.	Ein Ihnen bekannter Bewohner
Zielwahl: Wählen Sie eine Aufgabe aus, die den Bewohner nicht überfordert. (Bereich: Körperpflege, Anziehen, Essen usw.)		
Verstärkerwahl: Wählen Sie für jeden Bewohner individuelle Verstärker. Dabei kommen in Betracht ▪ soziale Verstärker (z. B. Gespräche, Lob, Körperkontakt) ▪ materielle Verstärker (z. B. Geld, Extraportion Nachspeise)	▪ ▪ ▪	
Motivation: Informieren Sie den Bewohner über Ihre Absichten. Machen Sie dem Bewohner die Aufgabe schmackhaft.		
Teilschritte: Zerlegen Sie die zu erlernende Verhaltensweise in Teilschritte. Üben Sie zuerst die leichten, dann die schwereren Teilschritte.	▪ ▪ ▪ ▪	

Regeln der Verhaltensmodifikation	Herr X.	Ein Ihnen bekannter Bewohner
unterstützende Umwelt: Beschaffen Sie Hilfsmittel und verringern Sie die Anforderungen so, dass dem Bewohner die Aufgabe leichter fällt.	▪ ▪ ▪ ▪	
Durchführung: ▪ Formulieren Sie für jeden Teilschritt kurze, klare Anweisungen. ▪ Führen Sie schwierige Übungsteile vor. ▪ Weisen Sie auf Bewohner als Modell hin, die die Verhaltensweise gut beherrschen. ▪ Führen Sie gegebenenfalls die Hände des Bewohners. ▪ Anerkennen Sie auch weniger gelungene Versuche.		

Üben Sie regelmäßig im Rahmen des normalen Tagesablaufs.

2. Überlegen Sie, welcher Ihnen bekannte Bewohner für eine solche Verhaltensmodifikation infrage kommt. Planen Sie eine Verhaltensmodifikation wie bei Herrn X. und tragen Sie Ihre Ergebnisse in die rechte Spalte der obigen Tabelle ein.

Dokumentation während der Verhaltensmodifikation

Zu einer Verhaltensmodifikation gehört auch, dass jede Lerneinheit **dokumentiert** wird, um Lernfort und -rückschritte festzuhalten. Im Team muss abgesprochen werden, dass alle beteiligten Pflegekräfte im Schichtwechsel kontinuierlich weiterüben. Beherrscht ein Bewohner die geübte Verhaltensweise, so kann die Übungsphase oder, wie man auch sagt, die Behandlungsphase, abgeschlossen werden. Danach sollten die Pflegekräfte über einen längeren Zeitraum beobachten, ob der Bewohner die Verhaltensweise selbstständig ausführt (Beobachtungsphase). Falls nicht, muss eine neue Behandlungsphase angeschlossen werden.

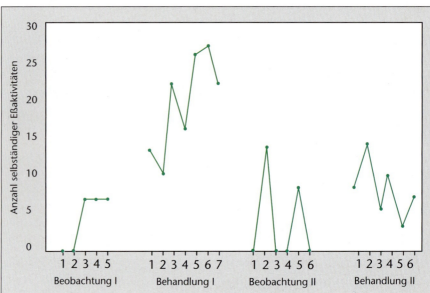

Behandlungsverlauf bei Herrn X.

7 Selbstständigkeit im Alter: Aktivierende Pflege – ein alter Hut?

1. **Betrachten Sie das Schaubild über den Behandlungsverlauf von Herrn X. auf S. 158 unten und nennen Sie die richtigen Aussagen.**

    (1) Während der Beobachtungsphasen zeigte Herr X. weniger selbstständiges Essverhalten als während der Behandlungsphasen.
    (2) Während der Behandlungsphase I nahm das selbstständige Essverhalten deutlich zu.
    (3) In der Behandlungsphase II nahm das selbstständige Essverhalten zuerst zu, dann aber deutlich ab.
    (4) Das selbstständige Essverhalten von Herrn X. war sehr stark von seiner Tagesform abhängig.
    (5) Während der Behandlungsphase I nahm das selbstständige Essverhalten kontinuierlich zu.
    (6) Im Verhältnis zu Beobachtungsphase I nahm in Behandlungsphase I das selbstständige Essverhalten deutlich zu.
    (vgl. Neumann u. a., Selbständigkeit im Alter (Trainerband), 1993, S. 93–94)

    Richtige Aussagen: _____

2. **Führen Sie bei Ihrem nächsten Arbeitseinsatz eine Verhaltensmodifikation durch und protokollieren Sie den Behandlungsverlauf.**

Reaktivierende Pflege als Aufgabe bei Bewohnern mit Rückzugstendenzen

Der österreichische Pflegetheoretiker Erwin Böhm (siehe Kap. 5.2.2) weist auf eine Gruppe von Patienten hin, die passiv in der Ecke des Aufenthaltsraums sitzen oder sich schon in ihr Bett zurückgezogen haben, wo sie teilnahmslos die Körperpflege und Reha-Maßnahmen über sich ergehen lassen. Sie scheinen moribund zu sein, d. h. zu sterben. Erwin Böhm sagt über diesen Patientenkreis:

„Es ist nicht sinnvoll, dass wir moribunde Patienten nur mit passiven Bewegungsübungen oder Luftkissen-Lagerung somatisch betreuen. Die passive und aktive physikalische Therapie setzt eine gute Kooperation des Patienten, sowie einen verbesserungsfähigen instabilen Zustand voraus. Beide sind für moribunde Betagte eine Belastung, die sie kaum ertragen. Vielmehr ist gerade in diesem Stadium die Seele zu beachten."
(Böhm, Alte verstehen, 1992, S. 69)

Solche Patienten müssen also zunächst seelisch reaktiviert werden, damit sie bereit sind, bei der rehabilitativen Pflege mitzumachen oder überhaupt ins Leben zurückkehren.

Bilden Sie Dreiergruppen.

1. Setzen Sie gemeinsam die folgenden Wörter an der passenden Stelle im Lückentext ein.

    Wünsche, reaktiviert, Reserve, erfassen, zurückholen, rückzugsbereiten, Bedürfnisse, Animationsreize, Themen, gezielt, Biografie, Reizanflutung, auszusetzen

    Um einen _____ Patienten wieder _____, rät Böhm dazu, zunächst die _____ des Patienten genauer zu _____ und auf _____ zu durchleuchten. Böhm meint damit unerfüllt gebliebene _____ (er redet von „das möchte ich noch einmal erleben"-Phänomenen), _____ oder _____, die in besonderer Weise geeignet sind, den Patienten aus der _____ zu locken. Im nächsten Schritt kommt es dann darauf an, _____ den Patienten dem gefundenen Animationsreiz _____. Böhm spricht hier von _____. Ist die Reizanflutung wirksam, wird der Patient _____ (vgl. Böhm, Alte verstehen, 1992, S. 69–74).

2. Tragen Sie gemeinsam die einzelnen Schritte der Reaktivierung in das nachfolgende Flussdiagramm ein.

```
┌─────────────────────────────────────────────────────────┐
│                                                         │
└─────────────────────────────────────────────────────────┘
                              ↓
┌─────────────────────────────────────────────────────────┐
│                                                         │
└─────────────────────────────────────────────────────────┘
                              ↓
┌─────────────────────────────────────────────────────────┐
│                                                         │
└─────────────────────────────────────────────────────────┘
                              ↓
┌─────────────────────────────────────────────────────────┐
│                                                         │
└─────────────────────────────────────────────────────────┘
```

3. Jedes Gruppenmitglied übernimmt eines der folgenden Fallbeispiele. Machen Sie sich anhand Ihres Fallbeispiels noch einmal die einzelnen Schritte der Reaktivierung klar und präsentieren Sie Ihr Fallbeispiel den anderen Gruppenmitgliedern. Nutzen Sie dazu die jeweilige Tabelle. Ergänzen Sie nach der Präsentation der Ergebnisse auch die Tabellen zu den anderen Fallbeispielen (Bearbeitungen der anderen Gruppenmitglieder).

Fallbeispiel 1: Frau J.

„Ärztliche Diagnose
Senile Demenz, Status post Pneumonie, Hepatopathie, Cardiopathie

Status auf der Station
Frau J. liegt im Bett, sieht sterbend und traurig aus. Es geht ihr noch schlechter, wenn wir das Wort an sie richten, beziehungsweise pflegerische Handlungen an ihr vornehmen wollen. Frau J. ist weinerlich verstimmt. Da wir ein Wundliegen und eine Spitzfußbildung verhindern wollen, beschäftigt sich der Bewegungstherapeut mit passiver Bewegung mit ihr, bei der sie kaum mitmacht. Sie lässt sich fallen und gehen. Sie zieht sich aus dem Leben zurück, indem sie nicht spricht, keine Antworten gibt, sich zur Seite dreht, wenn eine Schwester kommt.

Impulse
Aus der Biografieforschung wissen wir, dass jeder Mensch neugierig ist. Wir erzählen Frau J., dass in ihrer Wohnung derzeit ihr Neffe wohne und ob sie nicht noch einmal nach ihrem Besitz schauen möchte. Dieser Reizsatz genügte, um Frau J. wieder auf die Beine zu bringen. Erst jetzt hat die passive und aktive Bewegungsübung einen Sinn, denn sie ‚lebt'."
(Böhm, Alte verstehen, 1992, S. 75)

Erfassung der Biografie	Animationsreiz	Reizanflutung	Reaktivierung

7 Selbstständigkeit im Alter: Aktivierende Pflege – ein alter Hut?

Fallbeispiel 2: Frau M.

„Ärztliche Diagnose
Arteriosklerose (Alzheimer), Status post Pulmonalembolie, Dekupitalgeschwüre nach Interner Station, Soorbildungen im Mund

Status auf der Station
Frau M. stellt die Nahrungsaufnahme ein, lässt sich trockenlegen, obwohl sie aufstehen könnte, und zeigt eine allgemeine Sprachverarmung.

Biografie
Frau M. war immer eine sparsame bis geizige Frau, die sich nie etwas für sich geleistet hat.

Impulse
Wir fragten Frau M., was sie denn noch einmal erleben möchte. Sie wollte einen Ausflug auf die Rax machen, da sie dort vor vierzig Jahren ihren Gatten kennenlernte. Wir sagten ihr, sie lebt, indem sie äußert, ‚dass möchte ich noch einmal erleben'. Da muss sie eben gehen können, stehen können, muss sie Stiegen steigen können, wenn sie auf die Rax [Wiener Hausberg] will."
(Böhm, Alte verstehen, 1992, S. 75)

Erfassung der Biografie	Animationsreiz	Reizanflutung	Reaktivierung

Fallbeispiel 3: Herr K.

„Ärztliche Diagnose
Moribundes Zustandsbild nach Infarkt, Herzrhythmusstörungen, Lungenödem

Status auf der Station
Herr K. verzichtet auf das Leben, da er taub ist, seinen Hörapparat legt er neben sich und dreht die Kommunikation mit der Umwelt ab. Obgleich uns die Ärzte bestätigen, dass es ihm nicht so schlecht gehe und mit dem Tod auf keinen Fall zu rechnen sei, bewegt er sich nicht.

Biografie
Aufgrund seiner Biografie haben wir erfahren, dass Herr K. ein sehr guter und ausdauernder Bergsteiger war. Er hatte einige Ersttouren unternommen, wobei er 1940 vom Dachstein abgestürzt ist. Dieser Sturz brachte mit sich, dass er vorsichtiger und umsichtiger wurde, bei jedem Einstieg Angst entwickelte. Doch ein richtiger Bergsteiger überwindet diese Angst.

Impulse

Wir projizierten Berg-Diapositive an die Zimmerdecke. Am dritten Tag der Berg-Vorführung saß Herr K. im Bett, nach einer Woche konnte ein Ausgang in die Wohnung erfolgen."
(Böhm, Alte verstehen, 1992, S. 76)

Erfassung der Biografie	Animationsreiz	Reizanflutung	Reaktivierung

Kontrollfragen

1. Beschreiben Sie verschiedene Formen der Selbstständigkeit.
2. Welche Bedeutung hat Selbstständigkeit für kranke ältere Menschen?
3. Inwiefern hängt die Selbstständigkeit eines älteren Menschen von seinen Kompetenzen und von der Umwelt ab, in der er lebt?
4. Was sagt § 2 (1) SGB XI?
5. Erläutern Sie die Santa Monica-Studie.
6. Erläutern Sie, wodurch unselbstständiges Bewohnerverhalten verursacht wird?
7. Zeigen Sie Wege auf, wie sich die Selbstständigkeit von Heimbewohnern fördern lässt.

Lernfeld 2.1

8 Ältere Migranten in Deutschland

Übersicht

8.1 Migrationsgeschichte
8.2 Islam
8.3 Werte und Normen
8.4 Migration und Gesundheit
8.5 Migration und Alter
8.6 Für eine kultursensible Altenhilfe
8.7 Besondere Vorstellungen und Bedürfnisse von Muslimen in der Altenpflege

„Je klarer sich Deutschland als Einwanderungsland bekennt, umso deutlicher müssen alle Träger und Institutionen ihre Angebote und Leistungen auch an den Bedürfnissen hier lebender MigrantInnen ausrichten."
(Hielen/Tyll, Pflege ist Pflege, 2003, S. 8)

Dabei stehen den einheimischen Deutschen drei Gruppen von Migranten gegenüber:

Flüchtlinge	Arbeitsmigranten	Einwanderer
Personen, die vor allem aufgrund der politischen Situation in ihren Heimatländern Asyl in Deutschland suchen.	Personen, die nur für einen befristeten Zeitraum ihr Heimatland verlassen, um in Deutschland zu arbeiten und dann möglichst wohlhabend in ihr Heimatland zurückzukehren.	Personen, die mit dem festen Willen kommen, auf Dauer in Deutschland zu bleiben.

8.1 Migrationsgeschichte

Das Gebiet der heutigen Bundesrepublik war immer ein Gebiet, in das Menschen aus unterschiedlichen Gründen für befristete Zeiträume und auf Dauer zuwanderten. Die Industrialisierung Ende des 19. Jahrhunderts z. B. förderte die Zuwanderung von Arbeitsmigranten im Ruhrgebiet. So lebten 1911 im Duisburger Stadtteil Hamborn neben ca. 80.000 Deutschen (darunter 19.000 polnische Zuwanderer) 2 160 italienische Arbeitsmigranten. Während des Dritten Reiches wurde diese kontinuierliche Zuwanderung unterbrochen (vgl. Hielen/Tyll, Pflege ist Pflege, 2003, S. 15).

Arbeitsmigranten

Ab etwa 1955 setzte in der alten Bundesrepublik das „Wirtschaftswunder" (Exportsteigerung: Aufschwung in den Bereichen Bergbau, Metallindustrie, Straßenbau, Maschinenbau) ein. Bald schon reichten die vorhandenen deutschen Arbeitskräfte nicht mehr aus. Deshalb wurden ausländische Arbeitskräfte angeworben und Anwerbeverträge abgeschlossen[1]:

---
[1] Filmtipp: Günther Krause, Gastarbeiter in Deutschland. „Wir wollten Arbeitskräfte und es kamen Menschen", Dokumentarfilm 1994, VHS, 25 Minuten

Lernfeld 2.1

- 1955 mit Italien
- 1960 mit Spanien und Griechenland
- 1961 mit der Türkei
- 1963 mit Marokko
- 1964 mit Portugal
- 1965 mit Tunesien
- 1968 mit dem damaligen Jugoslawien.

(vgl. Hielen/Tyll, Pflege ist Pflege, 2003, S. 16 ff.)

Bilden Sie Fünfergruppen.
Die folgenden Textabschnitte informieren über das Schicksal der ersten Arbeitsmigranten in der alten Bundesrepublik, die seit Mitte der 1950er Jahre Gastarbeiter genannt wurden. Jedes Gruppenmitglied übernimmt einen Textabschnitt: Setzen Sie die passenden Wörter ein und finden Sie eine geeignete Überschrift. Tragen Sie danach den Inhalt Ihres Textabschnittes den anderen Gruppenmitgliedern vor.

Text 1:
Hauptstadt, Amtsärztinnen, deutschen, Familien, Firma, Männer, Bundesanstalt, Ablehnung, entwürdigend, zwei, Anwerbestellen, beschwerlichen, Arbeitsvertrag, Unterhose, gesund, Loch, kulturellen, drei

_____

Die _____ verließen ihre _____, verkauften zum Teil ihren Besitz und gelangten dann unter recht _____ Bedingungen zu den _____ in der _____ (Rom, Madrid, Athen, Ankara usw.), um dort einen Arbeitsvertrag zu bekommen. In den Anwerbestellen wurden die Bewerber von _____ Amtsärzten und -ärztinnen der _____ für Arbeit untersucht. Nur wer vollkommen _____ war, bekam einen _____. Ein _____ im Zahn konnte schon zur _____ führen. Bei diesen Reihenuntersuchungen untersuchten auch _____ die nur mit einer _____ bekleideten Männer, was für diese _____ war und ihren _____ Vorstellungen widersprach. Wem Tauglichkeit bescheinigt wurde, erhielt in der Regel einen auf _____ bis _____ Jahre befristeten Arbeitsvertrag mit einer deutschen _____.

Text 2:
Dolmetscher, nicht, unklar, kalt, Landkarte, Firmenort, starken, trinken, Deutschland, lange, Übersiedlung, München, Nonnen, Sprachkurse, essen, mehrere, Decken, Reise, Istanbul

_____

Wer einen Arbeitsvertrag hatte, wurde _____ auf die _____ nach _____ vorbereitet. Es gab keine _____. Den zukünftigen Gastarbeitern wurde auf der _____ Deutschlands der _____ gezeigt. Vielen war _____, wie _____ die Reise zu ihrem Bestimmungsort dauern würde. Ein Gastarbeiter von damals berichtet:

„Ich wusste damals nicht, dass die _____ mit dem Zug von _____ nach Deutschland _____ Tage dauert. Wir fuhren mit 35 Männern und hatten zu wenig zu _____ und zu _____ dabei und teilten untereinander alles auf. Der erste Bahnhof in Deutschland war _____. Es war spät abends und _____, als wir dort ankamen. Am Bahnhof kamen

8 Ältere Migranten in Deutschland

_____ in unseren Zug und verteilten _____, Tee und etwas zu essen. Ich hatte noch nie Nonnen gesehen. Ich fragte den _____, der bei uns war – ein Grieche, der etwas Türkisch und etwas Deutsch konnte –, was das für Frauen sind. Er sagte uns, das wären deutsche Frauen, die auf der Suche nach jungen, _____ Männern sind. Es hat lange gedauert, bis ich wusste, dass dies nicht stimmt, und was Nonnen in Deutschland wirklich machen."
(Hielen/Tyll, Pflege ist Pflege, 2003, S. 18)

Text 3:
Heimat, südlichen, erhebliche, Vorbereitung, Dolmetscher, großen, stammenden, Türkei, Deutschland, Winter, unbekanntes, kalte, bedrückend, Weinen, Hauptbahnhof, warm, Familie, nicht, Kleidung

_____

So ohne jede _____ in ein völlig _____ Land zu kommen, führte zu _____ Problemen. Vor allem der _____ deutsche _____ stellte die aus _____ Ländern stammenden Männer vor _____ Schwierigkeiten.

Ein Gastarbeiter, der im Oktober 1965 nach _____ kam, erinnert sich, dass er – zusammen mit anderen aus der Türkei _____ Männern – am _____ von einem _____ empfangen wurde. Er hatte keine winterfeste _____ bei sich, da es in der _____ das ganze Jahr über _____ war. An Temperaturen unter Null Grad war er _____ gewöhnt. Die Ankunft in Deutschland empfand er als sehr _____. Das unbekannte Land und die Entfernung von der _____ brachten ihn zum _____. Er wollte eigentlich direkt zurück in seine _____.
(vgl. Ünal, Ungültig. Die verlorene Generation, 1991)

Text 4:
Enttäuschung, Schreibmaschine, Landsleuten, „Schlaraffenland", Betrieb, Neuankömmlinge, schönsten, nachrückende, Nachfrage, nichts, gelockt, Urlaub, Glasscherben, angezogen, bloßen, leicht

_____

Neu _____ Gastarbeiter wurden von _____ nach Deutschland _____, die schon länger in Deutschland arbeiteten. Deutschland wurde von diesen in den _____ Farben ausgemalt und als eine Art _____ dargestellt. Als die _____ dann in Deutschland eintrafen, war deren _____ groß. Ein Gastarbeiter von damals berichtet:

„Auf _____ bei Leuten, die in Deutschland arbeiteten und ihren _____ in der Türkei verbrachten, erzählte man mir, dass die Arbeit sehr _____ wäre und man praktisch für _____ Geld bekommen würde. Das hat mich _____. In dem _____ habe ich dann

Bildungsverlag EINS GmbH

darauf gewartet, so wie man mir erzählt hatte, auch eine _____ zu bekommen, um zu arbeiten. Doch ich bekam stattdessen Tonnen von _____, die ich mit _____ Händen aufsammeln und sortieren musste. Ich war sehr enttäuscht."
(Hielen/Tyll, Pflege ist Pflege, 2003, S. 19)

Text 5:
Skandalen, Vorkehrungen, deutsche, Schnelle, Wohnsituation, Baracken, Duschen, Zuzug, Arbeitsstellen, Wohn-Lösungen, zufriedenstellend, Gruppenleben, Barackensiedlungen, Nähe, zeigte, mehr, Landsleuten

Es _____ sich, dass auch die _____ Gesellschaft für den _____ von Gastarbeitern kaum _____ getroffen hatte. Auf die _____ entstanden _____ _____ in der _____ der _____. Hier sollte den ausländischen Arbeitskräften ein _____ unter _____ geboten werden. Die _____ _____ in den _____ war kaum _____. Oft gab es zu wenig _____. Es kam häufig wegen der Unterbringung zu _____. Als immer _____ neue Arbeitskräfte gebraucht wurden, mussten neue _____ entwickelt werden.

Wirtschaftswunderjahre in Deutschland
Die Wirtschaft der alten Bundesrepublik boomte in den Wirtschaftswunderjahren. Zugleich wurde 1955 die Bundeswehr aufgebaut und damit 500.000 Wehrpflichtige dem Arbeitsmarkt entzogen. Hinzu kam, dass zwischen 1957 und 1961 die tarifliche Arbeitszeit in der alten Bundesrepublik von 46,1 auf 41,6 Wochenstunden herabgesetzt wurde. Schließlich wurde 1961 die Berliner Mauer gebaut. Damit brach der Flüchtlingsstrom aus der DDR ab. Bis dahin waren ca. 14 Mill. DDR-Bürger in den Westen geflohen, darunter viele qualifizierte Arbeitskräfte.

Am 1.9.1964 traf der millionste Gastarbeiter ein: Armando Sanchez Rodriguez aus Portugal. Er wurde vom Oberbürgermeister auf dem Bahnhof Köln-Deutz mit einer Musikkapelle empfangen und erhielt ein Moped als Geschenk. Leider musste Rodriguez nur wenige Jahre später nach einem Arbeitsunfall schwer krank in seine Heimat zurückkehren.

Das Wirtschaftswunder endete dann 1973 mit der Ölkrise. Aufgrund zu geringer Ölfördermengen stieg der Ölpreis. Die damalige Bundesregierung verhängte Sonntagsfahrverbote. Geschwindigkeitsbegrenzungen wurden eingeführt. Die Ölkrise führte zu Kurzarbeit und steigender Arbeitslosigkeit. Daraufhin verfügte die Bundesregierung am 23.11.1973 einen Anwerbestopp für ausländische Arbeitskräfte. Bis Oktober 1980 galten allerdings für türkische Arbeitskräfte noch Ausnahmeregelungen. Italiener als Angehörige eines EG-Landes (Europäische Gemeinschaft) benötigten keine Aufenthaltserlaubnis. Auch konnten die Ehepartner und minderjährigen Kinder von in Deutschland lebenden ausländischen Arbeitskräften weiterhin ungehindert nach Deutschland nachziehen (vgl. Hielen/Tyll, Pflege ist Pflege, 2003, S. 20).

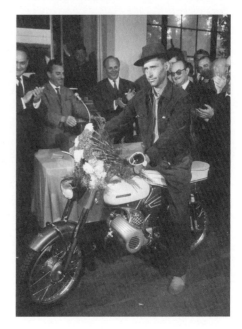

Armando Sanchez Rodriguez

8 Ältere Migranten in Deutschland

Lesen Sie den Text über die Wirtschaftswunderjahre und lösen Sie das Rätsel. Die Buchstaben der richtigen Antworten ergeben das gesuchte Lösungswort.

Welche Folgen hatte die Ölkrise?		Wer war Armando Sanchez Rodriguez?		Was waren einige der Ursachen für den riesigen Bedarf an Arbeitskräften?		Wie waren die ersten Gastarbeiter untergebracht?	
Kurzarbeit	A	Fußballstar	D	Gründung der Bundeswehr	S	in Hotels	E
Sonntagsarbeit	B	millionster Gastarbeiter	E	Bau der Berliner Mauer	T	in Baracken	M
Fahrverbote	R	Portugiese	B	Reduzierung der Wochenarbeitszeit	I	in Heimen	I
Mit welchen Ländern wurden Anwerbeverträge abgeschlossen?		**Wer untersuchte die Bewerber in den Hauptstädten?**		**Wann wurde der Anwerbestopp verhängt?**		**Welche Probleme hatten die ersten Gastarbeiter?**	
Schweiz	O	Amtsärzte der Bundesanstalt für Arbeit	A	1989	C	zu hohe Temperaturen in Deutschland	S
Österreich	S	Hausärzte in den Heimatländern	S	1961	D	Sprachprobleme	T
Jugoslawien	G	Amtsärzte in den Konsulaten	L	1973	N	Heimweh	E
Tunesien	R					falsche Erwartungen	N

Lösungswort:

Aussiedler: Das Beispiel der Russlanddeutschen

Bereits Mitte des 12. Jahrhunderts und auch später wanderten Deutsche in östliche Nachbarländer (Rumänien, Ungarn, Polen und Russland) aus. Die dabei entstandenen deutschen Siedlungen stellten meist geschlossene Gruppen dar, die Deutsch sprachen und an den Werten und Traditionen ihrer Heimatregionen festhielten.

In Russland ließen sich deutsche Auswanderer meist im Wolgagebiet und am Schwarzen Meer nieder. Im Verlauf des Ersten Weltkriegs wurden sie in östliche Gebiete zwangsumgesiedelt. Nach der russischen Revolution 1917 erhielten die deutschen Siedlungen den Status autonomer Verwaltungseinheiten. 1928/29 wurden unter Stalin sogenannte Zwangskollektivierungen durchgeführt, d.h. man enteignete die deutschen Bauern. Nachdem die deutsche Wehrmacht in die Sowjetunion eingefallen war, wurden die Russlanddeutschen 1941 wieder deportiert. So mussten sich Russlanddeutsche, die sich im Machtbereich der vorrückenden deutschen Wehrmacht befanden, weiter im Westen niederlassen. Eroberte dann die Rote Armee die Gebiete zurück, wurden die Russlanddeutschen wieder nach Osten verschleppt. Da man ihnen vorwarf, gemeinsame Sache mit den Deutschen gemacht zu haben, mussten sie bis 1956 in Lagern oder Sondersiedlungen leben. Danach blieben sie eine benachteiligte und ausgegrenzte Minderheit. Langjährige außenpolitische Bemühungen waren notwendig, damit ab Ende der 1980er Jahre wieder mehr Aussiedler aus osteuropäischen Ländern nach Deutschland zurückkehren konnten. Seit 1950 kamen ca. 4,1 Mill. Aussiedler nach Deutschland, darunter viele Russlanddeutsche (vgl. Hielen/Tyll, Pflege ist Pflege, 2003, S. 22–23).

Lernfeld 2.1

Tragen Sie die wichtigen Ereignisse aus der Geschichte der Russlanddeutschen in das Flussdiagramm ein.

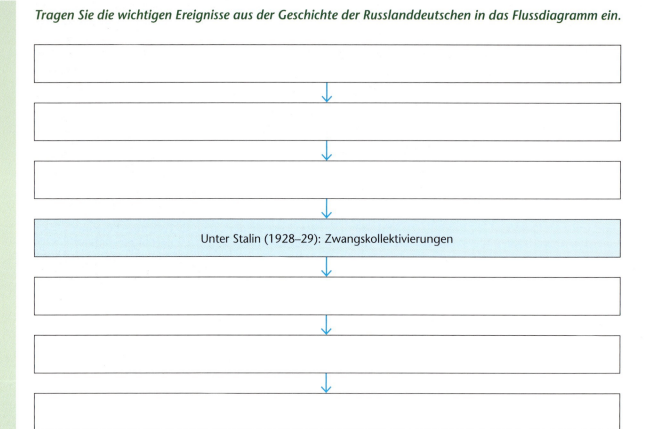

Die Bildung ethnischer Enklaven

Weltweit ist zu beobachten, dass Einwanderergruppen oft unter sich bleiben. Da die Arbeitsmigranten ursprünglich nur kurze Zeit in Deutschland bleiben wollten und möglichst viel Geld nach Hause schickten, suchten sie nach billigem Wohnraum, der dann auch den nachziehenden Familien Platz bieten musste. Die Folge war, dass die Arbeitsmigranten mit ihren Familien in Wohngebiete mit schlechter Bausubstanz zogen. So entstanden „Ghettos", in denen neben den Migranten nur noch wenige, zumeist ärmere und ältere, Deutsche wohnen. Oft zogen hier auch Migranten zusammen, die aus derselben Heimatregion oder Heimatstadt stammen. So ließen sich z. B. im Duisburger Stadtteil Marxloh vor allem Arbeitsmigranten nieder, die aus Bingolu (Ostanatolien) kamen (vgl. Hielen/Tyll, Pflege ist Pflege, 2003, S. 24–25).

Recherchieren Sie, wo in Ihrer Nähe Arbeitsmigranten im Sinne einer ethnischen Enklave zusammenleben.

8.2 Islam

Die Migranten und ihre Nachkommen in Deutschland sind Christen (vor allem römisch-katholischer oder orthodoxer Prägung), Juden oder Muslime. Derzeit leben ca. 3,5 Mill. Muslime in Deutschland. Fast drei Viertel davon sind Türken, die die weitaus größte ausländische Bevölkerungsgruppe in Deutschland darstellen. Im Augenblick leben schon fast 100.000 Türken in Deutschland, die 65 Jahre und älter sind. Eine Umfrage des Instituts für Demoskopie Allensbach aus dem Jahre 2001 ergab, dass die islamische Kultur der deutschen Bevölkerung wie keine andere fremd ist. 78 Prozent der Befragten sagten, dass sie über den Islam schlecht informiert seien (vgl. Böge/Bohn, Islam, 2002, S. 6). Deshalb ist es notwendig, Grundkenntnisse über den Islam zu vermitteln.

Die Bedeutung des Wortes „Islam"

Das Wort „Islam" bezeichnet eine Religion, die sich auf den Koran und die Botschaft des Propheten Mohammed gründet. „Islam" bedeutet aber auch so viel wie Gottesergebenheit. Ein Muslim ist dann ein Mensch, der darauf vertraut, dass Gott existiert und sein Leben auf dieses Vertrauen gründet. Hier kommt ein Wesenszug des Islam zum Vorschein, nämlich die enge Beziehung des Menschen zu dem einen, einzigen Gott, zu Allah. Das Wort „Islam" ist eng verwandt mit Wörtern wie „salam" („Heil", „Friede"), „iman" („Glauben") und „ihsan" („schön" oder „gut" machen). Folglich ist ein Muslim ein Mensch, der an den einen Gott glaubt und dies durch gute Taten ausdrückt. Der Islam ist also eine Religion, die den Glauben an den einen Gott und die Verpflichtung zu sozialer Gerechtigkeit betont (ethischer Monotheismus) (vgl. Böge/Bohn, Islam, 2005, S. 10).

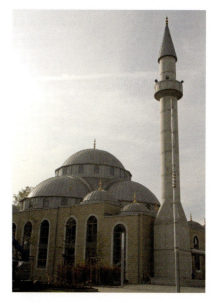

Merkez-Moschee in Duisburg (größte Moschee Deutschlands)

Im vorangegangenen Abschnitt wird auf drei Bedeutungen des Wortes „Islam" hingewiesen. Um welche Bedeutungen handelt es sich?

Bedeutung 1: _____

Bedeutung 2: _____

Bedeutung 3: _____

Der Prophet Mohammed[1]

Bringen Sie die verschiedenen Lebensstationen Mohammeds in die zeitlich richtige Reihenfolge.

Mohammed wurde 570 n. Chr. in Mekka (heute Saudi-Arabien) geboren. Sein Vater starb vor seiner Geburt. Er wurde von seinem Onkel Abu Talib erzogen.	**1**
Mit 40 Jahren hatte Mohammed seine erste Offenbarung in einer Höhle auf dem Berg Hira in der Nähe Mekkas. Hier soll ihm der Erzengel Gabriel erschienen sein und ihn aufgefordert haben, den Koran zu verkünden.	**2**
622 zog Mohammed mit seinen Anhängern nach Medina (250 km von Mekka entfernt).	**3**
Wie viele Menschen in Mekka verdiente Mohammed seinen Lebensunterhalt als Händler und arbeitete als Karawanenführer für die reiche Witwe Chadidscha, die er im Alter von 25 Jahren heiratete. Die Witwe war zum Zeitpunkt der Ehe 40 Jahre alt, und trotzdem hatten sie vier Kinder.	**4**
Daraufhin begann Mohammed zu predigen. Der Erzengel soll ihm die Wörter des Korans gezeigt haben. Er predigte gegen den Sittenverfall in Mekka und forderte zum Glauben an den einen Gott mit Namen Allah auf.	**5**
Mit seiner Position als Schlichter gewann Mohammed in Medina Einfluss und wurde zum politischen und religiösen Führer. Die Einwohner nahmen Mohammeds Lehre an. Nach jahrelangen (auch militärischen) Auseinandersetzungen wurden die umliegenden Stämme und Mekka unterworfen. Mohammed zerstörte die Götterbilder in der Kaaba (heute: Heiligtum im Hof der großen Moschee von Mekka), behielt diese aber als Heiligtum bei. 632 starb er als Führer fast der gesamten arabischen Halbinsel.	**6**

(vgl. Dreßler, Islam, 2003, S. 10 ff.)

Richtige Reihenfolge: _____

---

[1] *Filmtipp: Biografien der Weltgeschichte, Nr. 02: Mohammed, 50 Min., DIE WELT – Axel Springer Verlag, 2005,*

Das islamische Gottesverständnis

Finden Sie jeweils eine passende Überschrift für die Inhalte der einzelnen Tabellenabschnitte.

Gott schuf die Erde in zwei Tagen, die gesamte Welt in sechs Tagen. Danach setzte er sich auf seinen Thron, um die Welt zu regieren. Gott schafft durch das Wort.	Gott schuf den Menschen aus Erde, Lehm und Ton und gab ihm etwas von seinem Geist. Der Mensch ist das hervorragende Geschöpf Gottes, unter dem sogar die Engel stehen. Er ist der Stellvertreter Gottes auf Erden.
Gott ist allgegenwärtig und wirkt ständig in die Welt hinein.	Alles in der Welt und alles, was einem Menschen widerfährt (z. B. Schicksalsschläge), ist von Gott vorherbestimmt.
Der Mensch hat einen freien Willen. Er kann sich entscheiden, Böses oder gute Werke zu tun.	Ein Teil des Leidens in der Welt wird durch den Teufel verursacht. Der Teufel ist der gefallene Engel Iblis, der sich weigerte, sich dem Menschen unterzuordnen.
Ein Teil des Leidens in der Welt wird durch den Menschen verursacht, weil er unbeständig, unzuverlässig, dumm und streitsüchtig ist und eine Neigung hat, Unrecht zu tun.	Der Mensch hat Schwächen und wird vom Teufel in Versuchung geführt. Trotzdem muss er sich auf der Welt bewähren.
Nach dem Tod muss sich der Mensch vor Gott für seine Taten verantworten.	Die Schlechten kommen in die Hölle, die Guten ins Paradies, das aus mehreren Gärten besteht. Hier gibt es alles im Überfluss.

(vgl. Böge/Bohn, Islam, 2005, S. 17–19)

Der Koran und der Hadith

Als Mohammed 40 Jahre alt war, soll ihm der Erzengel Gabriel erstmals Gottes Wort (Koran) mitgeteilt haben. Der Koran besteht aus 114 Suren (Kapitel). 92 Suren sollen Mohammed noch in Mekka, die restlichen 22 in Medina offenbart worden sein. Die frühen Suren sind sprachgewaltig und weisen auf die Einzigartigkeit Allahs, die moralischen Pflichten des Menschen und auf die Bestrafung und Belohnung am Jüngsten Tag hin. Die späten Suren dagegen regeln das Gemeindeleben und enthalten u. a. Vorschriften zu Gebet, Fasten und Wallfahrt. Etwa 20 Jahre nach Mohammeds Tod entstand eine Zusammenstellung von Texten, auf die der heutige Text des Korans zurückgehen soll.

Neben dem Koran orientieren sich die Muslime auch am Hadith, was so viel wie „Bericht" heißt. Im Hadith werden die Aussprüche und Taten Mohammeds überliefert. Sie sind für die Muslime von besonderer Bedeutung, weil angenommen wird, dass Mohammed, obwohl Mensch, ganz im Einklang mit Gottes Willen gehandelt habe (vgl. Dreßler/Klinkhammer, Islam, 2003, S. 11–12, S. 19).

Lesen Sie den Text auf S. 170 unten und beantworten Sie folgende Fragen.

1. Woher kommen die Inhalte des Korans?

   _____

2. Wie heißen die Kapitel des Korans und wie viele solcher Kapitel gibt es?

   _____

3. Wie lassen sich die Kapitel des Korans einteilen?

   _____

4. Was versteht man unter dem Hadith?

   _____

Die fünf Säulen des Islam

Der Muslim muss seine Gottergebenheit so praktizieren, wie es im Koran steht und von Mohammed vorgelebt wurde. Am „jüngsten Tag" wird er dann an seinem rechten Handeln gemessen, d. h. daran, ob er die religiösen Gesetze befolgt hat. Wie das Judentum bezeichnet man deshalb auch den Islam als Gesetzesreligion. Ein gläubiger Muslim muss fünf Pflichten, die auch als „Säulen des Islam" bezeichnet werden, erfüllen. Diese Pflichten haben sich zu Lebzeiten Mohammeds herausgebildet und werden im Koran an verschiedenen Stellen genannt.

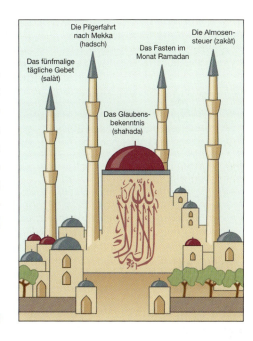

Das Glaubensbekenntnis (shahada)

Setzen Sie die folgenden Wörter an der passenden Stelle im Lückentext ein.

Gebetes, Gesandte, letzte, Bekenntnisformel, geflüstert, Gott, Taufe, zwei, Dutzend, Mal, Sterbenden, öffentlichen, Muslim, Eingangstür, erste, Zeugen, Niederschrift, Formel

Die _____ (kalimah) der shahada lautet: „Ich bezeuge, dass es keine Gottheit gibt außer dem _____. Ich bezeuge, dass Muhammad der _____ des Gottes ist." Der Islam kennt keine _____ wie im Christentum. Als _____ kann sich derjenige ansehen, der das Glaubensbekenntnis vor _____ ausspricht. Eine Form des _____ Bekenntnisses besteht darin, dass ein Muslim über der _____ seiner Wohnung eine _____ der Bekenntnisformel anbringt. Das kalimah ist die bedeutendste religiöse _____ des Islam. Die Bekenntnisformel ist das _____ Wort, das dem Neugeborenen ins Ohr _____ wird und das _____ Wort des _____. Schließlich ist die Bekenntnisformel Teil des täglichen _____. Es gibt wohl keinen gläubigen Muslim, der die Bekenntnisformel nicht _____ am Tag aufsagt (vgl. Böge/Bohn, Islam, 2005, S. 22).

Das Gebet (salat)

Unter Gebet versteht man im Islam nicht zuallererst „Reden des Herzens mit Gott", sondern vielmehr **Ritualgebet**, das bis in die kleinsten Einzelheiten geregelt ist. Wahrscheinlich hat die Gemeinde schon, als Mohammed noch lebte, fünfmal am Tag gebetet. Wie oft am Tag gebetet werden soll, ist im Koran nicht festgelegt. Dort wird nur generell gefordert, das Gebet zu verrichten. Kommen die Kinder ins Pubertätsalter, wird von ihnen das Ritualgebet erwartet (vgl. Dreßler/Klinkhammer, Islam, 2003, S. 34 ff.).

Gebetsort
- kann überall sein (Moschee, zu Hause, im Freien usw.)
- nach Möglichkeit sollte vor dem Gebet eine rituelle Waschung stattfinden
- auf dem Boden sollte eine Unterlage zum Knien ausgebreitet werden (z. B. Gebetsteppich)

Gebetsrichtung
Der Betende muss sich in Richtung Mekka ausrichten (Hilfsmittel: Gebetsnische in der Moschee, Kompass).

Gebetskleidung
- Frauen tragen in der Moschee ein Kopftuch, in der Moschee oder zu Hause ein Gebetskleid.
- Männer tragen eine Kopfbedeckung (meistens: gehäkelte weiße Gebetskappe).

Gebetszeit
Es wird fünfmal am Tag gebetet: Morgengebet, Mittagsgebet, Nachmittagsgebet, Abendgebet, Nachtgebet (Hilfsmittel: Gebetsrufer, muslimischer Kalender usw.).

Abläufe beim Gebet
Das Ritualgebet umfasst neun aufeinander folgende Bewegungsabläufe. Dazu werden Koransuren, Lobworte auf Allah, fromme Anrufungen und Segenswünsche aufgesagt.

Freitagsgebet
Die meiste Zeit beten Muslime alleine. Aber nach muslimischer Überzeugung ist das gemeinschaftliche Gebet viel wirksamer als das einsame Gebet. Deshalb gilt:
- das Freitagsgebet in der Moschee ist für alle Männer Pflicht, für die Frauen ist es freiwillig
- beim Freitagsgebet stehen die Betenden in Reihen Schulter an Schulter in Richtung Mekka
- ein Vorbeter (Imam) steht ganz vorne vor der Gebetsnische (mihrab)
- die Frauen beten entweder hinter den Männern oder in einem abgetrennten Raum
- das Freitagsgebet wird durch eine Predigt (hutba) abgeschlossen

Das Fasten (saum)

*„Der Islam ist keine weltverneinende Religion wie beispielsweise der Buddhismus. Der Muslim bekennt sich zu den von Gott geschaffenen irdischen Freuden. Nicht Abwendung von allem weltlichen, sondern Zügelung in der Welt und Gehorsamkeit gegenüber Gott sind die Maximen. Dennoch gehört mit dem islamischen Fasten im Monat Ramadan (...) ein schwieriges asketisches Gebot zu den fünf ‚Säulen des Islam': **An allen 29 Tagen des Mondmonats Ramadan darf vom Sonnenaufgang – sobald man einen weißen von einem schwarzen Faden unterscheiden kann – bis zum Sonnenuntergang nicht gegessen, getrunken, geraucht, kein Wohlgeruch genossen, und kein Geschlechtsverkehr gepflegt werden.** Dieses Gebot wird von den meisten Muslimen befolgt. Wer es nicht schafft, alle 29 Tage zu fasten, versucht es zumindest an einigen der letzten Tage des Monats. Diese Tage bzw. Nächte gelten als besonders heilig, denn an einem dieser Nächte, meistens der 27. Ramadan, wird die erstmalige und vollständige Herabsendung des Koran gefeiert. (...) Allabendlich wird das **Fastenbrechen** (iftar) zu Hause oder in der Moschee mit einem Gebet begangen und mit einem anschließendem gemeinsamen Essen gefeiert. (...) Insgesamt gilt der Monat des Ramadan als Zeit der Versöhnung und Vergebung sowie der Solidarität mit den Armen. Das Fasten ist nur den Gesunden und Erwachsenen auferlegt. Wer auf Reisen oder krank ist, kann das Fasten nachholen oder stattdessen eine Spende an Arme entrichten. Auch menstruierende Frauen dürfen nicht fasten."*

(Dreßler/Klinkhammer, Islam, 2003, S. 41 f.)

Lesen Sie den Text zum Fasten auf S. 172 und lösen Sie das Rätsel.

verbotene Tätigkeit während des täglichen Fastens		letzter Buchstabe
Phase nach dem täglichen Fasten		2. Buchstabe
Personengruppe, die nicht fasten darf		1. Buchstabe
Beginn des täglichen Fastens		7. Buchstabe
Sinn des Fastens		5. Buchstabe
Feier in den letzten Tagen des Fastenmonats		4. Buchstabe
Dauer des Fastens		1. Buchstabe

Das Almosen (zakat)
- Pflichtabgabe für vermögende Muslime: einmal jährlich
- Almosen geht an: Arme, Reisende, Schuldner, Sklaven (die sich freikaufen möchten), alle (die sich für die Sache Gottes einsetzen)
- Höhe der Abgabe (abhängig von Rechtsschule): ca. 2,5 Prozent der Nettoeinkünfte bei Vermögen aus Handel, Industrie, Handwerk

(vgl. Dreßler/Klinkhammer, Islam, 2003, S. 42)

Die Wallfahrt (hadsch)

Zu den Höhepunkten im Leben eines Muslims gehört eine Wallfahrt nach Mekka[1]. Schon Mohammed soll kurz vor seinem Tod eine solche Wallfahrt unternommen haben. Wenigstens einmal im Leben sollte ein Muslim in Mekka gewesen sein. Der Verlauf der Pilgerfahrt ist bis ins kleinste Detail rituell geregelt. Frauen dürfen nicht alleine nach Mekka reisen, sondern nur in Begleitung (männliche Verwandte, Gruppe). Kranke können jemand anderen stellvertretend für sich pilgern lassen. Es dürfen außerdem nur schuldenfreie Muslime pilgern. Unmittelbar bevor die Pilger den heiligen Bezirk (das Gebiet von der Kaaba bis zum Berg Arafat) betreten, müssen sie sich rituellen Waschungen unterziehen, dann die Pilgerkleidung (bei Männern:

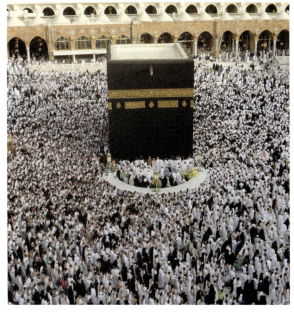

Kaaba in Mekka

---
[1] *Filmtipp: Ismael Ferroukhi, Die große Reise, Marokko/Frankreich, 2004, 108 Minuten (Roadmovie über eine Pilgerfahrt nach Mekka)*

Lernfeld 2.1

zwei weiße ungenähte Tücher, bei Frauen: Gebetskleid) anlegen, beten und die Absicht erklären, dass sie als Pilger unterwegs sind. Dann beginnt die Wallfahrt im heiligen Bezirk. Unter anderem umkreisen die Pilger siebenmal die Kaaba (würfelförmiger Bau im Hof der großen Moschee von Mekka mit einem schwarzen Stein an einer der Seitenwände), wobei der schwarze Stein geküsst oder umarmt werden soll. Hinzu kommt die „Steinigung des Satans", indem die Pilger dreimal sieben Steinchen auf drei Säulen werfen, die den Teufel symbolisieren. Am 10. Tag des Pilgermonats findet das Opferfest statt. Es wird ein Schaf geschlachtet. Neben anderen rituellen Handlungen wird die siebenmalige Umkreisung der Kaaba wiederholt. Zum Abschluss der Wallfahrt fahren viele Muslime nach Medina zum Grabmahl Mohammeds (vgl. Dreßler/Klinkhammer, Islam, 2003, S. 43 ff.).

Lesen Sie den vorangegangenen Abschnitt noch einmal aufmerksam. Tragen Sie dann die Informationen in das Flussdiagramm ein, das die einzelnen Phasen der großen Wallfahrt (hadsch) wiedergeben soll.

↓

↓

↓

Riten des Übergangs

Neben den fünf „Säulen des Islam" gibt es noch eine Vielzahl weiterer ritueller Handlungen, die das Leben eines Muslims begleiten. Besonders wichtig sind die sogenannten „Riten des Übergangs" Geburt, Beschneidung, Hochzeit bzw. Ehe und Begräbnis betreffend (vgl. Dreßler/Klinkhammer, Islam, 2003, S. 46 ff.).

Bilden Sie Vierergruppen.
Jedes Gruppenmitglied übernimmt einen der folgenden Abschnitte zu Geburt, Beschneidung, Hochzeit/ Ehe und Begräbnis. Machen Sie sich mit dem Inhalt vertraut und präsentieren Sie die Informationen den anderen Gruppenmitgliedern.

Geburt
- *Im Islam gibt es keine Taufe, jeder Mensch wird automatisch als Muslim geboren.*
- *Als Erwachsener tritt man zum Islam über, indem man die shahada vor Zeugen aufsagt.*
- *Man kann nicht aus dem Islam austreten. Wer vom rechten Glauben abfällt, muss in islamischen Staaten mit Diskriminierung rechnen. (siehe Fall des Ägypters Nasr Hamid Abu Zaid, der den Koran als historisches Zeugnis, d. h. als einen von Menschen formulierten Text ansieht. Er wurde deshalb 1995 durch ein ägyptisches Gericht von seiner muslimischen Ehefrau zwangsgeschieden).*

- *Nach der Geburt wird dem Kind ins rechte Ohr die shahada geflüstert, ins linke Ohr „Allahu akbar" (Gott ist größer).*
- *Das Neugeborene bekommt am 6./7. Tag seinen Namen.*
- *Dem Kind wird eine Locke abgeschnitten und mit Silber aufgewogen, das als Almosen weitergegeben wird.*

Beschneidung
- *Die Beschneidung ist nicht im Koran erwähnt, aber Mohammed soll beschnitten gewesen sein.*
- *Die Beschneidung erfolgt vor der Geschlechtsreife der Jungen (türkische Jungen: zwischen fünf und sieben Jahren).*
- *Es findet ein Beschneidungsfest statt. Oft werden mehrere Jungen gleichzeitig beschnitten. Sie bekommen Geschenke und Süßigkeiten. Die Jungen werden oft wie kleine Prinzen angezogen (Federhut, weißer Umhang). Sie tragen eine Schärpe mit der Aufschrift „masallah" (was Gott gewollt hat). Die Schärpe dient zur Abwehr des bösen Blicks.*
- *Mädchenbeschneidungen sind nicht durch den Koran gedeckt (im Sudan und Teilen Ägyptens noch üblich).*

Hochzeit/Ehe
- *Die Ehe ist nach dem Koran die erstrebenswerte Lebensform.*
- *Sexualität ist nur in der Ehe erlaubt.*
- *Eine Muslimin darf nicht einen Nicht-Muslimen heiraten. Aber ein Muslim darf auch eine Christin oder Jüdin heiraten.*
- *Ein Mann kann mehrere Frauen haben, wenn der Mann die Frauen gleich behandelt (z. B. gleich materiell versorgen kann). Eine Frau darf nur mit einem Mann verheiratet sein.*
- *Um sich scheiden zu lassen, spricht der Mann dreimal den Wunsch nach Scheidung aus. Die Frau muss dann drei Monate warten, bis sie wieder heiraten kann.*
- *Frauen können sich auf jeden Fall scheiden lassen, wenn der Mann nachweisbar nicht seinen ehelichen Pflichten nachkommt.*
- *Es gibt Suren im Koran, die Männer und Frauen gleichstellen, und andere Suren, die den Mann über die Frau erheben.*

Begräbnis
Die Gemeinde soll einem Sterbenden helfen, damit seine Seele leichter ins Paradies kommt:
- *Dem Sterbenden wird das Glaubensbekenntnis eingeflüstert.*
- *Die Anwesenden sagen Sure 36 (Thema: Hölle und Paradies) auf.*
- *Nach dem Tod sollte der Leichnam sofort gewaschen werden.*
- *Der Leichnam sollte möglichst bis 24 Stunden nach dem Tod beerdigt sein.*
- *Der gewaschene Leichnam wird in weiße Tücher gehüllt.*
- *Der Tote wird im Grab auf die rechte Seite gelegt mit dem Gesicht in Richtung Mekka.*
- *Am Grab sprechen die Trauernden ein Totengebet.*
- *Dann wird das Grab mit Erde bedeckt.*
- *Grabpflege ist im Islam nicht üblich.*

Islamische Rechtspraxis im Alltag

Der Koran und das Vorbild Mohammeds (hadith) sind für Gläubige die wichtigsten Quellen, um abzuleiten, wie sie sich verhalten sollen. Im Laufe der Zeit ist daraus eine wissenschaftliche Betätigung entstanden, die Rechtswissenschaft. Bei in der Gesellschaft neu entstehenden Problemen kann dann ein solcher Rechtsgelehrter (mufti) herangezogen werden, der ein Rechtsgutachten (fatwa) erstellt. Die Muslime können sich an das Gutachten halten, müssen es aber nicht. Es gibt im Islam eigens Bücher, die die Muslime darüber zu belehren versuchen, was erlaubt und was verboten ist. Oft vermischen sich dabei religiöse Vorstellungen und regionale Sitten. Wichtig sind hierbei vor allem:

Speisevorschriften	Bekleidungsvorschriften
• Der Koran verbietet Schweinefleisch und Alkohol. • Das Blut und das Fleisch von Tieren, die nach unerlaubten Methoden geschlachtet wurden, sind verboten. • Es ist umstritten, ob nur geschächtete (ausgeblutete) Tiere gegessen werden dürfen. Nach dem Koran müssen Tiere nur am Opferfest geschächtet sein. • Die Praxis in Deutschland ist sehr unterschiedlich: manche Muslime essen alles außer Schweinefleisch, andere ernähren sich nur vegetarisch, andere essen nur geschächtetes Fleisch.	• Frauen dürfen Seide und Goldschmuck tragen, Männer nicht. • Beim Mann müssen das Kopfhaar, die Unterarme und Unterschenkel nicht bedeckt sein. • Bei der Frau ist eigentlich alles Schamzone und muss bedeckt werden. • Der Koran verpflichtet Männer und Frauen zur Schamhaftigkeit (Augen niederschlagen, bei Frauen: Schmuck nicht offen zeigen, kein Ausschnitt oder durch einen Schal verdecken).

(vgl. Dreßler/Klinkhammer, Islam, 2003, S. 56ff.)

Besuchen Sie mit Ihrem Kurs eine Moschee. Stellen Sie dem Moscheeführer Ihre offen gebliebenen Fragen zum Islam.

8.3 Werte und Normen

Werte und Normen gehen teilweise auf die jeweilige Religion zurück. Dabei haben Migranten Werte und Normen, die sich oft beträchtlich von denen der deutschen Bevölkerung unterscheiden. Zum Beispiel verbietet es das Gebot der Gastfreundschaft, das im islamischen Leben eine wichtige Rolle spielt, dass ein unangemeldeter Besucher einfach abgewiesen wird, weil man keine Zeit hat. Dies würde der Abgewiesene als sehr verletzend empfinden (vgl. Hielen/Tyll, Pflege ist Pflege, 2003, S. 52).

Der türkische Ehrbegriff

Durch den Nationalsozialismus ist in Deutschland der Ehrbegriff in Verruf geraten. In der Türkei und bei türkischen Migranten regelt er aber die Beziehungen innerhalb und außerhalb der Familie. Vielen Deutschen erscheint der türkische Ehrbegriff eher als altertümlich und überholt. Das türkische Konzept der Ehre umfasst drei Aspekte: Saygi (sprich: seige), Seref (sprich: scheref) und Namus (sprich: namus).

Bilden Sie Dreiergruppen.
Jedes Gruppenmitglied bearbeitet einen Aspekt des Ehrbegriffs: Setzen Sie das Textpuzzle zusammen. Stellen Sie dann das Teilkonzept grafisch dar und erklären Sie den anderen Gruppenmitgliedern dieses anhand Ihrer Grafik.

Arbeitsauftrag: Saygi
A) Alkohol trinken und keinen Körperkontakt herstellen. Hat sich ein Rangtieferer respektlos
B) Überlegener) respektvoll verhält, indem er z. B. diesem nicht widerspricht. Jüngeren wird
C) Es wird erwartet, dass sich der Rangtiefere (Kind, Jüngerer, Mitarbeiter, gesellschaftlich
D) verhalten, wird von ihm eine mündliche Entschuldigung und ein Handkuss erwartet.
E) zudem gegenüber Älteren abverlangt, dass sie in der Gegenwart Älterer nicht rauchen,
F) Unterlegener) gegenüber dem Ranghöheren (Eltern, Älterer, Vorgesetzter, gesellschaftlich
(vgl. Hielen/Tyll, Pflege ist Pflege, 2003, S. 53)

Richtige Reihenfolge: _____

Respektsbeziehungen in der Gesellschaft:

Bei Respektlosigkeit:

Arbeitsauftrag: Seref

A) wird. Die Wiederherstellung der Ehre kann in extremen Fällen bedeuten, dass der Beleidigte
B) Gesellschaft". Nur wer ehrlich lebt, kann dieses Ansehen bewahren. Die Seref kann schon
C) den Beleidiger tötet. Verletzt eine Person selbst die eigene Seref durch ein unehrenhaftes
D) verletzt sein, wenn man von einem anderen Menschen als Lügner oder Betrüger bezeichnet
E) Das Wort „Seref" bedeutet soviel wie „die Würde und das Ansehen einer Person in der
F) Verhalten, bleibt nur der Suizid, um die verlorene Ehre wiederherzustellen.

(vgl. Hielen/Tyll, Pflege ist Pflege, 2003, S. 53)

Richtige Reihenfolge: _____

Lernfeld 2.1

Arbeitsauftrag: Namus

A) Zärtlichkeiten austauscht, nicht ausgeht und nicht mit einem Mann gesehen wird. Wenn eine
B) Das Wort „Namus" bezeichnet die weibliche Ehre auf sexuellem Gebiet. Von der Frau wird
C) für sie verantwortlichen Mannes. Das kann ihr Vater, Bruder oder Ehemann sein. Zur
D) Frau diese Sittenregeln bricht, verletzt sie nicht nur ihren Namus, sondern auch die Seref des
E) erwartet, dass sie vor der Ehe sexuell enthaltsam lebt und als verheiratete Frau nicht
F) fremdgeht. Zur sexuellen Enthaltsamkeit vor der Ehe gehört auch, dass die Frau nicht
G) Wiederherstellung der Ehre wird die Frau meistens aus der Familie ausgestoßen.

(vgl. Hielen/Tyll, Pflege ist Pflege, 2003, S. 54)

Richtige Reihenfolge: _____

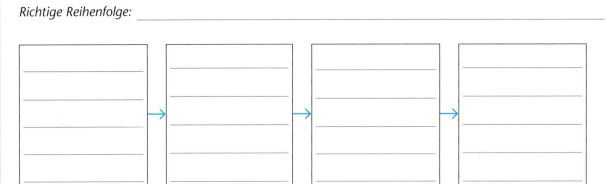

Begrüßungsrituale

Menschen können sich auf sehr unterschiedliche Weise begrüßen und miteinander kommunizieren. Dies hängt von religiösen Werten und auch von den gesellschaftlichen Vorstellungen über Nähe und Distanz ab. In Deutschland gibt man sich üblicherweise die Hand. Jemandem die Hand zu verweigern, kann als Zurückweisung verstanden werden. Im Freundeskreis existieren oft eigene Begrüßungsformen. Hier reicht z.B. ein „Hallo". Die Begrüßungsrituale in südlichen und islamischen Ländern weichen doch zum Teil erheblich von den in Deutschland üblichen ab (vgl. Hielen/Tyll, Pflege ist Pflege, 2003, S. 54).

Spanien	
Begrüßung/Anrede	Händedruck nur unter Männern; außer im Freundeskreis und unter Verwandten Anrede mit Nachnamen, dem „Señor" („Herr"), „Señora" („Frau") oder „Señorita" („Fräulein") vorangestellt wird; in manchen Regionen Verwendung des Titels „Don" und „Doña" in Verbindung mit dem Vornamen als besonders respektvolle Anrede.
Türkei	
Begrüßung	„Merhaba" („hallo!" oder „Guten Tag" mit gerolltem „r"), wenn es Bekannte oder Gleichaltrige sind. Wenn es ältere oder Höhergestellte sind, mit dem türkischen Handkuss: man nimmt die Hand des anderen und führt sie erst an die Lippen, dann an die Stirn.
Portugal	
Begrüßung	Man begrüßt sich mit einem kräftigen Händedruck, Anrede mit entsprechendem Titel und Nachnamen, manchmal auch Titel mit Vornamen (von Beziehung abhängig).
Marokko	
Begrüßung	Zur Begrüßung legen viele Marokkaner ihre Hand ans Herz, um so ihre Anerkennung und Herzlichkeit auszudrücken. Männer schütteln sich bisweilen die Hand. Als Mann einer Frau die Hand zu reichen ist ein grober Fehler. Enge Freunde oder Verwandte werden auch mit einem Streicheln oder Küssen der Wangen begrüßt. Freunde fragen auch nach dem Befinden der Familien. Marokkaner begrüßen Gäste oft überschwänglich, zurückhaltendere Begrüßungen werden als unhöflich empfunden.

Italien	
nonverbale und paraverbale Kommunikation	Gestikulieren, laut sprechen, Stille ist peinlich
Begrüßung	Beim Treffen Händeschütteln, Wangenkuss, Körperkontakt
Ablehnen	Ablehnung begründen
Annehmen	Angebotenes gleich annehmen
Griechenland	
nonverbale Bejahung	Kopfschütteln bei Bejahung
nonverbale Verneinung	Kopfnicken bei Verneinung
ehem. Jugoslawien	
Begrüßung	Handgeben bzw. Küssen auf die Wange, Händeschütteln zwischen zwei bekannten Frauen ist ein Zeichen für Abneigung und Distanz, Augenkontakt, Händeschütteln, Schulterklatschen

Begrüßungsrituale (Besonderheiten in der Kommunikation) in den Heimatländern von Migranten (aus: Hielen/Tyll, Pflege ist Pflege, 2003, S. 197 ff.)

Jeweils zwei Schüler demonstrieren die Begrüßungsrituale und Kommunikationsformen eines Landes.

Höflichkeitsformen

In fast allen Gesellschaften werden Kopfbedeckungen beim Betreten eines geschlossenen Raumes abgenommen. Allerdings gibt es Ausnahmen: So behalten Gläubige beim Eintritt in die Moschee oder in die Synagoge (jüdisches Gotteshaus) ihre Kopfbedeckung auf.

In vielen arabischen und islamischen Ländern gilt es als unhöflich, beim Betreten eines Hauses oder einer Wohnung die Schuhe nicht auszuziehen. Die Schuhe sind vor der Eingangstür abzustellen, da die Wohnung als Ort des Gebetes angesehen wird (vgl. Hielen/Tyll, Pflege ist Pflege, 2003, S. 56).

8.4 Migration und Gesundheit

Migranten bewegen sich oft in verschiedenen Gesundheitssystemen (medizinischer Pluralismus). Einerseits gehen sie zum normalen Hausarzt, der naturwissenschaftlich ausgebildet ist und Krankheiten auf biologische Ursachen zurückführt. Andererseits greifen viele von ihnen auf magisch-religiöse Vorstellungen zurück und nehmen die Dienste von Heilern in Anspruch, wie es in ihren Herkunftsländern üblich ist (vgl. Hielen/Tyll, Pflege ist Pflege, 2003, S. 57 ff.).

Magisch-religiöse Vorstellungen über die Entstehung von Krankheiten

Hierbei werden Krankheiten auf die strafende Absicht Gottes, böse Geister oder den bösen Willen anderer zurückgeführt. Der Koran bestreitet zwar nicht die Existenz von Geistern und Magie, aber er verbietet, sich mit derartigen Dingen zu beschäftigen. Dennoch haben sich im Volksglauben Vorstellungen über Geister entwickelt und darüber, wie man sie beherrschen kann.

Lernfeld 2.1

1. Markieren Sie die richtigen Wortgrenzen und schreiben Sie den Text noch einmal „normal" auf.

SO HOLT MAN ZUM BEISPIEL GEISTERBESCHWÖRER (TÜRKISCH: CINDAR), WENN MAN GLAUBT, DASS KRANKHEITEN DURCH GEISTER VERURSACHT WERDEN. DABEI BEDIENEN SICH DIE GEISTERBESCHWÖRER UNTER ANDEREM FOLGENDER METHODE. UM DEN KRANKEN WIRD KREISFÖRMIG BRENNBARES MATERIAL AUSGELEGT UND DANN IN BRAND GESTECKT. DER GEISTERBESCHWÖRER ATMET DEN RAUCH EIN UND DER PATIENT VERLÄSST DEN BRENNENDEN KREIS. DIESEM VERFAHREN LIEGT DIE VORSTELLUNG ZUGRUNDE, DASS DIE GEISTER INNERHALB DES BRENNENDEN KREISES ZURÜCKBLEIBEN, WEIL SIE EIGENTLICH IM FEUER LEBEN ODER AUS FEUER BESTEHEN.

2. Ordnen Sie die Wörter in der richtigen Reihenfolge an (Satzanfang ist fett gedruckt).

Satz 1
der, fast, **In**, Mittelmeerländern, an, allen, Glaube, Bösen, existiert, den, Blick

In _____

Satz 2
soll, vom, Auge, bzw., **Dabei**, eine, Wirkung, Personen, bestimmter, Blick, schädliche, ausgehen

Dabei _____

Satz 3
Zum, Menschen, mit, jeder, anderen, einen, Bösen, treffen, kann, einen, Blick, dem

Zum _____

Satz 4
den, loben, dazu, und, muss, Neidgefühle, empfinden, anderen, zugleich, **Er**

Er _____

Satz 5
geben, mit, lebenslangen, Menschen, auch, anderen, soll, Blick, **Zum**, es, Bösen, einem, angeborenen

Zum _____

Satz 6
Augen), hervorstechenden, Personen, hier, mit, (z. B., blauen, **Gemeint**, sind, Körpermerkmalen

Gemeint _____

Satz 7

„Horus-Auge", **Im**, Schutzamulett, man, als, den, Ägypten, gegen, Blick, verwendete, Bösen, das, alten

Im _____

Satz 8

die, oft, man, hört, Ländern, **In**, Gott, Ilah", „Mar'scha', arabischen, (so, Formel, will

In _____

Satz 9

die, Gefahr, Benutzer, Lob, abwehren, **Der**, Bösen, will, so, des, bei, Blicks

Der _____

3. **Setzen Sie die folgenden Wörter an der passenden Stelle im Lückentext ein.**

Therapeutikum, magischer, Gott, Band, islamischen, „Knotenknüpfens", Gabriel, Zauber, Muska, Mohammed, Suren, „verhexen", Krankheiten

„Ein besonders anschauliches Beispiel bewusster _____ Beeinflussungen im _____ Kulturraum ist in den Überlieferungen des _____ zu finden. Beim ‚Knotenknüpfen', das in Nordeuropa ‚Nesteln' hieß, werden in ein _____ Knoten geflochten, in dem Glauben hierdurch eine Person _____ zu können. Nach der Überlieferung wurde _____ mithilfe eines 11-fach geknoteten Bandes durch einen Mann namens Lobaid und dessen Tochter verhext und _____. _____, so heißt es weiter, entsandte den Erzengel _____, um Mohammed die _____ zu offenbaren, die in Zukunft die Gläubigen vor bösem _____ schützen sollen. So kam durch die Suren 113 und 114 das _____ gegen ‚die Macht der schlechten Gedanken' in die islamische Welt. Als _____ auf dem Körper getragen, schützen sie vor _____ des Leibes und der Seele."

(Hielen/Tyll, Pflege ist Pflege, 2003, S. 65)

Probleme bei der ärztlichen Behandlung

Nicht nur Sprachprobleme oder mangelnde Informationen über das deutsche Gesundheitswesen führen zu typischen Schwierigkeiten, wenn Migranten einen Arzt aufsuchen (vgl. Hielen/Tyll, Pflege ist Pflege, 2003, S. 67 ff.). Häufig kommt es auch wegen der kulturellen Unterschiede zu Fehldiagnosen. So äußern Migranten Schmerzen in der Regel stärker als etwa deutsche Patienten, was in der Krebsdiagnostik zu falschen Ergebnissen führen kann. Auch bleibt der medizinische Pluralismus vieler Migranten oft nicht ohne Folgen, wie das folgende Beispiel veranschaulicht:

„Als zweites Kind einer italienischen Migrantenfamilie litt Franco an einer Wachstumsstörung. Trotz einer Wachstumshormoninjektion wuchs er nicht, wie zu erwarten gewesen wäre. Die Eltern machten in einem Gespräch mit den behandelnden Ärzten – auch mithilfe von Dolmetschern – zweifelhafte Angaben über die Dosierung. Sie versicherten aber wiederholt, dass Franco die Tabletten einnehme. Erst nachdem mehrmals eindeutig zu niedrige Hormonspiegel dokumentiert waren, konnten in einem eingehenden ethnomedizinischen Gespräch mit den Eltern die Hintergründe erhellt werden. Die Mutter gab dabei an, dass

sie im achten Schwangerschaftsmonat vom Bösen Blick getroffen worden sei. Der Vater bestätigte lebhaft alle Ausführungen seiner Frau, und beide waren sicher, dass dieser Mann ein jettatore (Zauberer) gewesen sei. Der Einfluss des Bösen Blicks sei schuld daran, dass Franco nicht mehr wachse. Die Medikamente, die man in der Kinderklinik für Franco verordnet hatte, hatten sie dem Kind nur gegeben, um dem Arzt einen Gefallen zu tun. Helfen könnten sie jedoch nicht, denn gegen den malocchio (Bösen Blick) wäre mit Tabletten nichts auszurichten. Darum hatten sie eine regelmäßige Medikation auch nicht ernst genommen."
(vgl. Zimmermann/Petrykowski, 1983, S. 119f., in: H Hielen/Tyll, 2003, S. 68–69)

In diesem Fall hatte der kleine Franco Glück. Seine Eltern konnten dazu bewegt werden, ihrem Sohn das Wachstumsmedikament in der erforderlichen Dosierung zu geben. Franco begann wieder zu wachsen. Dies war nur möglich, weil die behandelnden Ärzte ethnomedizinisch geschult waren, d. h. kulturell unterschiedliche Gesundheitskonzepte, hier das Konzept des Bösen Blicks, kannten. Es gibt eine Reihe von Projekten, die die Gesundheitsversorgung von Migranten verbessern sollen. (vgl. Gesundheit und Integration, Berlin, 2007) So hat das Ethno-Medizinische Zentrum e. V. (EMZ) schon in den 1990er Jahren den ersten öffentlichen medizinischen Dolmetscherdienst in Hannover aufgebaut. Weitere Dolmetscherdienste in München und anderen Städten folgten. Die speziell ausgebildeten Dolmetscher sind in der Regel gut integrierte Migranten, die sowohl die deutsche Sprache und Kultur also auch die Sprache und Kultur ihres Herkunftslandes kennen. Sie leisten für ihre Landsleute im Umgang mit Ärzten, Krankenkassen und Behörden wertvolle Übersetzerdienste, treten aber auch als ethnomedizinisch geschulte Vermittler zwischen den Kulturen auf (vgl. Salman, Gemeindedolmetscherdienste, Berlin, 2007, S. 246–255).

8.5 Migration und Alter

Die erste Migrantengeneration ist inzwischen in die Jahre gekommen. Im Wesentlichen sind dies die Gastarbeiter und ihre Ehefrauen, die im Rahmen der Anwerbeverträge noch in die alte Bundesrepublik gekommen und dann geblieben sind (siehe Kap. 8.1).

Die Lebenssituation der ersten Migrantengeneration

Bilden Sie Vierergruppen. Jedes Gruppenmitglied übernimmt einen Arbeitsauftrag und präsentiert seine Ergebnisse den anderen Gruppenmitgliedern.

Arbeitsauftrag: Demografische Entwicklung
Betrachten Sie die Tabelle und das Schaubild und bearbeiten Sie die nachfolgenden Aufgaben.

Staatsangehörigkeit	unter 18		18 bis unter 25		25 bis unter 40		40 bis unter 60		60 bis unter 65		65 und älter		Insgesamt	
	absolut	in %	absolut	in %	absolut	in %	absolut	in %	absolut	in %	absolut	in %	absolut	in %
EU-Staaten	232.648	12,6	154.704	8,4	581.253	31,4	615.271	33,3	105.614	5,7	160.496	8,7	1.849.986	100
Türkei	497.950	26,5	220.899	11,8	598.090	31,9	368.246	19,6	97.782	5,2	94.694	5,0	1.877.661	100
Serbien und Montenegro	140.716	24,8	59.032	10,4	166.078	29,2	141.359	24,9	26.437	4,7	34.618	6,1	568.240	100
Italien	99.644	16,6	58.524	9,7	180.011	29,9	189.852	31,6	29.701	4,9	43.526	7,2	601.258	100
Griechenland	54.515	15,4	32.701	9,2	110.921	31,3	101.607	28,7	20.885	5,9	34.001	9,6	354.630	100
Polen	27.978	8,6	38.458	11,8	126.749	38,8	114.660	35,1	5.821	1,8	13.216	4,0	326.882	100
Kroatien	25.220	10,7	23.081	9,8	64.719	27,4	85.718	36,2	19.318	8,2	18.514	7,8	263.570	100
Bosnien-Herzegowina	32.687	19,6	18.155	10,9	51.328	30,7	49.775	29,8	7.668	4,6	7.468	4,5	167.081	100
Portugal	20.607	15,8	11.589	8,9	47.361	36,3	37.697	28,9	7.041	5,4	6.328	4,8	130.623	100
Spanien	9.546	7,6	9.868	7,8	44.085	35,0	37.616	29,9	8.257	6,6	16.605	13,2	125.977	100
Afrika	54.291	17,5	44.232	14,2	136.797	44,0	62.040	20,0	5.529	1,8	8.054	2,6	310.943	100
Asien	184.947	20,3	122.520	13,4	354.873	38,9	211.118	23,1	14.509	1,6	24.028	2,6	911.995	100
Insgesamt	1.337.717	18,2	817.946	11,2	2.488.424	33,9	1.932.750	26,4	317.067	4,3	440.861	6,0	7.334.765	100

Altersstruktur ausgewählter Staatsangehörigkeiten 2003 (Statistisches Bundesamt)

8 Ältere Migranten in Deutschland

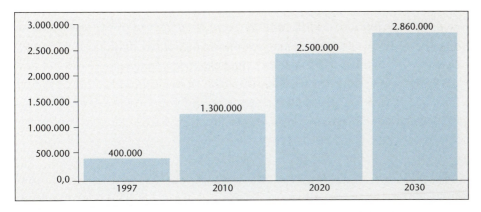

Personen ausländischer Herkunft über 60 Jahre in Deutschland (vgl. Beauftragte für Migration, Flüchtlinge und Integration, 2002, S. 278)

1. Stellen Sie für die ausgewählten Anwerbeländer fest, wie viele Personen, die 60 Jahre und älter sind, jeweils gegenwärtig in Deutschland leben. Stellen Sie Ihre Ergebnisse in Form einer Tabelle dar (Zahlen bitte auf- und abrunden).

2. Wie wird sich die Anzahl der älteren Migranten bis ins Jahr 2030 entwickeln?

Staatsangehörigkeit	60 Jahre und älter: absolut	60 Jahre und älter: in Prozent[1]
Türkei		
Serbien/Montenegro		
Kroatien		
Bosnien-Herzegowina		
Italien		
Griechenland		
Spanien		
Portugal		
Gesamt:		

Arbeitsauftrag: Gesundheit
Betrachten Sie das Schaubild, lesen Sie den Text und bearbeiten Sie die nachfolgenden Aufgaben.

	über 60-jährige Migranten	über 60-jährige Deutsche
Keine Probleme	26,70 %	
Schwerhörigkeit	14,70 %	
Sehbehinderung	12,90 %	
Gehbehinderung	15,50 %	
Lähmung	7,80 %	
fehlende Gliedmaßen	4,30 %	
Gicht	5,20 %	
Rheuma	30,20 %	
Diabetes	17,20 %	
Schlaganfall	3,50 %	
Bluthochdruck	31,90 %	
Her-/Kreislauferkrankungen	26,7 %	
Verdauungsbeschwerden	16,40 %	
Atemwegserkrankungen	15,50 %	
Sonstiges	44 %	

Gesundheitszustand der ersten Migrantengeneration (vgl. BMA, Entwicklung von Konzepten, 1996, S. 71)

---

[1] Bezogen auf die Gesamtzahl der Personen einer bestimmten Staatsangehörigkeit, die in Deutschland leben (z. B. von allen Türken, die in Deutschland leben, sind 10,2 Prozent 60 Jahre und älter)

Lernfeld 2.1

In einem Modellprojekt des Bundesministeriums für Arbeit (BMA) wurden zwischen 1992 und 1995 an fünf Standorten in Nordrhein-Westfalen die Lebensbedingungen älterer Migranten untersucht, u. a. auch deren gesundheitliche Situation (siehe Schaubild). Eine Vergleichsstudie aus Hamburg befasste sich mit dem Gesundheitszustand über 60-jähriger Deutscher. Dabei ergab sich, dass bei den befragten Deutschen 12,1 Prozent durch Schwerhörigkeit, 7,7 Prozent durch Sehbehinderungen, 1,9 Prozent durch Lähmungen, 0,3 Prozent durch fehlende Gliedmaßen und 7,8 Prozent durch Diabetes eingeschränkt waren (vgl. Hielen/Tyll, Pflege ist Pflege, 2003, S. 79–80).

1. Erweitern Sie das Schaubild auf S. 183 um die Werte aus der Hamburger Studie.

2. Warum fallen die Werte für die älter gewordenen Arbeitsmigranten und für gleichaltrige Deutsche so unterschiedlich aus?

3. Welcher Schluss ist daraus für die Pflegebedürftigkeit von älteren Migranten zu ziehen?

Arbeitsauftrag: Einkommen (Renten)
Betrachten Sie das Schaubild und beantworten Sie die nachfolgenden Fragen.

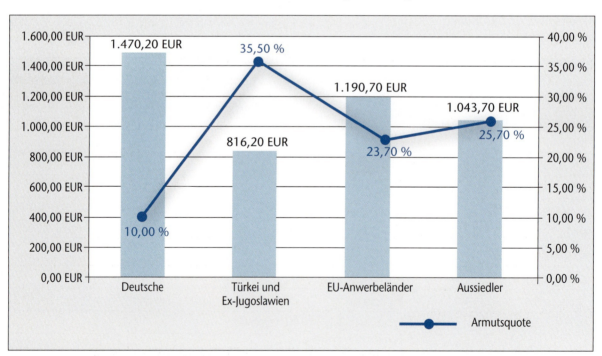

Durchschnittseinkommen und Armutsrisiko von älteren Deutschen und älteren Migranten ab 60 Jahren, Stand: 2003 (aus: Grieger, Soziale und gesundheitliche Lage, 2009, S. 12)

1. Vergleichen Sie die Einkommen älterer Migranten mit denen älterer Deutscher. Was ergibt sich?

2. Wie lassen sich die Einkommensunterschiede erklären?

Arbeitsauftrag: Wohnsituation

Lesen Sie die kurzen Ausführungen und beantworten Sie die darauf folgenden Fragen.

In dem BMA-Modellprojekt wurde auch die Wohnsituation älterer Migranten untersucht. Dabei ergab sich:
- *Ältere Migranten lebten öfter als Deutsche in Mehrgenerationenhaushalten und sehr selten in Ein-Personen-Haushalten.*
- *94,1 Prozent der befragten Migranten lebten seit 15 Jahren, 63,6 Prozent sogar seit über 25 Jahren in der gegenwärtigen Wohnung.*
- *Dabei wohnte mehr als die Hälfte seit mehr als 15 Jahren mit den gleichen Nachbarn zusammen.*
- *Ältere Migranten lebten öfter in schlechten Wohnverhältnissen: 13,3 Prozent ohne eigenes Bad, 38,2 Prozent ohne Zentralheizung, viele in kleineren Wohnungen.*
- *Dabei zahlten die Migranten höhere Mieten als ältere Deutsche.*

(vgl. Hielen/Tyll, Pflege ist Pflege, 2003, S. 33–35)

1. Was lässt sich über die Wohnortbindung älterer Migranten sagen? Finden Sie eine Erklärung.

2. Wie wirkt sich die Wohnsituation aus, wenn ältere Migranten pflegebedürftig werden?

Die Rückkehrorientierung

Unter den Migranten der ersten Generation lassen sch zwei Gruppen unterscheiden:

1. Migranten, die sich auf einen endgültigen Verbleib eingerichtet haben.
2. Migranten, die an dem Ziel der Rückkehr in ihr Heimatland festhalten, in Deutschland in einem Provisorium leben und ihre Rückkehr immer wieder aufschieben.

Diese Rückkehrwilligen bringen eine Reihe von Gründen vor, warum sie trotz allem bleiben (vgl. Hielen/Tyll, Pflege ist Pflege, 2003, S. 73–77).

Lernfeld 2.1

Sortieren Sie die Buchstaben der Wörter richtig und tragen Sie diese in die fünf Texte ein. Finden Sie heraus, was in den Kurztexten über die verschiedenen Bleibemotive ausgesagt wird. Tragen Sie Ihre Ergebnisse in die Tabelle ein.

Text 1:

Oft mussten die Männer, die als _____ (bseeritGaatr) nach Deutschland gingen, _____ (uaFr) und _____ (nKid) im Herkunftsland zurücklassen. So wurden junge _____ (lFeianim) auseinandergerissen, was sehr _____ (rhzcheafmst) war. Später zogen dann die Familien nach. Die Kinder _____ (hncewsu) in Deutschland _____ (uaf). Diese _____ (iztewe) Migrantengeneration fühlt sich in Deutschland _____ (smriiehehc) als im Herkunftsland der Eltern und will häufig in Deutschland bleiben. Um nicht noch einmal von der Familie, d. h. jetzt von den Kindern und _____ (elnkEn) getrennt zu werden, _____ (ieelbbn) viele ältere Migranten in Deutschland, obwohl sie eigentlich in ihre _____ (mHaiet) zurückkehren wollen.

Text 2:

Der Gesundheitszustand vieler älterer Migranten ist nicht so _____ (ugt). Deshalb schätzen viele von ihnen die _____ (eieshugihctndle) Versorgung in Deutschland _____ (iitpvso) ein. Vor allem _____ (kTerün) weisen darauf hin, dass es in ihrer _____ (mHaiet) zu wenig _____ (zetÄr) und Kliniken gibt. Außerdem muss in der _____ (keTrüi) die ärztliche Behandlung _____ (vpairt) bezahlt werden. Da die älteren Migranten über Jahrzehnte hinweg _____ (Erheruanfng) mit dem deutschen Gesundheitswesen sammeln konnten, _____ (raenrveut) sie diesem.

Text 3:

Viele _____ (ueraFn) aus der _____ (tesenr) Migrantengeneration haben in Deutschland eine größere _____ (nstdgiäkieseblttSt) erlangt. Sie _____ (hftreünc), dass sie sich wieder stärker _____ (ornrneedutn) müssen, wenn sie in ihre Herkunftsländer zurückkehren. Zwischen _____ (rthnpeEnare) besteht oft _____ (tignUeikine): Der Mann will zurück, die Frau will aber in Deutschland _____ (ienebbl).

Text 4:

Die Gastarbeiter kamen nach Deutschland, um _____ (eicrh) und _____ (saheeegnn) wieder in ihre Herkunftsländer zurückzukehren. Oft haben ältere Migranten diese _____ (eliZe) _____ (tchni) erreicht. Deshalb _____ (ohtdr) ihnen eine Übersiedlung mit „_____ (lrenee) _____ (csaeThn)" und damit ein _____ (scheuiGssvetlrt) im Heimatdorf. Hinzu kommt, dass sich viele ältere Migranten _____ (ugeoWhnnn) nicht in ihren Heimatdörfern, sondern in _____ (egröeßnr) Städten ihres Herkunftslandes _____ (auegftk) haben, wo sie im Alter _____ (ietlrios) wären.

Text 5:

Viele ältere Migranten freuen sich auf ihren Lebensabend in der Heimat. Aber auch dort hat sich vieles _____ (nrdeärevt), seitdem sie das Land verlassen haben. Auch sind in der Zwischenzeit Bezugspersonen _____ (ovrrbteesn) oder ihnen fremd geworden. Etliche der älteren Migranten _____ (dnneelp) zwischen Deutschland und ihrem Herkunftsland und bleiben bis zu _____ (sches) Monaten in ihrer Heimat. Aber zum Teil sind sie den Menschen aus ihrer Heimatgemeinde so _____ (emdfr) geworden, dass sie dort als _____ (änurAelds) gelten. In der Türkei nennt man die in Deutschland lebenden Türken deshalb „_____ (hlcänsedteDur)".

Familiäre Motive	
Gesundheitliche Motive	
Soziale Motive	
Enttäuschungen	
Entfremdung von der Heimat	

Der Anspruch auf Versorgung

Die Angehörigen der ersten Migrantengeneration erwarten in der Regel, dass sie von ihren Kindern gemäß der Herkunftskultur gepflegt werden. Diese Erwartung dürfte unter Türken am stärksten ausgeprägt sein. Die Kinder als Angehörige der zweiten Migrantengeneration aber sind in Deutschland aufgewachsen. Für sie ist es nicht mehr selbstverständlich, ihre Eltern in einem Mehrgenerationenhaushalt zu pflegen. Oft sind die Wohnungen der Jungen dafür zu klein. In vielen Fällen wohnen die Jungen schon in anderen deutschen Städten, wo sie ihren Ausbildungs- oder Arbeitsplatz gefunden haben. Wenn die Diskussion um die gegenseitigen Erwartungen zwischen Jung und Alt nicht sensibel vorangetrieben wird, droht in nächster Zeit ein Generationenkonflikt (vgl. Hielen/Tyll, Pflege ist Pflege, 2003, S. 78–79).

Stellen Sie die obigen Zusammenhänge grafisch dar.

Der Rückzug in ethnische Enklaven

Wenn Arbeitsmigranten aus dem Berufsleben ausscheiden, verlieren sie oftmals den Kontakt zu deutschen Kollegen. Sie sprechen dann weniger Deutsch und damit wird die eigene Sprache noch wichtiger. Die Älteren wenden sich zugleich auch der eigenen Kultur stärker zu. Innerhalb der ethnischen Enklaven (siehe Kap. 8.1) finden sie nicht nur gleichaltrige Landsleute mit ähnlichen Migrationserfahrungen, sondern auch Hilfe und Unterstützung (vgl. Hielen, Pflege ist Pflege, 2003, S. 35–36).

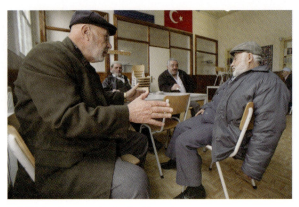

Türkische Rentner in Berlin-Kreuzberg

8.6 Für eine kultursensible Altenhilfe

Die Zahl älterer Migranten in Deutschland wird deutlich ansteigen. Deshalb müssen sich auch Einrichtungen der Altenhilfe wie etwa Pflegedienste und Pflegeheime den Bedürfnissen älterer Migranten öffnen. 2002 haben sich aus diesem Grund Mitarbeiter verschiedener Verbände und Institutionen zu einem Arbeitskreis zusammengeschlossen und das **„Memorandum für eine kultursensible Altenhilfe"** veröffentlicht, das von der Beauftragten der Bundesregierung für Ausländerfragen, einem Vertreter des KDA und Vertretern der Wohlfahrtsverbände unterzeichnet wurde. 2004 begann dann die Kampagne für eine kultursensible Altenhilfe. Das Motto lautete: „Aufeinander zugehen – voneinander lernen". Mehr als 167 Altenhilfeeinrichtungen, Kommunen, Ausländer- und Seniorenbeiräte und Selbsthilfeorganisationen von Migranten verpflichteten sich hierbei, bei der Umsetzung einer kultursensiblen Altenhilfe mitzuarbeiten. Dabei wurden auch Materialien für Einrichtungen, Altenpflegeschulen und Migranten zur Verfügung gestellt (Näheres unter: www.kultursensible-altenhilfe.de). Auf Initiative des KDA gründete sich am Ende der Kampagne 2006 das **Forum für kultursensible Altenhilfe**, das die durch die Kampagne angestoßenen Projekte nun weiter unterstützt (vgl. Helck, Forum für eine kultursensible Altenhilfe Köln, 2007, S. 148–152).

Informationsdefizite und Einstellung zum Pflegeheim bei älteren Migranten

Eine 2002 in Aachen durchgeführte Befragung älterer Migranten ergab, dass 75 Prozent der befragten Spanier, 60 Prozent der befragten Türken und 32 Prozent der befragten Aussiedler Mobile Soziale Dienste unbekannt waren. Außerdem wussten 50 Prozent der befragten Spanier, 57 Prozent der befragten Türken und 32 Prozent der befragten Aussiedler nichts mit der Bezeichnung „Sozialstation" anzufangen (vgl. Hielen/Tyll, Pflege ist Pflege, 2003, S. 85).

1. Stellen Sie die oben aufgeführten Umfrageergebnisse in Form einer Tabelle dar.

Migrantengruppe		

8 Ältere Migranten in Deutschland

2. Setzen Sie die folgenden Wörter an der passenden Stelle in den Lückentext ein.

Essgewohnheiten, Heimversorgung, zurückkehren, kulturellen, zusammenwohnen, Religion, Balkon, höheren, negativ, entsprechen, türkischen, Herkunftsland, Unrecht, Ablehnung, Gründe, vorziehen, gepflegt, Einzelzimmer, Überzeugung, nicht, gepflegt, früher

Viele ältere Migranten lehnen die _____ ab. Besonders stark ist die _____ bei _____ Migranten. Dafür gibt es verschiedene _____. Einmal gehen nicht wenige ältere Migranten davon aus, dass sie im _____ Alter wieder in ihr Herkunftsland _____. Dann werden deutsche Heime oft _____ bewertet, weil man glaubt, dass sie weitgehend den Heimen _____, wie man sie von _____ aus dem eigenen _____ kennt. Ältere Migranten sind auch häufig der festen _____, dass sie von Familienmitgliedern _____ werden. Schließlich gehen viele _____ zu _____ davon aus, dass sie in deutschen Heimen nicht gemäß ihrer _____ Bedürfnisse versorgt werden. Entsprechend würden die meisten bei Pflegebedürftigkeit ein Heim _____, in dem sie mit Landsleuten _____ und wo sie von Landsleuten _____ werden. Neben der Beachtung von _____ und _____ ist der Wunsch nach einem _____, das man selbst möblieren kann, stark ausgeprägt. Für viele Italiener und Spanier ist ein _____ besonders wichtig (vgl. Hielen/Tyll, Pflege ist Pflege, 2003, S. 87).

Interkulturelle Öffnung von Alteneinrichtungen

Folgende Schritte sind notwendig, um ein deutsches Heim auch für pflegebedürftige Migranten attraktiver zu machen:

- Alle Mitarbeiter und Bewohner müssen zu einer interkulturellen Öffnung bereit sein.
- Die Einrichtung muss signalisieren, dass ihr Migranten willkommen sind (z. B. Aushänge in verschiedenen Sprachen, Gebetsraum für Muslime, Speiseangebote für verschiedene Nationalitäten).
- Den Mitarbeitern müssen Weiterbildungen zur Migrationsgeschichte, Lebenssituation und den Bedürfnissen von älteren Migranten angeboten werden.
- Es sind genügend Fachkräfte mit Migrationshintergrund in allen Funktionsbereichen einzustellen.
- Es sollte spezielle Veranstaltungen zur Kulturpflege für Bewohner einer Nationalität geben.
- Es sollte Angebote für Bewohner verschiedener Nationalität geben, bei denen die Angehörigen, vor allem die Töchter, einbezogen werden.
- Informationsmaterialien zum Heim und sonstigen Fragen sollten in verschiedenen Sprachen vorliegen.
- Die Pflegeheime müssen sich und ihr Angebot auch bei älteren Migranten bekannt machen.

(vgl. Hielen/Tyll, Pflege ist Pflege, 2003, S. 101 f.)

Ein Beispiel: Multikulturelles Seniorenzentrum „Haus am Sandberg" in Duisburg

Seit seiner Gründung 1997 wohnen im DRK-Seniorenzentrum „Haus am Sandberg" deutsche und ausländische Bewohner zusammen. Das Haus bietet 48 Einzelzimmer und 24 Doppelzimmer an. Die Zimmer sind hell und freundlich und können mit eigenen Möbeln ausgestattet werden. Zum Haus gehören eine Cafeteria und ein Demenzcafé (regelmäßiger Treffpunkt für demenzkranke Bewohner und deren Angehörige). In der Einrichtung sind 90 Mitarbeiter beschäftigt. Davon stammen 14 Beschäftigte aus türkischen Familien. Aber es arbeiten auch Mitarbeiter aus Russland, Kasachstan, Polen, den Niederlanden und Italien im Haus. Der Träger förderte die Ausbildung der anfänglich oft gering qualifizierten ausländischen Pflegekräfte zu Fachkräften. Im Augenblick gibt es sieben Pflegeschüler verschiedener Herkunft in der Einrichtung. Die Heimleitung bietet regelmäßig Sprach- und landeskundliche Kurse an. Bei Nachfrage bekommen die Mitarbeiter eine spezielle Supervision, in der vor allem kulturelle Fragestellungen bearbeitet werden. Im Haus gibt es für die Bewohner einen interkulturellen Besuchsdienst, Gebetsräume für Christen und Muslime, eine internationale Bibliothek, einen mediterranen Wochenmarkt und international ausgerichtete Feste. Informationsmaterialen zum Heim sind auch in türkischer Sprache erhältlich. Bei einer Qualitätsüberprüfung wurde dem Heim bescheinigt, dass bei der Essensversorgung auf die kulturellen und weltanschaulichen Bedürfnisse (z. B. kirchliche Feiertage, schweinefleischfreie Küche) der Bewohner Rücksicht genommen wird. Am 3.7.2010 soll ein Italientag stattfinden. Auf dem Programm stehen italienische Speisen und Musik und sardische Tänze. Außerdem stellt ein italienischer Kunstmaler seine Werke aus (vgl. DRK-Multikulturelles Seniorenzentrum „Haus am Sandberg" Duisburg, 2010).

1. Inwiefern hat sich das Duisburger Altenzentrum „Haus am Sandberg" interkulturell geöffnet?

- _____
- _____
- _____
- _____
- _____
- _____

2. Es gibt schon Pflegeeinrichtungen, die sich an Interessenten eines bestimmten Herkunftslandes wenden. So umwirbt die TÜRK BAKIM EVI Pflegeeinrichtung in Berlin-Kreuzberg türkische Migranten. Recherchieren Sie im Internet unter www.bakimevi.de.

8.7 Besondere Vorstellungen und Bedürfnisse von Muslimen in der Altenpflege

Zur interkulturellen Öffnung einer Pflegeeinrichtung gehört, dass die Pflegenden die Wertvorstellungen, Sitten, Gewohnheiten und den Glauben der ausländischen Bewohner kennen und soweit wie möglich bei der Pflege respektieren. Dabei sind die Pflegenden bei muslimischen Bewohnern zumeist türkischer Herkunft besonders gefordert, da sich deren Kultur doch zum Teil stark von deutschen Gepflogenheiten unterscheidet.

Essen und Trinken

Überlegen Sie, wie die Speisevorschriften und Gewohnheiten von Muslimen bei der Essensversorgung berücksichtigt werden können.

Speisevorschriften und Gewohnheiten von Muslimen	Beachtung bei der Essensversorgung
Wein und andere alkoholhaltige Getränke sind verboten. Alkoholhaltige Medikamente dürfen nur dann eingenommen werden, wenn sie nicht durch alkoholfreie ersetzt werden können.	
Schweinefleisch ist verboten. Ebenfalls ist die Verwendung von Speck und Schweinefett untersagt. Muslime können nichts essen, was mit Schweinefleisch in Berührung gekommen ist.	▪ ▪ ▪ ▪
Muslime dürfen kein Blut zu sich nehmen.	
Es ist erlaubt, beim Essen zu schlürfen (Ausdruck von Genuss).	
Es kann sein, dass ein strenggläubiger Muslim überhaupt kein Fleisch essen will, weil er nicht damit einverstanden ist, wie die Tiere geschlachtet wurden.	▪ ▪
Es kann sein, dass eine muslimische Bewohnerin nicht essen will, weil sich ein fremder, nicht blutsverwandter Mann im Zimmer aufhält.	
Für gewöhnlich essen Muslime in Gesellschaft. Deshalb werden Pflegekräfte oft eingeladen mitzuessen, vor allem dann, wenn die Verwandten Essen mitgebracht haben. (Vorsicht: Wenn eine Pflegekraft einen Gegenstand eines muslimischen Bewohners besonders hervorhebt und wertschätzt, könnte sich der Muslim verpflichtet fühlen, den Gegenstand herzuschenken.)	▪ ▪

Lernfeld 2.1

Speisevorschriften und Gewohnheiten von Muslimen	Beachtung bei der Essensversorgung
Eine muslimische Frau benötigt Hilfe beim Essen und Trinken.	
Muslime sind oft daran gewöhnt, mit den Fingern zu essen.	• •
Muslime bevorzugen Mokka und schwarzen Tee. Dieser muss aber wirklich schwarz und gesüßt sein.	• •
Während des Fastenmonats Ramadan gilt: • Aus medizinischen Gründen können Muslime vom Fasten befreit sein und – wenn möglich – später 30 Tage fasten. • Ansonsten fasten auch Bewohner von Sonnenaufgang bis Sonnenuntergang. • Oral verabreichte Medikamente dürfen in der Regel nicht tagsüber eingenommen werden.	• • • •

(vgl. Al Mutawaly, Menschen islamischen Glaubens individuell pflegen, 1996, S. 24–30)

Das Waschen

Es gibt viele Dinge, die für einen Muslim unrein sind. Dazu gehören: Exkremente, Schweiß, Blut, Hund, Schwein, Wein, Bier. Aber auch Nicht-Muslime gelten als unrein. Wenn ein Muslim unreine Dinge berührt, kann er nicht mehr seine religiösen Pflichten erfüllen, etwa ein Gebet sprechen oder im Koran lesen. Er muss sich dann zuerst durch entsprechende Waschungen wieder reinigen. Käme der Koran mit etwas Unreinem in Kontakt, würde dieser selbst unrein und müsste zuerst einer Reinigung unterzogen werden. Deshalb sollte eine Pflegekraft erst nach Rücksprache mit dem muslimischen Bewohner Gegenstände berühren, die z. B. auf dem Nachttisch des Bewohners liegen (vgl. Al Mutawaly, Menschen islamischen Glaubens individuell pflegen, 1996, S. 30–31).

Setzen Sie die folgenden Wörter an der passenden Stelle in den Lückentext auf S. 193 ein.

Körperwäsche, Gebet, männliche, abgekochtes, Waschschüssel, Bewohnerinnen, fließendem, Waschbecken, reinigende, Ganzkörperwäsche, rituelle, Leitungswasser, Bett, Toilettengang, Steckbecken, männlichem, Wasserkrüge, Krug, Hände, linken, Füße, weiblichen, eigenen, unbedingt, Duschen, Schwitzt, Erbrechen

Der Körper muss unter _____ Wasser gereinigt werden, was z. B. beim _____ möglich ist. Am _____ ist die Reinigung unter fließendem Wasser leicht durchführbar. Auch im _____ können _____ und _____ problemlos auf diese Weise gewaschen werden. Dazu benötigt man eine _____ als Unterlage und gießt Wasser aus einem _____ über die Hände. Entsprechend verfährt man mit den Füßen. Allerdings kann im Bett die _____ _____ nicht unter fließendem Wasser vorgenommen werden. Hier hilft _____ Wasser, dem eine _____ Wirkung zugeschrieben wird. Dabei darf die Pflegekraft dem abgekochten Wasser aber nicht kaltes _____ zusetzen, um etwa die Temperatur zu senken. Sonst ginge die reinigende Wirkung des abgekochten Wassers verloren.

Täglich fünfmal führt ein Muslim vor dem _____ _____ Waschungen unter fließendem Wasser durch. Bettlägerige Muslime können aber auch auf die rituellen Waschungen verzichten.

Nach dem _____ werden die Hände gewaschen. Für gewöhnlich wird das Gesäß mit der _____ Hand unter fließendem Wasser gereinigt. Dazu stehen in islamischen Ländern auf der Toilette _____ zur Verfügung. Deshalb kann es sein, dass ein muslimischer Bewohner seinen _____ Wasserkrug ins Heim mitbringt. Verwendet ein muslimischer Bewohner ein _____ _____ , darf er abgespült werden. _____ er stark, so muss er häufig gewaschen, umgezogen und die Bettwäsche gewechselt werden. Auch bei _____ ist eine gründliche Reinigung erforderlich. Denn nur im „reinen" Zustand ist ein Muslim in der Lage, seine religiösen Pflichten zu erfüllen. Bei der _____ ist _____ darauf zu achten, dass muslimische _____ _____ von _____ Pflegekräften, _____ Bewohner eher von _____ _____ Pflegepersonal versorgt werden (vgl. Al Mutawaly, Menschen islamischen Glaubens individuell pflegen, S. 31–33, S. 37).

Die Kleidung

Es kann vorkommen, dass sich ein muslimischer Bewohner im Herrenpyjama im Flur zeigt oder in der Cafeteria auftaucht. In islamischen Ländern ist es durchaus üblich, morgens im Schlafanzug beim Bäcker Brötchen zu holen.

Vor allem Frauen sind moralisch dazu verpflichtet, ihre Reize vor nicht blutsverwandten Männern zu verbergen. Deshalb tragen muslimische Frauen Kopftücher, Hosen oder weite Mäntel. Im Heim ist es möglich, dass muslimische Bewohnerinnen im Nachthemd und ohne Kopftuch über den gesamten Wohnbereich laufen, weil sie davon ausgehen, dass ihnen kein Mann begegnet. Aber ansonsten ist das Kopftuch sehr wichtig für eine muslimische Frau. Ohne Kopftuch fühlt sie sich nackt (vgl. Al Mutawaly, Menschen islamischen Glaubens individuell pflegen, 1996, S. 33–36).

1. Wie würden Sie als Pflegekraft auf einen „Pyjamaausflug" reagieren?

_____
_____

Lernfeld 2.1

2. *Angenommen, Sie begleiten eine muslimische Heimbewohnerin zu einer ambulanten Operation. Wofür sorgen Sie?*

   - _____
   - _____
   - _____

3. *Was könnte passieren, wenn eine muslimische Bewohnerin im Einzelzimmer ...*
   ... von ihrem Ehemann oder ihren Brüdern besucht wird?

   _____

   ... von einem Schwager oder anderen angeheirateten männlichen Verwandten besucht wird?

   _____

Der Umgang mit Krankheit

Muslime sträuben sich in der Regel gegen einen Krankenhausaufenthalt. Oft sind Sprachprobleme im Spiel. Auch lehnen die meisten Muslime die im Krankenhaus üblichen Besuchszeiten ab, weil sie am liebsten ständig von ihrer Großfamilie umgeben wären.
Häufig erweist es sich als hilfreich, wenn der Arzt, der von Muslimen meistens als Respektsperson, sogar als Weiser angesehen wird, den muslimischen Patienten und dessen Angehörige über die Krankheit aufklärt.
Nach islamischem Verständnis sind Gesundheit und Krankheit von Gott gesandt. Viele Muslime begreifen Krankheit deshalb als unabwendbares Schicksal. Ihr Fatalismus hilft ihnen dabei, Angst, Schmerz und Krankheit zu bewältigen, weil es Gott so gewollt hat, Gott aber zugleich weise und gnädig ist. So kann ein Muslim seine Krankheit gelassen annehmen – auch in der Hoffnung, sich dem Paradies zu nähern. Nach islamischer Überzeugung kann Gott einen Menschen mit einer Krankheit bestrafen oder ihn auf die Probe stellen. Wer glaubt, bestraft worden zu sein, wird sich wieder Gott stärker zuwenden und ein gottgefälligeres Leben führen. Wer glaubt, dass Gott ihm eine Bewährungsprobe auferlegt hat, wird sich in der islamischen Tugend der Geduld üben und versuchen, fest und standhaft zu bleiben.
Kranke zu besuchen, gehört zu den heiligen Pflichten im Islam. Dabei tut der Gläubige etwas Gutes und kann darauf hoffen, dass Gott ihm etwas Gutes tut. So kann es sein, dass muslimische Besucher fragen, ob noch andere Muslime im Heim wohnen (vgl. Al Mutawaly, Menschen islamischen Glaubens individuell pflegen, 1996, S. 37 ff.).

Lesen Sie die vorangegangenen Ausführungen noch einmal aufmerksam durch und ergänzen Sie folgende Satzanfänge.

1. *Viele Muslime wollen nicht ins Krankenhaus, weil* _____

   _____

2. *Viele Muslime halten eine Krankheit für* _____

3. Ihre Schicksalsergebenheit

4. Der Sinn einer Krankheit

5. Der Krankenbesuch ist

Sterben und Tod

Ein Muslim sollte nicht ohne menschlichen Beistand sterben. Wenn ein Muslim im Sterben liegt, sind seine Verwandten zu benachrichtigen. Wenn keine Verwandten erreichbar sind, sollte man sich an ein islamisches Zentrum wenden. Von entscheidender Bedeutung ist, dass ein gläubiger Muslim den Sterbenden begleitet. Im Islam gibt es keine Priester. Der Imam ist nur ein Vorbeter, also jemand, der aus dem Koran vorliest.

Auch ein sterbender Muslim wird noch versuchen, die rituellen Waschungen vorzunehmen. Wenn er dazu alleine nicht mehr in der Lage ist, sollte er unterstützt werden. Er wird nach Möglichkeit das Glaubensbekenntnis aufsagen und den Zeigefinger der rechten Hand zum Himmel heben, um seinen Glauben zu bestätigen. Wenn sich kein anderer Muslim findet, kann auch eine christliche Pflegekraft dem Sterbenden dabei helfen, den Zeigefinger zu heben. Aber nur ein Muslim darf für den Sterbenden das Glaubenbekenntnis sprechen.

Mohammed verlangt, dass in Gegenwart eines Sterbenden über diesen nur Gutes gesagt wird. Also sollten Pflegekräfte auch dann respektvoll mit einem Sterbenden umgehen, wenn dieser bereits im Koma liegt.

Nur wenn kein anderer Muslim verfügbar ist, kann auch ein Christ oder Jude (allerdings muss der Begleiter einer monotheistischen Religion angehören) stellvertretend für den Sterbenden Gott für alles Gute und Schöne im Leben des Sterbenden danken und für alle Verfehlungen des Sterbenden Gott um Verzeihung bitten.

Der Koran gebietet, dass kein Muslim durstig sterben darf. Also haben die Pflegekräfte darauf zu achten, dass der Sterbende ausreichend mit Flüssigkeit versorgt wird.

Ein sterbender Muslim sollte nicht in Berührung mit Ausscheidungen kommen, da er sonst seine religiösen Pflichten nicht mehr erfüllen kann. Deshalb ist es die Aufgabe des Pflegepersonals, inkontinente Muslime häufiger als üblich zu säubern. Das bloße Überstreifen einer Inkontinenzhose wäre nicht ausreichend. Ebenso wäre es verfehlt, ein verschmutztes Laken einfach mit einer Krankenunterlage zu überdecken. Das Pflegepersonal sollte auch eine gewissenhafte Mundpflege beachten, die unter fließendem Wasser oder ersatzweise mithilfe von abgekochtem Wasser vorgenommen werden muss.

Sofort nach Eintreten des Todes wird der Verstorbene so bewegt, dass sein Gesicht nach Mekka weist. Die nächsten Verwandten schließen die Augen des Toten. Eine Pflegekraft sollte dies nicht tun. Die Versorgung des Toten ist – soweit möglich – die alleinige Aufgabe der Angehörigen. Dabei wird der Leichnam vollständig gewaschen und am Schluss mit einer Kampferlösung übergossen. In der Regel waschen zwei Männer einen männlichen Toten, zwei Frauen eine Tote. Im Ausnahmefall darf die Ehefrau ihren verstorbenen Ehemann waschen. Es ist aber verboten, dass der Ehemann seine verstorbene Ehefrau wäscht. Anschließend wird der Tote in ein weißes, ungenähtes Tuch gehüllt und in den Sarg gelegt. Der Sarg wird in die Moschee gebracht. Es schließt sich eine 40-tägige Trauerzeit an. Der Tote sollte innerhalb von 24 Stunden beerdigt werden. Allerdings schreibt das deutsche Bestattungsrecht vor, dass vor 48 Stunden keine Beerdigungen vorgenommen werden dürfen. Auf deutschen Friedhöfen gibt es mitunter muslimische Gräberfelder, aber trotzdem werden im Augenblick 90 Prozent der türkischen Toten in die Türkei überführt (vgl. Al Mutawaly, Menschen islamischen Glaubens individuell pflegen, 1996, S. 47–53).

Lernfeld 2.1

Überfliegen Sie noch einmal die vorangegangenen Ausführungen und nennen Sie die richtigen Aussagen.

(1) Wenn ein Muslim im Sterben liegt, sollte man einen islamischen Priester, den Imam, holen.
(2) Auch eine Pflegekraft kann für einen sterbenden Muslim das Glaubensbekenntnis aufsagen, sofern sie zum Islam gehört.
(3) Auch ein Buddhist kann sich, sofern sich kein Muslim finden lässt, stellvertretend für den Sterbenden an Gott wenden.
(4) Ein muslimischer Ehemann darf seine verstorbene Frau waschen.
(5) In Deutschland können Tote auch innerhalb von 24 Stunden beerdigt werden.
(6) Eine Pflegekraft kann einem verstorbenen Muslim jederzeit die Augen schließen.
(7) Nach Möglichkeit sollten die engsten Verwandten die Versorgung des Toten übernehmen.
(8) Ein inkontinenter Muslim wird „unrein" und kann seine religiösen Pflichten nicht mehr erfüllen, sofern er nicht gründlich gewaschen wird.
(9) Eine Pflegekraft darf einem sterbenden Muslim bei den rituellen Waschungen nicht helfen.
(10) Die meisten der in Deutschland verstorbenen türkischen Arbeitsmigranten werden derzeit auf deutschen Friedhöfen beerdigt.

Richtige Aussagen: _____

Kontrollfragen

1. Welche Untergruppen von Migranten lassen sich unterscheiden?
2. Beschreiben Sie, wie die Arbeitsmigranten in den 50er Jahren in die alte Bundesrepublik gekommen sind und wie es ihnen dabei erging.
3. Was passierte bei der Ölkrise?
4. Beschreiben Sie das Schicksal der Russlanddeutschen.
5. Was versteht man unter dem Begriff „ethnische Enklave"?
6. Wie lautet das muslimische Glaubensbekenntnis? Welche Bedeutung hat es im Alltag?
7. Was muss ein Muslim beim Beten beachten?
8. Wie läuft das Fasten im Monat Ramadan ab?
9. Welche Muslime müssen wem etwas spenden?
10. Welche Vorschriften hat der Pilger bei der Hadsch zu beachten?
11. Beschreiben Sie die Begräbnisriten im Islam.
12. Stellen Sie wichtige Speise- und Bekleidungsvorschriften dar?
13. Erläutern Sie das türkische Konzept der Ehre?
14. Warum sollte man vor der Wohnungstür muslimischer Migranten die Schuhe ausziehen?
15. Welche magisch-religiösen Vorstellungen über die Entstehung von Krankheiten sind unter Migranten verbreitet?
16. Beschreiben Sie die Lebenssituation der ersten Migrantengeneration im Alter.

17. Warum bleiben viele rückkehrwillige Migranten dennoch in Deutschland?
18. Was erhoffen sich vor allem ältere türkische Migranten bei Pflegebedürftigkeit?
19. Welche Einstellung haben vor allem ältere türkische Migranten zum Pflegeheim?
20. Was müsste ein Pflegeheim tun, um sich interkulturell zu öffnen und damit attraktiver für Migranten zu werden?
21. Was ist bei der Pflege von Muslimen zu beachten?

Lernfeld 1.3

9 Demenzielle Hauptsymptome und Sven Linds Pflegekonzeption

Übersicht

9.1 Demenzielle Hauptsymptome
9.2 Wahrnehmung der Pflegekraft
9.3 Selbstwahrnehmung der Pflegekraft
9.4 Kommunikationsformen für den Umgang bei der Körperpflege
9.5 Kommunikationsformen für Krisensituationen

Sven Lind, ein bekannter deutscher Gerontologe, vertritt in der Frage der Dementenbetreuung eine Gegenposition zu Naomi Feil (siehe Kap. 10). Feils Konzeption der Validation liegt die Annahme zugrunde, dass Demenzkranke unter **belastenden Gefühlen** leiden. Es komme dann darauf an, den Kranken die Möglichkeit zu geben, sich zu **öffnen**, damit von dem Gefühlsdruck zu entlasten und so ruhiger zu werden. Ablenkung ist in dieser Konzeption eine Todsünde, weil sie den Kranken von seinen belastenden Gefühlen wegführt und so den Druck nur verstärkt. Sven Lind dagegen erkennt u. a. in der **Ablenkung** ein wichtiges Beeinflussungsmittel im Umgang mit Demenzkranken.

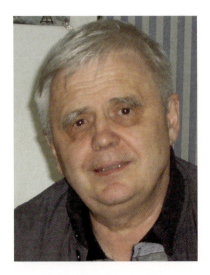

Sven Lind

Nach Lind kann eine Pflegekraft nur dann Demenzkranke angemessen betreuen, wenn sie

- deren Krankheitsbild versteht,
- ihre eigene Wahrnehmung des Krankenverhaltens schärft,
- abschätzen kann, wie ihr eigenes Verhalten auf die Kranken wirkt,
- über geeignete Kommunikationsformen verfügt, um Kranke bei der Körperpflege zu beruhigen und zu motivieren,
- über geeignete Kommunikationsformen verfügt, um den Kranken in psychischen Krisensituationen beizustehen.

(vgl. Lind, Demenzkranke Menschen pflegen, 2003, S. 25 ff.)

9.1 Demenzielle Hauptsymptome

Zu den demenziellen Hauptsymptomen gehören die Gedächtnisstörung, die Sprachstörung und typische Verhaltenssymptome. Diese Hauptsymptome treten bei allen primären, d. h. hirnorganisch bedingten Demenzen (Demenz vom Alzheimer Typ, vaskuläre Demenzen, Mischformen usw.) auf.

9.1.1 Leitsymptom: Gedächtnisstörung

Das Gedächtnis normal alternder Menschen verändert sich. Leistungseinbußen können aber bis zu einer bestimmten Altersgrenze durch ein Training ausgeglichen werden (siehe Kap. 2.2 und 2.3). Grundsätzlich gilt: Trotz Leistungseinbußen bleibt ein normal alterndes Gedächtnis funktionstüchtig, d.h. es ist in der Lage, neue Informationen vom Kurzzeit- ins Langzeitgedächtnis zu transportieren und dort auch wieder abzurufen. Bei Demenzkranken ist das anders.

1. Gesetz der gestörten Einprägung

Wenn die Demenz beginnt, werden die Betroffenen zunehmend vergesslicher. Sie sind dann nicht mehr fähig, sich neue Informationen einzuprägen. Das bedeutet: Sie können keine neuen Informationen vom Kurzzeit- ins Langzeitgedächtnis bringen, auf jeden Fall dort nicht mehr abrufen. Der holländische Gerontopsychologe Huub Buijssen spricht hier vom 1. Gesetz der gestörten Einprägung. Allerdings gibt es Ausnahmen: Wenn eine neue Information viele Emotionen weckt oder kontinuierlich wiederholt wird, wird sich der Demenzkranke manchmal doch noch etwas einprägen.

Bearbeiten Sie die folgenden Aufgaben zusammen mit einem Partner.

1. Stellen Sie das 1. Gesetz der gestörten Einprägung grafisch dar.

2. Zu Beginn der Demenzerkrankung zeigen die Betroffenen die – folgend aufgezählten – typischen Verhaltenweisen. Erläutern Sie diese Verhaltensweisen mithilfe des 1. Gesetzes der gestörten Einprägung und geben Sie Beispiele.

   - *Desorientierung in unbekannter Umgebung,*
   - *Desorientierung hinsichtlich der Zeit,*
   - *immer die gleichen Fragen stellen oder dieselbe Geschichte erzählen,*
   - *rasch den Faden verlieren,*
   - *keine Fragen über die jüngsten Ereignisse beantworten können,*
   - *nichts Neues lernen können,*
   - *Gegenstände verlieren,*
   - *Desorientierung hinsichtlich neuer Personen,*
   - *Vorsätze vergessen,*
   - *rascher Stimmungswechsel,*
   - *nächtliches Herumirren.*

2. Gesetz des Gedächtnisabbaus

Wenn die Demenz fortschreitet, wird schrittweise das Langzeitgedächtnis zerstört, indem zuerst die jüngsten, dann die zeitlich davor liegenden Erinnerungen Jahr um Jahr ausgelöscht werden. Buijssen bietet dazu folgendes Bild an: Man stelle sich das Langzeitgedächtnis als ein großes Bücherregal mit vielen Tagebüchern vor, die nach Jahrgängen geordnet sind. In jedem Tagebuch sind die Ereignisse vermerkt, die für den betreffenden Menschen von besonderer Bedeutung waren: Gespräche, Begegnungen, große und kleine Erfolgserlebnisse, Fehlschläge, die Geburt der Kinder und vieles mehr. Wenn die Zerstörung des Langzeitgedächtnisses einsetzt, fällt zunächst das jüngste Tagebuch, dann das zeitlich davor liegende um usw. Aber auch in diesem fortgeschrittenen Stadium der Gedächtnisstörung gibt es Ausnahmen. Ereignisse, die häufig erinnert werden oder mit starken Gefühlen besetzt sind, bleiben länger verfügbar. Umgekehrt: Erinnerungen an komplizierte Fertigkeiten wie z. B. Rechnen verblassen eher, als nach dem 2. Gesetz des Gedächtnisabbaus zu erwarten wäre. Eigentlich müsste ein Demenzkranker relativ lange die Grundrechenarten beherrschen, da er diese in der Kindheit gelernt hat (vgl. Buijssen, Senile Demenz, 1994).

Suchen Sie sich einen Partner.

1. Stellen Sie das 2. Gesetz des Gedächtnisabbaus grafisch dar.

2. Erklären Sie folgende Verhaltensbeispiele, wie sie für Demenzkranke in einem fortgeschrittenen Stadium typisch sind, mithilfe des 2. Gesetzes des Gedächtnisabbaus und finden Sie weitere Beispiele, die sich mithilfe des 2. Gesetzes erklären lassen.

   Frau A. rückt eines Tages dem Staub mit Schaufel und Besen zu Leibe.

   Herr B. will wieder ins Büro gehen, obwohl er schon seit Jahren pensioniert ist.

   Frau C. wagt es nicht mehr mit ihrem Mann auszugehen, weil sie fürchten muss, dass ihr Mann geräuschvoll, ohne Messer und Gabel, das Essen herunterschlingt.

9.1.2 Sprachstörung

Die sprachlichen Probleme beginnen mit Wortfindungsstörungen. Dabei verwechseln die Demenzkranken bedeutungsähnliche Wörter. So kann ein Kranker z. B. das Wort „Buch" verwenden, wo das Wort „Zeitung" richtig wäre. Da den Kranken passende Wörter nicht einfallen, benutzen sie inhaltsleere Ersatzwörter wie z. B. „dings" („Mir tut das dings weh"). Zunehmend häufiger werden Wörter verwechselt, die ähnlich klingen (z. B. „strafen" statt „schlafen"). Diese Wortfindungsstörungen führen dazu, dass die Äußerungen von Demenzkranken immer unverständlicher werden. Zunehmend zeichnet sich die Tendenz ab, Wörter oder Äußerungen endlos zu wiederholen. Auch nimmt die Fähigkeit ab, sich an elementare Gesprächsregeln zu halten. So fallen Demenzkranke anderen oft ins Wort oder beziehen sich nicht auf das Gesagte. Insgesamt brauchen die Kranken jetzt viel mehr Zeit, um Mitteilungen zu verstehen und zu reagieren. Schließlich können die Betroffenen längere und kompliziertere Äußerungen (z. B. Witze) gar nicht mehr verstehen und ziehen sich aus Gesprächen zurück. Am Ende steht der Sprachzerfall. Oft verstummen die Kranken oder bilden Ketten von Nonsensewörtern (vgl. Sachweh, „Noch ein Löffelchen?", 2002, S. 240–241).

Tragen Sie die verschiedenen Phasen der Sprachstörung in das nachfolgende Flussdiagramm ein.

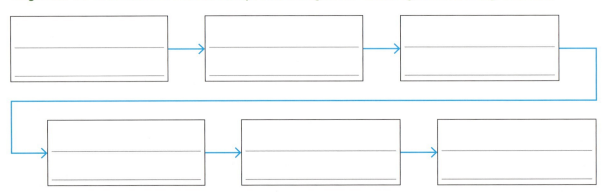

9.1.3 Verhaltenssymptome

„Demenzkranke zeigen oft auch Verhaltensweisen, die auf den ersten Blick als eigenartig und skurril aufgefasst werden können, da sie nicht den normalen Handlungsschemata der Alltagsbewältigung entsprechen."
(Lind, Demenzkranke Menschen pflegen, 2003, S. 40 ff.).

Fehlende Krankheitseinsicht

Wie lässt sich die fehlende Krankheitseinsicht bei Demenzkranken mithilfe des 2. Gesetzes des Gedächtnisabbaus erklären? Welche positiven und negativen Aspekte hat die fehlende Krankheitseinsicht? Tragen Sie Ihre Ergebnisse in die Tabelle ein.

Fehlende Krankheitseinsicht	Am Anfang der Demenzerkrankung wissen die Kranken noch um ihren Zustand. Später, wenn die Krankheit voranschreitet, ist ihnen nicht mehr bewusst, dass sie krank sind. Sie glauben gesund und fit zu sein.
Erklärung	

9 Demenzielle Hauptsymptome und Sven Linds Pflegekonzeption

positive Aspekte	
negative Aspekte	

(vgl. Lind, Demenzkranke Menschen pflegen, 2003, S. 42–44)

Zeitverschränkung

Setzen Sie die folgenden Wörter an der passenden Stelle im Lückentext ein.

Oberhand, Hirnleistungsstörungen, Hirnerkrankten, vermischten, Realität, Gegenwärtigem, Kind, Mutter, Parallel-Welten, Kinder, belastend, aktiviert, Zeitverschränkung, Vergangenem, Demenzkranke

_____ können aufgrund von _____ nicht mehr zwischen _____ und _____ unterscheiden. Sie leben deshalb oft in Gegenwart und Vergangenheit, also in zwei _____ zugleich. Dieses Phänomen der _____ findet sich auch bei _____. Sven Lind weist auf den Fall einer Frau in mittleren Jahren hin, die an einer Gefäßblutung im Stirnhirn litt. Immer wieder wollte die Patientin ihr _____ stillen, obwohl ihr Sohn über 30 Jahre alt war. Waren die Erinnerungen der Patientin, hier die Erinnerungen an ihr Baby _____, gewannen diese die _____ und _____ sich mit der Gegenwart. Die Kranke empfand dieses Gemisch als _____. Psychisch _____ wird die Zeitverschränkung von Gegenwart und Vergangenheit für die Demenzkranken dann, wenn sie z. B. nach der längst verstorbenen _____ suchen und sie nicht finden können oder glauben, das Essen für die _____ kochen zu müssen (vgl. Lind, Demenzkranke Menschen pflegen, 2003, S. 44–46).

Halluzinationen und Wahn

Im fortgeschrittenen Stadium entwickeln Demenzkranke verstärkt Wahnvorstellungen und Halluzinationen. Dafür gibt es verschiedene Erklärungen.

Bringen Sie die Wörter jeweils in die richtige Reihenfolge und machen Sie sich so die einzelnen Erklärungsansätze klar.

Erklärung: Hirnphysiologische Minderleistung

zwischen, kann, seinen, aufgrund, eigenen, Außenwelt, der, hirnorganischen, Vorstellungen, Der, des, schlecht, Abbaus, realen, und, Kranke, trennen

Der _____

_____

_____

Lernfeld 1.3

Erklärung: Sehbeeinträchtigung

kann, *Wenn*, kommen, Demenzkranker, zu, es, sieht, Halluzinationen, schlecht, ein

Wenn _____

Erklärung. Reizarmut

produziert, selbst, Demenzkranker, zu, er, Gehirn, ein, Reizen, halluziniert, wenig, ausgesetzt, und, sein, Reize, *Wenn*, ist

Wenn _____

_____

Erklärung: Überforderung

den, Körperpflege, Wahn, entwickelt, vielleicht, Demenzkranker, der, *Wenn*, er, antun, Pflegeperson, ihm, ein, dass, Beispiel, zum, erkennt, eine, bei, Pflegeperson, Gewalt, die, will, nicht

Wenn _____

_____

(vgl. Lind, Demenzkranke Menschen pflegen, 2003, S. 46–50)

Fehlwahrnehmungen[1]

Bearbeiten Sie die folgenden Aufgaben zu Fehlwahrnehmungen.

Fehlwahrnehmungen aufgrund nachlassender Gedächtnisleistung

1. Erklären Sie, wie eine Bewohnerin dazu kommt, ihre Tasse im WC abzuspülen. Finden Sie weitere Beispiele für Fehlwahrnehmungen dieser Art.

   - _____

   - _____

   - _____

Fehlwahrnehmungen aufgrund des Verlustes der Selbstwahrnehmung

2. Erklären Sie mithilfe des 2. Gesetzes des Gedächtnisabbaus, wie ein Demenzkranker dazu kommt, sich nicht mehr selbst im Spiegel zu erkennen und mit dem Spiegelbild ein Gespräch anzufangen.

_____

_____

_____

[1] vgl. Lind, Demenzkranke Menschen pflegen, 2003, S. 50 ff.

9 Demenzielle Hauptsymptome und Sven Linds Pflegekonzeption

Fehlwahrnehmungen aufgrund physiologisch-visueller Einbußen

3. Demenzkranke halten etwas Zweidimensionales (Flächiges) für etwas Dreidimensionales (Körperliches). Zum Beispiel wird ein Fernsehbild für eine reale Person gehalten. Finden Sie weitere Beispiele.

-
-
-
-
-

Depressivität und Angstzustände

Zu Beginn der Krankheit nehmen die Demenzkranken ihre Leistungsverluste noch schmerzlich wahr und reagieren oft depressiv. Später, mit Fortschreiten der Krankheit, wird der Leistungsabbau nicht mehr wahrgenommen und die Zahl der depressiven Verstimmungen geht stark zurück. Im Unterschied zu den depressiven Verstimmungen nehmen Angst und Unsicherheit im Verlauf der Erkrankung nicht ab. Zur Angst von Demenzkranken liegen eine Reihe von Untersuchungen und Beobachtungen vor. Nach einer amerikanischen Untersuchung schrieen Demenzkranke dann am häufigsten, wenn sie sich allein im Zimmer aufhielten. Auch wurde immer wieder beobachtet, dass Demenzkranke in ihrem Zimmer Höhlen aus Matratzen oder Bettzeug bauen, in denen sie sich verkriechen. Ebenso fand man wiederholt Kranke in Embryonalstellung unter dem Bett oder der Matratze. Andere Studien aus Amerika und Schweden belegen, dass Demenzkranke weniger Angst zeigen, wenn sie mit anderen Menschen zusammen sind (vgl. Lind, Demenzkranke Menschen pflegen, 2003, S. 54–57).

Lesen Sie den Text oben und finden Sie die richtigen Antworten. Die Buchstaben der richtigen Antworten ergeben ein Lösungswort.

Warum nimmt die Depressivität in einem fortgeschrittenen Stadium ab?		Warum bauen Demenzkranke mitunter Höhlen, wenn sie allein im Zimmer sind?	
Wegen der fehlenden Krankheitseinsicht.	A	Weil sie sich an ihre Kindheit erinnert fühlen.	L
weil sich die Kranken an ihren Zustand gewöhnt haben.	S	Weil sie sich allein fühlen und nicht wissen, dass hinter der Zimmertüre die vertrauten Menschen sind.	N
Wer wirkt beruhigend auf Demenzkranke?		**Wie sollten Demenzkranke untergebracht sein?**	
andere Menschen im Nahbereich	G	in Einzelzimmern	I
Bezugspflegepersonen in Sichtweite	S	So, dass sie ständig die Mitbewohner wahrnehmen können.	T
Fremde, die im Wohnbereich auftauchen	A		

Lösungswort:

Lernfeld 1.3

Ständige Unruhe

Mit fortschreitender Krankheit nimmt die Unruhe (z. B. wandern, rufen, klagen) bei Demenzkranken zu. Unruhiges Verhalten kann die verschiedensten Ursachen haben.

Ordnen Sie die folgenden möglichen Ursachen den verschiedenen Ursachenarten zu.

barscher Umgangston der Pflegeperson, Einsamkeit, Nebenwirkungen von Medikamenten, Telefonklingeln bei der Pflege, unangenehme Berührungen bei der Körperpflege, infektiöse Erkrankungen, Langeweile, Schwerhörigkeit, Demenzkranke produzieren Geräusche in besonders stillen Wohnbereichen, Schmerzen, Verstopfungen, Verlangen nach Aufmerksamkeit, Demenzkranke fühlen sich nicht bestimmten Gruppen (z. B. Angehörige, Aktivitäten im Heim) zugehörig, laute Radio- oder Fernsehbeschallung, Frustration über Leistungsverluste, Unwohlsein, Tagesform, Demenzkranke zeigten intensives Wanderverhalten nach einem Wochenende im Bett, zeitliche Einflüsse (z. B. Mondphase, Tageszeit, Jahreszeit, Wetter)

Ursachen psychischer Art	
Ursachen physiologischer Art	
Ursachen, die sich aus der Pflegebeziehung ergeben	
Reizüberflutung (zu viele Reize)	
Reizarmut (zu wenig Reize)	
geringe soziale Einbindung	
sonstige Ursachen	

(vgl. Lind, Demenzkranke Menschen pflegen, 2003, S. 57 ff.)

Wandern

Je geringer die geistige Leistungsfähigkeit von Demenzkranken ist, umso stärker entwickelt sich der Bewegungsdrang. Dabei lassen sich verschiedene Typen des Wanderns unterscheiden (vgl. Lind, Demenzkranke Menschen pflegen, 2003, S. 62–65).

9 Demenzielle Hauptsymptome und Sven Linds Pflegekonzeption

1. Ordnen Sie die Erläuterungen mithilfe von Pfeilen den verschiedenen Wandertypen zu.

Suchen und Nachlaufen	erhöhter Bewegungsdrang in der Nacht (Tag-Nacht-Umkehr)
zielloses Wandern	Bewohner möchte z. B. nach Hause.
extremes Wanderverhalten	Demenzkranker bewegt sich ständig im Kreis.
nächtliches Wandern	Demenzkranker ist auf der Suche nach einer Bezugspflegeperson oder einem längst verstorbenen Familienmitglied.
Versuche, das Haus zu verlassen	hektisches Wanderverhalten während der Abendzeit
Sundowning	Demenzkranker ist pausenlos bis zur völligen Erschöpfung unterwegs

2. Überlegen Sie, welche positiven und negativen Aspekte das Wandern hat. Tragen Sie Ihre Ergebnisse in die Tabelle ein.

Positive Aspekte	▪ _____
	▪ _____
Negative Aspekte	▪ _____
	_____
	▪ _____

Praxistipps und Abschlussrätsel

1. Überlegen Sie, wie das Pflegepersonal und die Heimleitung jeweils auf die verschiedenen Verhaltenssymptome reagieren sollten. Geben Sie Praxistipps. Tragen Sie Ihre Ergebnisse in die Tabelle ein.

Verhaltenssymptom	Praxistipps
fehlende Krankheitseinsicht	_____

Lernfeld 1.3

Verhaltenssymptom	Praxistipps
Zeitverschränkung	
Halluzinationen und Wahn	
Fehlwahrnehmungen aufgrund nachlassender Gedächtnisleistungen	
Fehlwahrnehmungen aufgrund des Verlustes der Selbstwahrnehmung	
Fehlwahrnehmung aufgrund physiologisch-visueller Einbußen	
Depressivität und Angstzustände	
ständige Unruhe	
Wandern	

2. *Abschlussrätsel: Suchen Sie zehn versteckte Wörter.*

J	L	H	A	L	L	U	Z	I	N	A	T	I	O	N	E	N	Y	O	O
R	W	Y	K	J	M	K	Q	P	G	Q	R	X	U	Z	X	Y	S	Q	V
U	X	K	J	O	A	V	C	V	W	Q	B	X	Q	O	H	U	Y	G	X
I	T	M	F	E	H	L	E	N	D	E	Y	R	Y	D	G	T	S	X	X
M	T	M	G	S	I	Y	B	L	O	J	K	I	C	E	G	V	E	K	E
J	N	O	S	R	U	P	P	E	B	X	D	U	I	I	O	J	I	R	G
R	K	R	A	N	K	H	E	I	T	S	E	I	N	S	I	C	H	T	M
D	O	Z	H	L	M	G	H	G	U	Y	N	N	B	V	D	L	C	J	D
V	I	W	A	N	D	E	R	N	V	S	M	P	W	Q	T	J	X	S	M
D	T	S	G	H	W	P	C	J	Y	G	L	O	A	W	X	O	D	U	C
F	E	H	L	W	A	H	R	N	E	H	M	U	N	G	E	N	Q	Q	T
Y	O	S	K	Z	G	Z	N	Y	J	Z	K	F	Q	X	G	W	N	S	A
T	P	Z	E	I	T	V	E	R	S	C	H	R	Ä	N	K	U	N	G	T
A	V	X	X	T	V	Z	J	S	O	V	Q	Y	U	K	J	Y	O	O	N
W	E	W	R	T	J	H	B	H	Q	G	N	K	P	U	N	R	U	H	E
H	R	A	Y	B	S	K	I	B	Q	S	F	X	G	G	Q	U	O	Z	X
E	Q	H	N	O	V	D	E	P	R	E	S	S	I	V	I	T	Ä	T	O
U	E	N	X	U	Y	F	Q	P	G	T	S	V	G	H	S	L	O	H	H
Q	O	T	U	T	A	N	G	S	T	G	J	C	O	H	U	V	I	F	N
A	X	B	R	T	O	U	P	B	L	E	S	D	V	Y	Y	E	T	X	W	M

9.2 Wahrnehmung der Pflegekräfte

Um angemessen auf einen Demenzkranken reagieren zu können, muss eine Pflegekraft erkennen,
- wo der Kranke gerade im Krankheitsverlauf steht,
- welche Tagesform er zeigt,
- ob sein Verhalten vom Normalverhalten abweicht und darauf hinweist, dass er sich irgendwie belastet fühlt.

Beobachtung des Krankheitsverlaufs

Charakteristisch für die beiden häufigsten Demenzformen, Demenz vom Alzheimer Typ und vaskuläre Demenzen, ist ein fortschreitender Abbauprozess (vgl. Lind, Demenzkranke Menschen pflegen, 2003, S. 82–86).

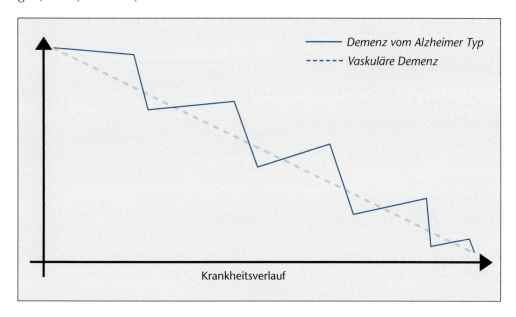

Abbauprozess bei Alzheimer und vaskulären Demenzen (vgl. Lind, Demenzkranke Menschen pflegen, 2003, S. 83)

Suchen Sie sich einen Partner und bearbeiten Sie die folgenden Aufgaben gemeinsam.

1. Betrachten Sie das Schaubild und beschreiben Sie den Abbauprozess bei einer Demenz vom Alzheimer Typ und vaskulären Demenzen.

   - _____
   - _____

2. Ein Demenzkranker sollte bei der Pflege dort abgeholt werden, wo er gerade im Abbauprozess steht, um Über- und Unterforderung zu vermeiden. Überlegen Sie, ob Demenzkranke überhaupt aktivierend gepflegt werden können.

   _____
   _____
   _____

Lernfeld 1.3

3. *Wie können die Pflegekräfte feststellen, ob ein Demenzkranker weiter abgebaut hat? Hinweise erhalten Sie in der folgenden Tabelle. Bringen Sie zunächst die Buchstaben in die richtige Reihenfolge. Erläutern Sie dann, worum es in den Hinweisen geht. Tragen Sie Ihre Ergebnisse in die Tabelle ein.*

(haeihmnlcisctefGe)	
Beobachtungen im (eegfemltaP)	
(AfkttioeZr)	

Tagesform und Tagesschwankungen

Bei Demenzkranken schwanken die Fähigkeiten der Alltagsbewältigung sehr stark. So kann es sein, dass ein Kranker an verschiedenen Tagen eine ganz unterschiedliche Tagesform zeigt, wie das folgende Beispiel zeigt.

- **Tagesform A:** Der Kranke zieht sich nach Aufforderung seine Unterwäsche selbst an.
- **Tagesform B:** Der Kranke braucht Hilfe beim Anziehen der Unterwäsche.
- **Tagesform C:** Dem Kranken muss die Unterwäsche angezogen werden.

Schwankungen können aber auch innerhalb eines Tages auftreten. Eine biologisch-medizinische Erklärung für dieses klassische Phänomen gibt es noch nicht. Die Pflegenden sollten solche Formschwankungen erkennen und ihre Pflege entsprechend anpassen (vgl. Lind, Demenzkranke Menschen pflegen, 2003, S. 86–88).

Anzeichen für die Tagesform können sein:
- Reaktion des Kranken auf Morgengruß,
- Körperhaltung (liegend, aufrecht, sitzend) und Verfassung (schlaff, gespannt, gelöst),
- Atmung der Bewohner (ruhig, unregelmäßig, ventilierend),
- Gesichtsausdruck (erkennend, desorientiert, geistesabwesend).

Überlegen Sie für Bewohner, die sie aus Ihrem Praktikum kennen, an welchen Anzeichen Sie bei der Morgenpflege die jeweilige Tagesform erkennen.

Abweichendes Verhalten

Demenzkranke können sich oft nicht mehr selbst helfen, wenn sie etwas stört. Häufig sind sie nicht mehr in der Lage, sich verbal mitzuteilen. Sie drücken dann nonverbal in ihrem Verhalten aus, dass sie etwas belastet. In einem solchen Fall müssen die Pflegekräfte einspringen, Verhaltensänderungen beim Kranken erkennen, nach möglichen Ursachen suchen und diese beseitigen. Trifft das Pflegepersonal ins Schwarze, kehrt der Kranke zu seinem Normalverhalten zurück. Normalisiert der Kranke nicht sein Verhalten, müssen die Pflegekräfte nach anderen Ursachen suchen (vgl. Lind, Demenzkranke Menschen pflegen, 2003, S. 88–90).

Ursachen

Finden Sie zwei weitere Beispiele und tragen Sie diese in die Tabelle ein.

Stufe 1: Die Pflegekraft nimmt wahr, dass sich das Krankenverhalten verändert hat.	Stufe 2: Die Pflegekraft sucht nach möglichen Ursachen.	Stufe 3: Die Pflegekraft beseitigt die ermittelte Ursache und beobachtet, wie der Kranke reagiert.
Ein Demenzkranker hastet im Zimmer hin und her, während im Hintergrund laute Musik spielt.	Die Pflegekraft vermutet, dass die Lautstärke der Radiomusik den Kranken beunruhigt.	Die Pflegekraft stellt das Radio leise und beobachtet, ob sich der Kranke wieder beruhigt.

Arten

Es gibt verschiedene Arten von Verhaltensabweichungen.

Plus-Verhalten	Minus-Verhalten	Neu-Verhalten
Der Kranke zeigt vertraute Verhaltensweisen häufiger als üblich.	Der Kranke zeigt vertraute Verhaltensweisen weniger als üblich oder gar nicht.	Der Kranke zeigt völlig neue Verhaltensweisen.

Überlegen Sie, um welche Art von Verhaltensabweichung es sich bei den folgenden Beispielen jeweils handelt.

Fallbeispiel	Ermittelte Ursache	Art der Verhaltensabweichung
Eine Bewohnerin verweigerte ohne erklärlichen Grund das Essen.	Zahnschmerzen	
Ein Bewohner zeigte verstärkten Bewegungsdrang.	Harnwegsinfekt	
Ein Bewohner wehrte Berührungen bei der Pflege ab, die er sonst sichtlich genoss.	Schmerzen in bestimmten Körperpartien	

9.3 Selbstwahrnehmung der Pflegekraft

Obwohl der geistige Abbauprozess weitergeht, können Demenzkranke noch recht lange wahrnehmen, ob die Pflegekräfte gestresst und hektisch sind oder sich unfreundlich verhalten. Die Kranken reagieren dann entsprechend mit Abwehr, Flucht oder Pflegeverweigerung. Deshalb müssen sich die Pflegekräfte selbst beobachten, vor allem darauf achten, wie ihr eigenes Verhalten auf die Demenzkranken wirkt. Wichtig ist, dass das Pflegepersonal die schädliche Wirkung hektischen Verhaltens erkennt und vor der Kontaktaufnahme mit dem Demenzkranken ruhiger zu werden versucht (vgl. Lind, Demenzkranke Menschen pflegen, 2003, S. 99–108).

Lernfeld 1.3

Überlegen Sie. Wie beruhigen Sie sich bzw. könnten Sie sich beruhigen, bevor Sie das Zimmer eines demenzkranken Bewohners betreten?

9.4 Kommunikationsformen für den Umgang bei der Körperpflege

„Wenn eine Person pflegt, egal ob sie dabei spricht oder nicht, kommuniziert sie gleichzeitig mit der zu pflegenden Person durch ihre Pflegehandlungen."
(Lind, Demenzkranke Menschen pflegen, 2003, S. 112).

9.4.1 Kommunikationsstörungen bei der Demenzpflege

In einer schwedischen Untersuchung wurde festgestellt, dass die Pflegekräfte häufig verunsichert sind, wenn sie einen Demenzkranken bei der Pflege anreden und dieser weder verbal noch nonverbal reagiert. Die Pflege erscheint dann den Pflegenden als sinnlos und sie stufen den Kranken als besonderen „Problemfall" ein. Die Folge ist, dass die Pflegekräfte kein Bedürfnis haben, eine Beziehung zu dem Demenzkranken aufzubauen, und verbringen lieber mehr Zeit mit geistig orientierteren Bewohnern. Der betroffene Demenzkranke seinerseits empfindet die Routinepflege als Beeinträchtigung seiner Lebensqualität und verweigert sich. Diese Pflegeverweigerung wiederum bestätigt die Pflegekräfte in ihrem Urteil, dass der Kranke besonders schwierig sei, und führt schließlich dazu, dass sie nur noch das Allernötigste tun, was zugleich den Widerstand des Kranken verstärkt (vgl. Lind, Demenzkranke Menschen pflegen, 2003, S. 113).

9 Demenzielle Hauptsymptome und Sven Linds Pflegekonzeption

Suchen Sie sich einen Partner und bearbeiten Sie die folgenden Aufgaben gemeinsam.

1. Stellen Sie die beschriebene Kommunikationsstörung grafisch dar.

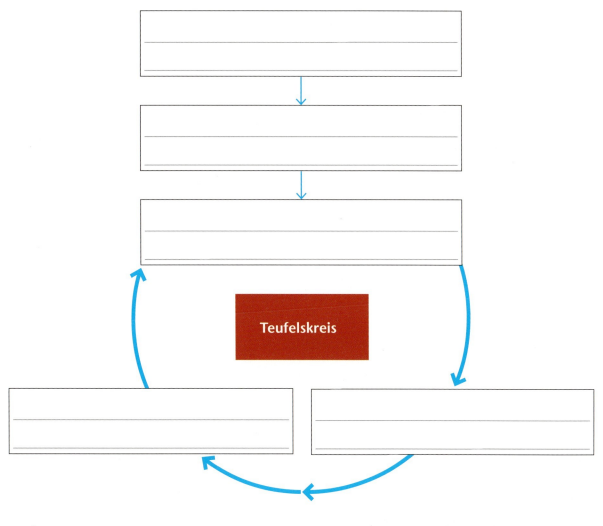

2. Überlegen Sie, wie eine Pflegekraft den beschriebenen Teufelskreis durchbrechen könnte.

9.4.2 Problembereiche bei der Körperpflege

Demenzkranke sperren sich aus den verschiedensten Gründen gegen Pflegehandlungen und erschweren so die tägliche Körperpflege (vgl. Lind, Demenzkranke Menschen pflegen, 2003, S. 114–118). Dabei treten immer wieder folgende Pflegesituationen auf:

Störende Aspekte	Pflegesituationen
Fehlende Krankheitseinsicht	Demenzkranke glauben, fit und gesund zu sein und verweigern sich der Pflege.
Scham	Demenzkranke schämen sich, weil ▪ sie alltägliche Verrichtungen nicht mehr selbstständig ausführen können, ▪ sie völlig oder teilweise entblößt sind. (Folge: Ihr Körper verkrampft sich.)

Störende Aspekte	Pflegesituationen
Furcht und Unsicherheit	Demenzkranke verstehen die Pflegehandlungen nicht mehr und nehmen sie als „Fremdes am Körper" wahr. Sie können sich dann überwältigt oder benutzt fühlen.
Frustration und Verzweiflung	Aufgrund der Gedächtnisstörung kann bei Demenzkranken der Faden reißen und sie sind außerstande, bestimmte Pflegehandlungen weiterzuführen. Die Kranken reagieren dann frustriert.
Überforderung	Demenzkranke spüren, dass sie der Pflegesituation nicht mehr gewachsen sind. Dies drückt sich z. B. darin aus, dass • ein Bewohner beim Waschen zittert oder fortläuft, • ein Bettlägeriger die Augen schließt, den Kopf wegdreht oder den Mund bei der Nahrungsaufnahme geschlossen hält, • es zu tätlichen Angriffen kommt (Schlagen, Kneifen, an den Haaren ziehen).

Bilden Sie fünf Gruppen.

1. *Jede Gruppe stellt eine Pflegesituation in einem kurzen Rollenspiel dar.*
2. *Überlegen Sie, ob es nach Ihrer Erfahrung noch andere Problembereiche bei der Körperpflege von Demenzkranken gibt.*

9.4.3 Sven Linds Ansatz

Inzwischen gibt es eine Vielzahl von Betreuungskonzepten im Bereich der Demenzpflege. Sven Lind ist der Meinung, dass viele dieser Konzepte spekulativ sind und sich nicht an der Erfahrung überprüfen lassen. Deshalb ist er einen anderen Weg gegangen. In seinen Weiterbildungsveranstaltungen traf er immer wieder auf erfahrene Pflegekräfte, die tagtäglich mit den oben beschriebenen Problemsituationen bei der Körperpflege konfrontiert waren und unabhängig voneinander gleiche Kommunikationsformen für den Umgang mit Demenzkranken entwickelt haben. Lind sammelte diese Kommunikationsformen und versuchte deren Wirkungsweise mithilfe verhaltens- und sozialwissenschaftlicher Erkenntnisse zu erklären. Dabei kam er zu dem Ergebnis, dass die von den Pflegekräften entwickelten Kommunikationsformen nicht nur in der täglichen Pflege anwendbar, sondern auch wirksam sind, d. h. bei Demenzkranken die Körperpflege leichter durchführbar machen und die Demenzkranken in Krisensituationen beruhigen können. Bei den selbst entwickelten Kommunikationsformen griffen die Pflegekräfte einerseits auf Kommunikationsweisen (z. B. Komplimente machen) zurück, die es in allen Kulturen und Gesellschaften gibt. Andererseits entwickelten sie Vorgehensweisen, die speziell auf das Krankheitsbild „Demenz" zugeschnitten sind. Ein sehr wichtiges Mittel zur Beeinflussung von Demenzkranken ist dabei die **Ablenkung** (vgl. Lind, Demenzkranke Menschen pflegen, 2003, S. 119–124).

1. *Definieren Sie den Begriff „Ablenkung".*

_____

_____

2. *Welche Formen der Ablenkung gibt es bzw. praktizieren Sie selbst im Umgang mit Demenzkranken?*

_____

_____

_____

_____

3. Überlegen Sie, warum Ablenkung bei Demenzkranken so wirksam ist.

_____

_____

9.4.4 Kommunikationsformen, die Pflegekräfte für die Körperpflege entwickelt haben

Pflegehandlungen lösen bei Demenzkranken oft Angst und Unsicherheit aus. Die Kranken fühlen sich überfordert und verweigern sich der Pflege. Die folgenden von Pflegekräften entwickelten Kommunikationsformen zielen zuallererst darauf ab, das Stresserleben der Kranken zu verringern.

Kommunikationsform „gemeinsam singen":
„Es wird berichtet, dass die Pflegekraft ein dem Bewohner vertrautes Lied vor Beginn der Pflege anstimmt, worauf der Demenzkranke in den Gesang einstimmt. Während des Gesanges wird mit der Pflege begonnen, gegen die sich der mitsingende Bewohner nicht mehr sperrt."
(Lind, Demenzkranke Menschen pflegen, 2003, S. 126)

Kommunikationsform „Berührungen zulassen":
„Einer Bewohnerin war das Waschen der Füße sehr unangenehm. Sie fand die Haare der Pflegekraft sehr schön. Es entstand ein Arrangement, dass die Bewohnerin der Pflegekraft die Kopfhaare kraulte, während diese ihr die Füße wusch."
(Lind, Demenzkranke Menschen pflegen, 2003, S. 128)

Kommunikationsform „Stressabbau durch Beruhigungsphasen":
„Ein Bewohner ließ sich nach dem morgendlichen Waschen und Ankleiden nicht rasieren. Er wandte sich ab. Erst nach einer Weile, die mit Aufräumarbeiten ausgefüllt wurde, beruhigte sich der Bewohner und ließ sich daraufhin rasieren."
(Lind, Demenzkranke Menschen pflegen, 2003, S. 130)

Kommunikationsform „Gespräche führen":
„Eine Pflegekraft hat zu Hause einen Hund und weiß von der Bewohnerin, dass sie früher auch einen Hund als Haustier besessen hatte. So erzählt sie vor und während der Pflege von ihrem Hund und gibt der Bewohnerin gleichzeitig Gelegenheit, über ihren Hund mit all seinen Freuden und auch Probleme für die Hundehalterin in längst vergangenen Tagen zu berichten."
(Lind, Demenzkranke Menschen pflegen, 2003, S. 131)

Kommunikationsform „Komplimente machen":
„Eine Bewohnerin zeigt Abwehr bezüglich der Pflege. Die Pflegekraft macht ihr Komplimente: ‚Sie sehen aber heute gut aus' oder ‚Ihre Frisur ist prima'. Die Angesprochene reagiert erfreut auf diese Ansprache und gibt ihren Widerstand gegen die Pflegehandlungen auf."
(Lind, Demenzkranke Menschen pflegen, 2003, S. 133)

Kommunikationsform „Perspektiven geben":
„Pflegekräfte bieten häufig das bevorstehende Frühstück als eine Perspektive an, die ein Aufstehen mitsamt Morgenpflege lohnen würde. Meist wird dabei auf bestimmte Details verwiesen wie der noch heiße Kaffee, der kalt zu werden droht, wenn man noch zu lange im Bett bliebe. Oder die knusprigen Brötchen, frisch vom Bäcker, die möglichst bald gegessen werden sollten. Diese Perspektiven überzeugen die Angesprochenen."
(Lind, Demenzkranke Menschen pflegen, 2003, S. 135)

Kommunikationsform „Entscheidungsfreiheit einräumen":
„Eine Bewohnerin teilt der Pflegekraft mit, dass sie noch nicht aufstehen möchte. Die Pflegekraft antwortet daraufhin, dass sie in 15 Minuten wiederkäme und dann mit der Pflege beginnen möchte. Nach der Wiederkehr der Pflegekraft war dann die Bewohnerin bereit aufzustehen."
(Lind, Demenzkranke Menschen pflegen, 2003, S. 137)

Kommunikationsform „Nachahmung anregen":
„Eine Bewohnerin trinkt sehr wenig und vergisst dies auch immer wieder, selbst wenn ein gefülltes Glas vor ihr steht. Spricht man sie daraufan, gibt sie sich immer sehr bescheiden und sagt, sie hätte bereits getrunken. Stößt man jedoch mit ihr an bzw. prostet ihr zu ‚Zum Wohl, Frau Sound so!', dann geht sie auf diese gesellschaftliche Geste ein und trinkt mit."
(Lind, Demenzkranke Menschen pflegen, 2003, S. 138)

Kommunikationsform „Stetigkeit und Ritualisierung":
„Eine Bewohnerin äußerte bei einer Pflegeverweigerung morgens den Wunsch nach einer Tasse Kaffee. Daraufhin reichte ihr die Pflegekraft immer vor der Morgenpflege den Kaffee, ließ ihr Zeit, ihn in Ruhe zu trinken und begann erst dann mit der Morgenpflege."
(Lind, Demenzkranke Menschen pflegen, 2003, S. 140)

Kommunikationsform „Weckung positiver Erinnerungen":
„Eine Pflegekraft weiß um den früheren beruflichen Kontext einer demenzkranken Bewohnerin (Hutmacherin mit eigenem Geschäft), die sich meist aus einem Schamgefühl nicht pflegen lassen möchte. Bevor die Pflegekraft mit der Pflege beginnt, wird die Bewohnerin mit ihrer Vergangenheit konfrontiert, indem die Mitarbeiterin ihr fast schon ritualisiert immer dieselben Fragen über ihre Tätigkeit und ihr Geschäft (Hutmoden, Kunden, Umsatz etc.) stellt. Während die Bewohnerin enthusiastisch über ihr Leben berichtet, wird sie gleichzeitig gewaschen und an- oder ausgezogen, ohne dass sie sich dagegen sträubt."
(Lind, Demenzkranke Menschen pflegen, 2003, S. 141)

Suchen Sie sich einen Partner. Jede Zweiergruppe übernimmt eine der oben aufgeführten Kommunikationsformen und bearbeitet die folgenden Aufgaben.

1. Demonstrieren Sie Ihre Kommunikationsform in einem kurzen Rollenspiel.
2. Erläutern Sie, wie „Ihre" Kommunikationsform wirkt. Halten Sie Ihre Erläuterungen in der Tabelle fest. Nach der Gruppenarbeit können Sie die Erläuterungen der anderen Gruppen zu allen Kommunikationsformen ergänzen.

Kommunikationsform	Erläuterung
Gemeinsam singen	▪ ▪ ▪
Berührungen zulassen	▪ ▪

9 Demenzielle Hauptsymptome und Sven Linds Pflegekonzeption

Kommunikationsform	Erläuterung
Stressabbau durch Beruhigungsphasen	▪ ▪
Gespräche führen	▪ ▪ ▪
Komplimente machen	▪ ▪
Perspektiven geben	
Entscheidungsfreiheit einräumen	
Nachahmung anregen	▪ ▪
Stetigkeit und Ritualisierung	▪ ▪
Weckung positiver Erinnerungen	▪ ▪

3. Überlegen Sie, ob Sie oder Ihre Kollegen diese Kommunikationsformen schon verwendet haben?

9.4.5 Aggressionen gegen Pflegekräfte bei der Körperpflege

Tätliche Angriffe von Demenzkranken auf Pflegekräfte ereignen sich vorwiegend bei der Körperpflege. Dabei ist u.a. von folgenden Ursachen auszugehen:
- Hirnphysiologische Abbauprozesse,
- Wahn, Halluzinationen und Fehlwahrnehmungen als Folge solcher Abbauprozesse,
- Nebenwirkungen von Psychopharmaka,
- Schmerzzustände (z.B. Gelenkschmerzen).

Aber Demenzkranke reagieren bei der Körperpflege auch deshalb aggressiv, weil sie während der Pflege überfordert oder zu wenig beruhigt worden sind (vgl. Lind, Demenzkranke Menschen pflegen, 2003, S. 149–153).

Analysieren Sie die folgenden Fallbeispiele.
Warum reagieren die Demenzkranken jeweils aggressiv? Wie hätten die Pflegekräfte die Tätlichkeiten der Bewohnerinnen vermeiden können?

Fallbeispiel 1:

„*Eine Pflegekraft unterbricht die Pflegehandlung, indem sie sich umdreht, um ein fehlendes Kleidungsstück aus dem Schrank zu holen. Sie wendet dabei der Bewohnerin den Rücken zu. Diese versetzt ihr einen Schlag auf den Rücken. Die Pflegekraft interpretierte diese Reaktion damit, dass die Bewohnerin vermutete, man würde ihre Sachen aus dem Schrank stehlen.*"
(Lind, Demenzkranke Menschen pflegen, 2003, S. 151)

Ursachen für aggressives Bewohnerverhalten	Mögliche Vermeidungsstrategien
	▪
	▪

Fallbeispiel 2:

„*Eine Pflegekraft berichtete, dass sie beim Zubinden der Schnürsenkel von einer im Rollstuhl sitzenden Bewohnerin auf den Kopf geschlagen wurde.*"
(Lind, Demenzkranke Menschen pflegen, 2003, S. 152)

Ursachen für aggressives Bewohnerverhalten	Mögliche Vermeidungsstrategien
	▪
	▪

Fallbeispiel 3:
„Eine Pflegekraft gab an, dass sie beim Schneiden der Fußnägel von der Bewohnerin geschlagen wurde."
(Lind, Demenzkranke Menschen pflegen, 2003, S. 152)

Ursachen für aggressives Bewohnerverhalten	Mögliche Vermeidungsstrategien

9.5 Kommunikationsformen für Krisensituationen

Bei Demenzkranken lassen sich zwei Arten von Realitätsverlust unterscheiden. Zum einen können Demenzkranke Wahnzustände und Halluzinationen (z. B. eine Bewohnerin meint, ein Mann stehe im Zimmer und bedrohe sie) entwickeln. Zum anderen treten Zeitverschränkungen auf (z. B. eine Bewohnerin meint, noch vor dem Essen im Heim kurz ihre Hühner füttern zu müssen). In Wahnzuständen fühlen sich Demenzkranke sehr stark bedroht und glauben sogar, in Lebensgefahr zu sein. Sie befinden sich dann in einer psychotischen Akutkrise und reagieren z. B. mit Zittern oder körperlicher Erstarrung. Dagegen haben Zeitverschränkungen in der Regel nicht den Charakter von Akutkrisen. Auch wenn sie den Kranken belasten, werden sie nicht als Lebensgefahr erlebt. Deshalb erfordern Akutkrisen und Zeitverschränkungen unterschiedliche Vorgehensweisen (vgl. Lind, Demenzkranke Menschen pflegen, 2003, S. 164 ff.).

9.5.1 Kommunikationsformen, die Pflegekräfte in psychotischen Akutkrisen anwenden

Wenn ein Mensch in Lebensgefahr ist, kreist er mit seiner ganzen Person ständig um dieses Problem. Er wird dann in dieser Stresssituation sehr wahrscheinlich mit Angriff oder Flucht reagieren. Wie verzweifelt muss erst ein alter Mensch sein, wenn er sich in Lebensgefahr befindet, sich aber nicht mehr selbst helfen kann. Genauso ergeht es halluzinierenden Demenzkranken, die fest davon überzeugt sind, dass ihnen eine große Gefahr droht. Pflegekräfte haben für solche psychotischen Akutkrisen die Kommunikationsform des Mitgehens und Mitwirkens entwickelt (vgl. Lind, Demenzkranke Menschen pflegen, 2003, S. 174–180).

Mitgehen und Mitwirken

Bilden Sie Kleingruppen.

A) Analysieren Sie das Fallbeispiel und beantworten Sie die folgenden Fragen.

„Eine im Bett liegende Bewohnerin sieht einen fremden Mann im Zimmer neben dem Schrank. Die Pflegemitarbeiterin schreit den imaginären Mann an: ‚Mach dich raus', öffnet die Tür, scheucht ihn raus und schließt anschließend demonstrativ die Tür. Die Bewohnerin ist daraufhin beruhigt."
(Lind, Demenzkranke Menschen pflegen, 2003, S. 175)

1. Wie verhält sich die Pflegekraft zur Wahnwelt der Bewohnerin?

Lernfeld 1.3

2. Worin besteht die Lösung des Problems?

_____

3. Wie kann die Kranke davon überzeugt werden, dass ihr keine Gefahr mehr droht?

_____

_____

4. Für welche Zielgruppe von Bewohnern ist das Mitgehen und Mitwirken besonders geboten?

_____

_____

B) Jede Gruppe inszeniert eines der folgenden Fallbeispiele in Form eines Rollenspiels.

Fallbeispiel 1:

„Eine Bewohnerin sitzt vor Angst erstarrt in ihrem Bett und flüstert völlig verängstigt der hereinkommenden Pflegekraft zu, dass Murmeltiere unter ihrem Bett wären. Die Pflegekraft öffnet daraufhin die Balkontür, greift sich einen Besen und scheucht die ‚Murmeltiere' auf den Balkon und schließt anschließend die Balkontür. Die Bewohnerin ist sichtlich erleichtert."
(Lind, Demenzkranke Menschen pflegen, 2003, S. 175)

Fallbeispiel 2:

„Eine Bewohnerin verlangt nachts aufgeregt nach dem Kommissar, sie müsse ein Verbrechen melden. Die Nachtwache zog daraufhin Mantel und Hut an und kam mit einem Notizblock ins Zimmer der Bewohnerin und notierte sich alles. Die Bewohnerin war dadurch beruhigt."
(Lind, Demenzkranke Menschen pflegen, 2003, S. 187)

Wechsel des Ortes und Ablenkung

Mobile Bewohner, also Gehfähige und Rollstuhlfahrer, können bei Halluzinationen und wahnhaften Verkennungen auch in einen anderen Raum gebracht und dort mit ablenkenden Tätigkeiten beschäftigt werden. Wie wirksam diese einfache Strategie ist, zeigt das nachfolgende Beispiel (vgl. Lind, Demenzkranke Menschen pflegen, 2003, S. 178).

Setzen Sie die folgenden Wörter an der passenden Stelle im Lückentext ein.

Gemeinschaftszimmer, vergessen, brennt, Bewohnerin, Pflegekraft, Wand, Raum, aus, stammt, Wohnküche, verängstigtem, aufzustehen, Zusammenfalten, Handtücher

„Eine _____ sitzt allein in der erweiterten _____ des Wohnbereiches, deutet mit _____ Gesichtsausdruck auf die weiße _____ und _____ dabei ‚Es _____, es brennt!'. Die hereinkommende _____ bittet sie _____, hakt sich bei ihr unter und _____ sie ____ dem _____. Im _____ fordert sie die Demenzkranke auf, ihr doch beim _____ der _____ zu helfen. In der neuen Räumlichkeit und mit dem Handtuchfalten beschäftigt, hat sie darauf sofort den ‚Brand' _____."
(Lind, Demenzkranke Menschen pflegen, 2003, S. 178)

Akzeptieren von Halluzinationen

Es ist sinnlos, wenn eine Pflegekraft versucht, einem Demenzkranken seine krankhaften Sinneseindrücke auszureden („Ich sehe nichts"). Vielmehr sollte sie anerkennen, dass die Halluzination für den Kranken Teil seiner Realität ist. Belastende Halluzinationen können leicht beseitigt werden, wenn der die Halluzination auslösende Gegenstand aus dem Gesichtsfeld des Kranken genommen wird (vgl. Lind, Demenzkranke Menschen pflegen, 2003, S. 178–180).

Vervollständigen Sie die Tabelle.

Vorfall	Was sollte die Pflegekraft tun?
„Eine Bewohnerin zeigt entsetzt auf das ihr vorgesetzte Mittagessen – Kohlköpfe – und flüstert erschreckt dabei: ‚Das sind tote Kinderköpfe!'" (Lind, Demenzkranke Menschen pflegen, 2003, S. 179)	
„Eine Bewohnerin weist bei dem Mittagessen auf ihr Wasserglas und ruft aufgeregt: ‚Da sind Schnecken drin!'" (Lind, Demenzkranke Menschen pflegen, 2003, S. 180)	

9.5.2 Kommunikationsformen für Zeitverschränkungen

Demenzkranke sind psychisch überfordert, wenn sie gleichzeitig in der Gegenwart leben und zugleich in einer längst vergangenen Zeitphase mit ihren besonderen Verpflichtungen verhaftet sind. Dieses Eingebundensein in zwei Zeitphasen können die Kranken nicht ohne Hilfe bewältigen.

Mitgehen und Beruhigen bei Zeitverschränkungen

Bearbeiten Sie die folgende Aufgabe in Partnerarbeit.
Das Flussdiagramm gibt die einzelnen Schritte an, die eine Pflegekraft beim Mitwirken beachten sollte.
Lesen Sie das Fallbeispiel und vervollständigen Sie das Flussdiagramm.

„Eine Bewohnerin behauptet, nachts ein Baby geboren zu haben. Morgens vermisst sie ihr Baby. Die Pflegekraft beruhigt sie mit dem Hinweis, die Großmutter hätte es geholt und würde es nun gerade betreuen. Die Bewohnerin akzeptiert diese Erklärung und beruhigt sich."
(Lind, Demenzkranke Menschen pflegen, 2003, S. 182)

Die Pflegekraft akzeptiert die verschiedenen Zeitebenen des Kranken. → Die Pflegekraft kennt die Biografie des Kranken und versetzt sich in dessen Erlebniswelt.

Die Pflegekraft sucht nach einer für den vorliegenden Fall überzeugenden Lösung. Im vorliegenden Fall bestand die Lösung _____ → Durch ein ruhiges und gelassenes Auftreten signalisiert die Pflegekraft dem Kranken, dass alles geregelt und in Ordnung sei.

(vgl. Lind, Demenzkranke Menschen pflegen, 2003, S. 180 ff.)

Lernfeld 1.3

Gemeinschaft und Nähe anbieten

Oft erweist es sich als hilfreich, wenn mehrere verängstigte Bewohner im Kreis zusammengesetzt werden. Durch Singen oder Vorlesen lassen sie sich dann häufig wieder beruhigen. Auch gezielter Körperkontakt (Hinundherwiegen, In-den-Arm-nehmen usw.) kann verunsicherte Bewohner beruhigen (vgl. Lind, Demenzkranke Menschen pflegen, 2003, S. 183–184).

Argumentieren und überzeugen

Es vergeht wohl kaum ein Tag im Heim, an dem sich nicht ein demenzkranker Bewohner fertig macht, um nach Hause zu fahren. Geschicktes Argumentieren kann hier die Kranken von ihrem Plan abbringen, zumal diese das Gefühl haben, sich aufgrund der Argumente frei entscheiden zu können (vgl. Lind, Demenzkranke Menschen pflegen, 2003, S. 185–186).

Fügen Sie zu den nachfolgend genannten Argumenten weitere Argumente hinzu, mit denen Sie Bewohner in Ihrem Heim davon abgehalten haben, nach Hause zu fahren.

- *Zug und Bus sind bereits abgefahren.*
- *Die Heimreise ist zu teuer, da sich die Taxigebühren erhöht haben.*
- *Es ist schon dunkel und das Essen steht auf dem Tisch.*

_____

_____

_____

_____

_____

9.5.3 Milieugestaltung

Die von Pflegekräften entwickelten Kommunikationsformen sind wichtige Hilfsmittel im direkten Kontakt zwischen Pflegekräften und demenzkranken Bewohnern. Aber nach amerikanischen Untersuchungen verbringen die Bewohner weniger als zehn Prozent der täglichen Wachzeit mit den Pflegekräften, dagegen 60 Prozent der Wachzeit alleine, 30 Prozent mit den Mitbewohnern. Die Kontakte zu den Angehörigen sind oft begrenzt. Um ein Umkippen in Realitätsverluste (psychotische Akutkrisen, Zeitverschränkungen) zu verhindern, benötigen die Kranken über den Kontakt zu den Pflegekräften hinaus ein Milieu, das ihre Aufmerksamkeit auf ihre Umgebung lenkt. Dafür eignen sich nach Erfahrung von Pflegekräften folgende Maßnahmen:

In Sichtweite: Demenzkranke Bewohner sind oft ruhiger, wenn sie die Pflegekräfte auch bei pflegefremden Tätigkeiten wie Dokumentieren, Telefonieren, Medikamente stellen usw. sehen und bei Bedarf Kontakt aufnehmen können.	**Gruppenangebote:** Demenzkranke Bewohner werden ruhiger und fühlen sich geborgen, wenn sie die Nähe der Mitbewohner spüren und mit diesen etwas tun.
Mittagsschlaf anbieten: Wenn demenzkranke Bewohner im Tagesablauf immer unruhiger werden, sind sie meist nach einem Mittagsschlaf ruhiger und ausgeglichener.	**Gegenstände zur Verfügung stellen:** Für die Phasen im Tagesablauf, in denen die Demenzkranken sich selbst überlassen sind, benötigen sie biografisch vertraute Gegenstände für die Selbstbeschäftigung (z. B. Puppe, Handtasche).

Einsatz von Haustieren: Katzen oder Hunde können Demenzkranke beruhigen und ablenken.	**Nutzung von Außenbereichen:** Es wurde festgestellt, dass Demenzkranke im Freien ruhiger werden und kontaktfreudiger sind.
Verwendung von Musik: Vertraute Klänge von früher können positive Gefühle und Erinnerungen in Demenzkranken wecken. Auch moderne Entspannungsmusik kann beruhigen.	**Kontakte zu Angehörigen:** Oft hilft aufgeregten Bewohnern ein Telefonat mit Angehörigen dabei, wieder ruhiger zu werden.

(vgl. Lind, Demenzkranke Menschen pflegen, 2003, S. 188 ff.)

Kontrollfragen

1. Erklären Sie typische Verhaltensweisen, wie sie in der Anfangsphase und später in einem fortgeschrittenen Stadium einer Demenzerkrankung auftreten.
   Gehen Sie dabei auf das 1. Gesetz der gestörten Einprägung und das 2. Gesetz des Gedächtnisabbaus ein.

2. Beschreiben Sie die Sprachstörung bei Demenzerkrankungen.

3. Erläutern Sie die typischen Verhaltenssymptome bei Demenzerkrankungen.

4. Eine Pflegekraft muss den körperlichen und geistigen Abbau, die Tagesform und die Verhaltensabweichungen bei einem Demenzkranken genau beobachten. Gehen Sie auf diese Faktoren im Einzelnen ein.

5. Durch welche Maßnahmen können Pflegekräfte ruhiger im Umgang mit Demenzkranken werden?

6. Beschreiben Sie typische Kommunikationsstörungen, wie sie bei der Demenzpflege auftreten.

7. Welche Probleme ergeben sich bei der Körperpflege von Demenzkranken?

8. Welche Kommunikationsformen haben Pflegekräfte entwickelt, um Demenzkranke bei der Körperpflege zu beruhigen und zu motivieren?

9. In welchen Situationen bei der Körperpflege reagieren Demenzkranke aggressiv? Was könnten die Pflegekräfte tun, um Tätlichkeiten der Kranken zu verhindern?

10. Welche Kommunikationsformen haben Pflegekräfte entwickelt, um Demenzkranken in Krisensituationen beizustehen?

11. Damit Demenzkranke nicht in Realitätsverluste umkippen, benötigen sie ein bestimmtes Milieu. Erläutern Sie die Elemente eines solchen Milieus.

10 Realitätsorientierungstraining (ROT) und Validation nach Naomi Feil

> **Übersicht**
> 10.1 Realitätsorientierungstraining (ROT)
> 10.2 Validation nach Naomi Feil

Das Realitätsorientierungstraining (ROT) wurde in den 60er Jahren des vergangenen Jahrhunderts von den amerikanischen Psychiatern Folsom und Taulbee für die Rehabilitation desorientierter Menschen in Krankenhäusern entwickelt. Seit den 1980er Jahren wurde es auch im deutschen Sprachraum zur Therapie Demenzkranker eingesetzt und erfreute sich zunehmender Beliebtheit. Das ROT lenkt die Demenzkranken auf die „objektive Realität" hin und will die Orientierungsfähigkeit der Kranken trainieren. Ab den 90er Jahren des vergangenen Jahrhunderts gewann dann der von der Amerikanerin Naomi Feil entwickelte Ansatz der Validation auch in Deutschland immer mehr Anhänger und drängte das ROT in den Hintergrund. Die Validation ist eine Methode, um mit Demenzkranken zu kommunizieren. Sie anerkennt die Erlebniswelt der Kranken und will diese vom Druck gärender Gefühle entlasten (vgl. Haag, Das Realitätsorientierungstraining, 1991, S. 128 und Maciejewski, KDA-Qualitätshandbuch Leben mit Demenz, 2001, S. III/96).

10.1 Realitätsorientierungstraining (ROT)

Das ROT umfasst drei Bestandteile:
- das Training des gesamten Personals,
- das 24-Stunden-ROT,
- zusätzliche Gruppensitzungen („Classroom"-ROT).

10.1.1 Das Training des gesamten Personals

Bevor das ROT in einem Pflegeheim angewendet werden kann, müssen alle Mitarbeiter (Pflegekräfte, Heimleitung, Hausmeister, hauswirtschaftliches Personal, Sozialarbeiter, Therapeuten usw.) in die Grundlagen des ROT eingewiesen werden. Hierbei ist es das Ziel, alle Mitarbeiter
- von der Wirksamkeit des ROT zu überzeugen,
- zu befähigen und zu motivieren, das ROT durchzuführen.

Das ROT kann seine volle Wirkung nur dann entfalten, wenn alle Mitarbeiter eine positive Einstellung zum ROT haben, es anwenden und so ein orientierendes Milieu in der Einrichtung entsteht.

10.1.2 Das 24 Stunden-ROT

Das 24-Stunden-Rot ist das Kernstück des Realitätsorientierungstrainings. Dabei kommt es darauf an, dass die Demenzkranken lückenlos, also über 24 Stunden hinweg, orientierende Informationen erhalten. Dies soll dadurch geschehen, dass
- die Kranken bei jedem Kontakt orientierende Informationen dargeboten bekommen,
- desorientierte Äußerungen und Handlungen der Kranken taktvoll korrigiert werden,
- Orientierungshilfen (z. B. Uhren, Kalender) für die Kranken angebracht werden,
- Veränderungen in der Umgebung der Kranken möglichst vermieden werden.

10 Realitätsorientierungstraining (ROT) und Validation nach Naomi Feil

Bilden Sie Vierergruppen. Jedes Gruppenmitglied übernimmt einen Arbeitsauftrag: Präsentieren Sie den anderen Gruppenmitgliedern Ihre Ergebnisse.

Arbeitsauftrag „Darbietung orientierender Informationen"
Setzen Sie die folgenden Wörter an der passenden Stelle ein und geben Sie den Inhalt des Lückentextes mit eigenen Worten wieder.

Praxis, üblich, überfordert, wichtig, Anfangszeit, lang, natürlichen, jedem, wiederholen, Realität, viele, verändert, anzupassen, mechanisch

In der _____ des ROT war es _____, dass z.B. eine Pflegekraft bei _____ Kontakt dem Demenzkranken ganz _____ möglichst _____ Informationen über die _____ gab und den Kranken zusätzlich aufforderte, die Informationen zu _____.

„Man soll sich dies so vorstellen, dass man morgens das Zimmer mit den Worten betritt: ‚Guten Morgen Frau Müller. Ich bin Schwester Rosel, es ist heute Freitag der 13., 8.00 Uhr und die Sonne scheint. Sie wohnen im XY Heim, um 10.00 Uhr haben Sie Therapie und daher müssen Sie jetzt aufstehen'."
(Rasehorn, Ich weiß nicht, was soll es bedeuten, 1991, S. 65).

Es fällt sofort auf, dass eine solche Äußerung viel zu _____ ist und die demenzkranke Bewohnerin _____. Außerdem stellt sich die Frage, ob all diese Informationen für Frau Müller wirklich _____ sind. Wichtig ist für Frau Müller sehr wahrscheinlich der Name von Schwester Rosel, aber wohl kaum das Datum. Heute hat sich die _____ des ROT _____. Man bemüht sich um einen möglichst _____ Umgang mit den Demenzkranken und versucht sich deren Kommunikationsmöglichkeiten _____. „So wirken beispielsweise Gegenstände, die die Sinne ansprechen, besser als Wörter (besser als das Wort ‚Winter' ist so das Gefühl von Schnee in den Händen, da es mehr Reaktionen und Assoziationen weckt als das bloße Wort ...".
(Maciejewski, Qualitätshandbuch Leben mit Demenz, 2001, S. III, 98).

Arbeitsauftrag „Korrigieren desorientierter Äußerungen und Handlungen"
Setzen Sie die folgenden Wörter an der passenden Stelle ein und geben Sie den Inhalt des Lückentextes mit eigenen Worten wieder.

Konfrontation, korrigieren, sensiblen, ansprechen, wechseln, nicht, überlegen, Realität, desorientierten, reagieren, Thema, jedem, festhält, Gefühle, abzulenken, verstärkt, beunruhigt

Angenommen: Ein Bewohner sagt, dass er 47 statt 77 Jahre alt sei. Oder ein anderer Bewohner setzt sich an einen Tisch im Gemeinschaftsraum, legt ein Taschentuch auf seine Oberschenkel und gibt damit zu erkennen, dass er den Gemeinschaftsraum für den Speisesaal hält. Das ROT verlangt _____, dass solche _____ Äußerungen und Handlungen in _____ Fall zu _____ _____ sind. Bevor z.B. eine Pflegekraft den Bewohner auf sein wahres Alter hinweist, sollte sie _____, wie der Bewohner auf eine solche Richtigstellung _____ wird. Denn in _____ Bereichen (auch z.B. wenn ein Bewohner seine verstorbene Mutter sucht) könnte die

Lernfeld 1.3

_____ mit der _____ dazu führen, dass der Bewohner nur _____ an seinem Irrtum _____. In Situationen, in denen ein Bewohner sehr _____ ist, wird sogar im Rahmen des ROT empfohlen, das _____ zu _____ und so den Bewohner _____. Schließlich kennt das ROT noch eine weitere Möglichkeit der Reaktion. Wenn etwa hinter der Suche nach der verstorbenen Mutter deutlich Verlassenheitsgefühle sichtbar werden, sollte die Pflegekraft diese _____ anerkennen und _____. „ROT bedeutet also nicht eine sture Korrektur im Sinne der Realität".

(Haag, Das Realitätsorientierungstraining, 1991, S. 135).

Arbeitsauftrag „Orientierungshilfen"

Um sich besser zurechtzufinden, benötigen Demenzkranke verschiedene Orientierungshilfen. Ordnen Sie die folgend aufgeführten Orientierungshilfen den verschiednen Kategorien in der Tabelle zu.

Pflegekraft benützt immer das gleiche Parfum, eigene Möbel, Uhren mit großen Ziffern, Siezen, eckige statt runde Tische, Beibehaltung des früheren Aussehens (Friseur, Kleidung), persönlich wertvolle Erinnerungsstücke (z. B. Fotos), Abreißkalender, biografisches Gespräch, Orientierungsschilder (Symbole, Bilder, Farben), Post immer persönlich aushändigen, sonntäglicher Gottesdienst, Orientierungsgänge durch das Heim, freitags Fisch anbieten, sonntags festliche Kleidung, Tür/Boden/Decke in unterschiedlichen Farbschattierungen, wochentags Schürze, mit Namen und Titel ansprechen, Dekorationen nach Festen und Jahreszeiten, Tageszeitungen (bereithalten, vorlesen)

Arten von Orientierungshilfen	Beispiele für Orientierungshilfen
Räumliche Orientierungshilfen (verbesserte Orientierung im Raum)	
Personelle Orientierungshilfen (verbesserte Orientierung über die eigene Person, Mitarbeiter usw.)	
Zeitliche/jahreszeitliche Orientierungshilfen (verbesserte Orientierung in der Zeit)	

(vgl. Maciejewski, Qualitätshandbuch Leben mit Demenz, 2001, S. III/102–III/108)

Arbeitsauftrag „Veränderungen vermeiden"

1. Setzen Sie die folgenden Wörter an der passenden Stelle ein und geben Sie den Inhalt des Lückentextes mit eigenen Worten wieder.

Vorgänge, räumliche, intuitiven, nicht, bewusst, gleicher, eingeschliffen, Abläufe, verankert, vertraut, Personen, Situationen, wiederkehren

„Bestimmte _____, _____ Verhältnisse, zeitliche _____ und _____ werden dadurch, dass sie immer wieder in _____ Weise _____, zwar _____ unbedingt im Bewusstsein _____, aber auf der praktischen, _____ Ebene _____ und handhabbar ... Man muss sich dies so vorstellen, als würden diese _____ quasi in das Gedächtnis _____, ohne dass dies dem alten Menschen _____ wäre."
(Rasehorn/Rasehorn, Ich weiß nicht, was soll es bedeuten, 1991, S. 14)

2. Überlegen Sie, wie man in der Umgebung von Demenzkranken für gleichbleibende Verhältnisse sorgen kann.

10.1.3 Das „Classroom"-ROT

Das „Classroom"-ROT soll das 24-Stunden-ROT sinnvoll ergänzen. Die Übungssitzungen finden in einem speziellen, wohnlich eingerichteten Raum statt. Die Tafel spielt im Gruppen-ROT eine wesentliche Rolle. Oft werden Magnettafeln mit anheftbaren Buchstaben und Zahlen verwendet. Es eignen sich aber genauso ganz gewöhnliche Schultafeln oder ein großes „schwarzes Brett". In Übungsgruppen mit drei bis sechs Teilnehmern, die das gleiche Leistungsniveau haben, werden täglich oder wöchentlich jeweils 30 bis 60 Minuten lang nach einem festen Ablauf Orientierungsübungen durchgeführt. Üblicherweise wird mit der gegenseitigen Vorstellung der Teilnehmer und des Leiters begonnen. Danach werden die Informationen auf der Tafel (Wochentag, Datum, Jahreszahl, Wetter usw.) gelesen und anschließend abgefragt. Weitere Übungen zur Tages-/Jahreszeit und Datumsangabe, zur gegenseitigen Namensnennung, zur Wortzusammensetzung und zur Bezeichnung von Gegenständen schließen sich an (vgl. Haag, Realitätsorientierungstraining, 1991, S. 139–141).

Wie das nachfolgende Beispiel zeigt, hat sich auch beim „Classroom"-ROT zum Teil die Praxis verändert. 1981 führten die Psychologen Helga und Eckehard Rasehorn im Johanna-Kirchner-Altenhilfezentrum in Frankfurt am Main ROT-Gruppen ein. Anfänglich orientierten sie sich noch stark an den Vorgaben des klassischen „Classroom"-ROT. Danach gingen sie zunehmend mehr auf die Bedürfnisse der teilnehmenden Heimbewohner ein und veränderten die Gruppenstunden.

- **Beginn (regelmäßig)**

  Begrüßung und Einstimmung mit Gebäck und Getränken

  Sich mit Namen vorstellen;
  Frage nach dem Alter der Teilnehmer
  (Ziel: personelle Orientierung)

  Das Datum, die Jahreszeit besprechen
  (Ziel: zeitliche Orientierung)

- **Flexibler Teil**

  Tierbilder erraten lassen (Ziel: geistige Fähigkeiten)

  Doppelwörter auf Wortkarten zusammenstellen
  (Ziel: geistige Fähigkeiten)

  Zuordnung von Tageszeiten und Tagesereignissen auf Wortkarten
  (Ziel: situative Orientierung)

  Schlager aus vergangener Zeit
  (Ziel: Altgedächtnis/Wahrnehmung)

  Ballspiel
  (Ziel: Wahrnehmung/soziales Verhalten)

- **Beendigung (regelmäßig)**

  Adresse und Wohnort
  (Ziel: örtliche Orientierung)

  Gemeinsames Musizieren auf Orffinstrumenten
  (Ziel: Wahrnehmung/soziales Verhalten)

  Rückweg in die Wohnbereiche, Orientierungsgang

Gruppenstunde am Anfang (aus: Rasehorn/Rasehorn, Ich weiß nicht, was soll es bedeuten, 1991, S. 105)

Ausgangspunkt: Das Datum

Übergänge, Verlauf des Gesprächs:

- das eigene Alter (jetzt haben wir 1991, wie alt sind Sie?)
- die jetzige Jahreszeit in ihrer Besonderheit (in Bezug auch auf das eigene Verhalten)
- Besonderheiten der verschiedenen Jahreszeiten hinsichtlich der Natur/Vegetation, eigenem Verhalten ...
  Früchte, Gemüse, wie man sie früher einlagerte und wie man Lebensmittel konservierte ...
- Die Frauen erzählen von ihren früheren Hausarbeiten: der Tagesablauf: Mann und Kindern Frühstück machen, Kochen...;
  der Wochenablauf: freitags Straße kehren, samstags putzen, für sonntags vorkochen, Kuchen backen, abends baden; sonntags Kirchgang ...; montags Waschtag...;
- Kinder und die eigene Kindheit:
  Spielsachen („Käthe-Kruse-Puppen", Puppenküche ...)
  Heil- und Kräutermittel für Kinder, Kranke und Schwache ...
- der Ehepartner: wo man sich kennengelernt hat, Beruf des Ehemannes
- Berufe von früher, die es heute fast oder gar nicht mehr gibt
- Therapeut erzählt auch von Berufen von heute
- Beruf Altenpfleger – die jetzige, eigene Situation (pflegebedürftig) – der heutige Tages- und Wochenablauf ...
- Es ist jetzt Mittagszeit, was gibt es heute zum Mittagessen?
- Wohnort – in welchen Wohnbereich kann ich Sie jetzt zurückbringen?

Veränderte Gruppenstunde (aus: Rasehorn/Rasehorn, Ich weiß nicht, was soll es bedeuten, 1991, S. 107)

Vergleichen Sie die Abläufe der beiden Gruppenstunden und überlegen Sie sich, was gleichgeblieben ist und was sich verändert hat.

Gruppenstunden	Gleichgebliebene Teile	Veränderungen
▪		▪
▪		▪

10.1.4 Vor- und Nachteile des ROT

Die anfänglich großen Erwartungen an das ROT sind unerfüllt geblieben: Das ROT verbessert weder die Gedächtnisleistungen noch verhindert es ein Fortschreiten der Demenz. Wenn aber gelegentlich vorübergehende Leistungsverbesserungen beobachtet werden, sind diese wohl darauf zurückzuführen, dass die Gruppenleiter beim „Classrom"-ROT mehr Zeit mit den Demenzkranken verbringen. Dennoch können Menschen mit einer beginnenden Demenz durchaus von Orientierungshinweisen profitieren, wenn sie an der objektiven Realität festhalten und Angst davor haben, in eine andere Wirklichkeit abzugleiten. Auch die Idee der Orientierungshilfen hat sich bewährt. Orientierungshilfen gehören heute zum Standard von Pflegeheimen. Ebenso richtig bleibt die Forderung an die Pflegeheime, alles dafür zu tun, dass ihre demenzkranken Bewohner in möglichst stabilen Verhältnissen leben können. Das „Classroom"-ROT kann problematisch werden, wenn die Kranken in den Gruppensitzungen in eine Schülerrolle gedrängt werden. Sie schämen sich dann häufig, weil sie die richtige Antwort nicht wissen. Hinzu kommt, dass die Gruppenstunden oft zu sehr vom Alltagsleben abgekoppelt sind. Das Training der Orientierungsfähigkeit sollte nach Möglichkeit auf alltägliche Situationen (Ankleiden, Badbenutzung usw.) ausgerichtet sein. Schließlich besteht beim Korrigieren desorientierter Äußerungen und Handlungen immer die Gefahr, dass die Kranken aus ihrem Wirklichkeitsverständnis herausgerissen und damit überfordert werden (vgl. Maciejewski, Qualitätshandbuch Leben mit Demenz, 2001, S. III/99–III102).

Bearbeiten Sie die folgende Aufgabe zusammen mit einem Partner.
In den obigen Ausführungen werden Vor- und Nachteile des ROT angesprochen. Machen Sie sich die dort genannten Vor- und Nachteile klar und tragen Sie diese in die Tabelle ein.

Vorteile	Nachteile
▪	▪
▪	
▪	▪
	▪
	▪

10.2 Validation nach Naomi Feil

Naomi Feil wurde 1932 in München geboren. Als Vierjährige musste sie mit ihrer Familie in die USA fliehen. Sie wuchs im Montefiore-Altersheim in Cleveland auf, wo ihr Vater Heimleiter war. Später ließ sie sich zur Sozialarbeiterin ausbilden und kehrte 1963 an das Montefiore-Altersheim zurück, um dort mit demenzkranken Heimbewohnern zu arbeiten. Naomi Feil wendete zunächst das ROT an und musste aber feststellen, dass viele Desorientierte durch ROT ängstlicher und aufgeregter wurden als sie vorher waren. Deshalb entwickelte sie zwischen 1963 und 1980 die Konzeption der Validation[1] (vgl. Feil, Validation in Anwendung und Beispielen, 2001, S. 255).

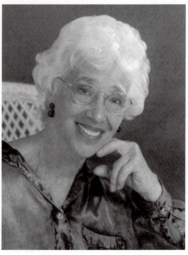

Naomi Feil

10.2.1 Was bedeutet der Begriff Validation?

„Das Verb ‚validieren', von dem sich das Wort ‚Validation' ableitet, bedeutet soviel wie ‚anerkennen, bejahen, jemandem sein Recht zuerkennen, in seinem Recht bestätigen'. ‚Bejahen' heißt nicht nur zustimmen, sondern vollkommen akzeptieren und unterstützen."
(Sutton/Johnson, Trainingsprogramm Validation Baustein 1, 2001, S. 20)

Zu Beginn ihrer Berufstätigkeit machte Naomi Feil die Erfahrung, dass sich die von ihr betreuten Desorientierten durch ROT nicht orientieren, d. h. auf die objektive Realität zurückführen ließen, sondern durch ROT nur unruhiger und ängstlicher wurden. Sie zog daraus folgenden Schluss: Wenn sich Desorientierte nicht verändern lassen, dann muss man sie so akzeptieren, wie sie sind und entsprechend unterstützen, eben validieren.

Naomi Feil bezieht sich mit ihrer Konzeption der Validation auf die Gruppe der sehr alten, d. h. 80- bis 100-jährigen Demenzkranken. Sie geht dabei von folgenden Grundannahmen aus.

> **Grundannahme 1**
> Sehr alte Demenzkranke leiden unter verdrängten Gefühlen, möchten sich öffnen und ihre Gefühle ausdrücken.

> **Grundannahme 2**
> Offengelegte Gefühle schwächen sich ab. Unbeachtete Gefühle gären weiter und lassen den Gefühlsdruck ansteigen.

Der Begriff „Validation" bezeichnet dann bei Feil

- eine **Theorie der menschlichen Entwicklung**, die zu erklären beansprucht, wie sehr alte Demenzkranke zu ihren gärenden Gefühlen gekommen sind (siehe Kap. 10.2.2),
- eine **Kommunikationsmethode** (15 Validationstechniken umfassend), die sehr alten Demenzkranken dazu verhelfen soll, sich zu öffnen und ihre Gefühle auszudrücken.

Die Konzeption der Validation will damit einen Weg beschreiben, wie sehr alte Demenzkranke **ruhiger werden** und **friedlich sterben** können (vgl. Sutton/Johnson, Trainingsprogramm Validation Baustein 1, 2001, S. 20).

---
[1] Filmtipp: Naomi und Ed Feil, Zwei Lehrfilme zur Validation, Ernst Reinhardt Verlag, 34 Min.

Entscheiden Sie, welche Antworten richtig sind. Die Buchstaben der richtigen Antworten ergeben das gesuchte Lösungswort.

Wo wuchs Naomi Feil auf?		Welches Ziel verfolgt Feil?		Welche Erfahrung machte Feil mit dem ROT?	
• in den USA	A	Demenzkranke sollen		Demenzkranke wurden	
• im Montefiore-Heim	L	• selbstbewusster werden.	D	• orientierter.	K
• in Deutschland	V	• ruhiger werden.	I	• ruhiger.	S
		• orientierter werden.	E	• ängstlicher.	A
Wo wurde Naomi Feil geboren?		**Worunter leiden nach Feil sehr alte Demenzkranke?**		**Was bedeutet das Wort „validieren" bei Feil?**	
• in Cleveland	R	• unter Langeweile	C	• Sehr alten Demenzkranken die Möglichkeit zu geben, Gefühle auszudrücken.	N
• in Berlin	T	• unter gärenden Gefühlen	I		
• in München	T	• unter Geldmangel	B	• Die Erlebniswelt Demenzkranker anzuerkennen.	O

Lösungswort:

☐ ☐ ☐ ☐ ☐ ☐ ☐ ☐ ☐

10.2.2 Feils Theorie der Lebensentwicklung

Die Frage, wie sehr alte Demenzkranke zu ihren belastenden Gefühlen gekommen sind, versucht Naomi Feil zu beantworten, indem sie auf die Theorie der Lebensaufgaben des Entwicklungspsychologen Erik Erikson zurückgreift.

Eriksons Theorie der Lebensaufgaben in der Darstellung von Naomi Feil

Im Anschluss an Erikson geht Feil davon aus, dass das menschliche Leben aus einer Abfolge von Lebensstadien besteht: frühkindliches Alter, Kindheit, Adoleszenz (jugendliches Alter), frühes Erwachsenenalter, mittleres Alter, Alter. Dabei kommt jedem Lebensstadium eine bestimmte Lebensaufgabe zu. Ein Mensch entwickelt sich, wenn er die jeweilige Lebensaufgabe bewältigt. Er bringt dann auch die Voraussetzungen mit, um die Lebensaufgabe des nachfolgenden Lebensstadiums zu bewältigen. Misslingt aber eine Lebensaufgabe, kommt es zu Störungen in der Lebensentwicklung und der Betroffene wird negativ geprägt.

Lebensstadium: frühkindliches Alter

*„Im **frühkindlichen Alter** lernen wir, darauf zu vertrauen, dass unsere Mutter uns nie allein draußen in der Kälte lassen wird. Warm, sicher, an ihre Brust geschmiegt fühlen wir uns umsorgt, eins mit der Welt. Dann, völlig unvorhergesehen, trifft ein schneidendes Geräusch unsere Ohren. Das Telefon. Auf einmal sind wir allein, weg von unserer Mutter. In der Kindheit kennen wir nur die Gegenwart, jetzt. Wir merken nicht, dass die Zeit vergeht, wir merken nur, dass wir auf einmal allein sind. Wir sind hungrig, es ist kalt, wir zittern. Rot vor Zorn heulen wir. In dieser Situation stellen wir uns gerade unserer ersten Lebensaufgabe. Wir müssen darauf vertrauen, dass unsere Mutter wieder zurückkommt. Wir müssen auch glauben lernen, dass wir die Kälte überleben, den Hunger, den Zorn und die Angst. Unsere Mutter beweist uns immer wieder, dass sie zurückkommt. So lernt das Baby durch ständige Wiederholung: ich bin liebenswert. Mama wird mich nie verlassen. Ich kann warten. Ich werde die Kälte, den Hunger, den Zorn und die Angst überleben. Mama wird mich nie zurückstoßen.*

Wenn aber das Kleinkind nie lernt, Vertrauen zu haben, trägt es als Kind eine immense Bürde. Im Kindergarten läuft das Kind, es stolpert, fällt und schreit: ‚Du hast mich mit Absicht hinfallen lassen!' Dieses Kind lernt nicht, bei sich selbst den wahren Grund für seinen Sturz zu suchen, sondern sucht jemand anderen, dem es die Schuld geben kann. Dieses Kind wird schwierige Zeiten nicht durchstehen, es lernt nie, eigenverantwortlich zu denken. Es wird zum Ankläger. Anstatt darauf zu vertrauen, dass es harte Zeiten überleben und meistern kann, wird es die Gesellschaft verdächtigen, ihm Unrecht zu tun."
(Feil, Validation in Anwendung und Beispielen, 2001, S. 27)

Lebensstadium: Kindheit

*„In der **Kindheit** besteht unsere Lebensaufgabe darin, die Dinge beherrschen zu lernen. Wir sind tief befriedigt, wenn es uns gelingt, bestimmte Regeln einzuhalten. ‚Mama, schau, was ich gemacht habe! Ich habe alles in den Topf gemacht! Schau doch, wie viel ich gemacht habe. Ich habe das Richtige am rechten Ort zur rechten Zeit gemacht. Papa! Schau schnell! Ich kann schon freihändig Rad fahren! Autsch! Ich bin über einen Stein gefallen.' Das Kind, das schon als ganz kleines Kind gelernt hat zu fallen und deswegen nicht zu verzweifeln, wird zwar weinen, dann aber wird es einfach wieder aufstehen und weiterfahren. ‚Hallo, schau her, ich kann es!' So ein Kind kann so oft hinfallen, zerbrechen wird es daran nie.*

In unserer Kindheit legen wir den Grundstein für die Fähigkeit zu vertrauen, die uns dann unser Leben lang begleitet und weiterhilft.

Aber wenn die Eltern uns immer wieder eintrichtern, dass wir perfekt sein müssen – nichts schmutzig machen, nichts verschütten, nicht hinfallen, nicht weinen, uns nicht weh tun, nichts vergessen – werden wir nie lernen (aus Fehlern wird man klug), Kontrolle über uns selbst zu erlangen, und damit haben wir noch ein Gewicht mehr auf unserem Rücken. Bis ins hohe Alter werden wir dann diese zwanghafte Selbstkontrolle mitschleppen. Wir werden Angst haben, unsere Gefühle einzugestehen. Wir halten uns immer ganz fest am Geländer. Wir passen immer schön auf unsere Sachen auf. Wir beginnen anzuhäufen, zu horten."
(Feil, Validation in Anwendung und Beispielen, 2001, S. 27–28)

Lebensstadium: Adoleszenz

*„In der **Adoleszenz** ist es unsere Aufgabe, bisherige familiäre Bindungen zu lösen und zu rebellieren. Mit 15 kann aus der Mutter, die wir bisher geliebt haben, eine böse Hexe werden. Unser Vater wird zu einem Drachen, der feuerspeiend seine Macht demonstriert. Mit 15 müssen wir gegen unsere Eltern kämpfen, damit wir uns von ihnen trennen können, damit wir schließlich unseren eigenen Wert kennen. Wir kämpfen eigentlich um unsere eigene Identität. Wir bekämpfen die, die uns am Nächsten stehen, und wir kämpfen, um herauszufinden, wer wir sind. Sind wir einzigartig? Was macht unsere Einzigartigkeit aus? In der frühen Kindheit haben wir gelernt, dass uns unsere Eltern lieben, auch wenn wir mit ihnen kämpfen. Wir können eine Rebellion gegen sie durchaus wagen. Aber wenn wir das Gefühl haben, dass uns die Eltern nicht bedingungslos lieben, dann ist eine Rebellion gegen sie riskant. Wenn wir nämlich in so einem Fall kämpfen und die Regeln brechen, dann könnte es sein, dass Mama und Papa uns nicht mehr lieben. Wir wären dann ganz allein. Also kapitulieren wir. Dann sind wir wieder gut. Wir tun immer, was Mama und Papa von uns verlangen. Wer sind wir? Wir sind Mamas braves Mädchen. Wir sind die braven Schüler des Lehrers. Wir sind die gute Ehefrau des Mannes, die verlässliche Arbeitskraft des Chefs. Leider erfahren wir aber nicht, wer die Person ist, die in uns steckt, wenn wir von einer dieser austauschbaren Autoritätspersonen loskommen. Denn bisher hat die Außenwelt unsere Identität bestimmt. Aus lauter Angst zurückgestoßen zu werden, schlagen wir uns auf ihre Seite, heißen wir ihre Ansichten gut, bejahen wir ihre Meinung. So lernen wir nie, wir selbst zu sein. Damit die anderen an uns Anteil nehmen, müssen wir für sie jemand sein. Ohne Familie, ohne Arbeit sind wir gar nichts. Auf diese Weise wird unser Rucksack immer schwerer, je älter wir werden. Wir werden zu Märtyrern."*
(Feil, Validation in Anwendung und Beispielen, 2001, S. 28)

Lebensstadium: frühes Erwachsenenalter

*„Wenn wir dann **erwachsen** sind, besteht unsere Aufgabe darin, jemand anderem nahezustehen. Wir suchen intime Nähe. Wir möchten gerne ‚Ich liebe dich' flüstern. Wir wollen jemanden berühren ohne Angst, zurückgestoßen zu werden. Wenn wir uns über uns selbst bereits im Klaren sind, wenn unsere Identität aus uns selbst kommt, können wir es riskieren, verletzt zu werden. Wir können ‚Ich liebe dich' sagen, weil wir darauf vertrauen können, dass wir überleben werden, wenn unsere Liebe abgewiesen wird. Wir können ruhig einmal fallen, denn wir werden nicht auseinanderfallen.*

Wenn es uns allerdings nicht gelungen ist, unsere früheren Lebensaufgaben zu erfüllen, werden wir nicht so weit kommen, Intimität zu suchen. Wenn wir uns als kleine Kinder nie getraut haben, das Geländer loszulassen, wie können wir uns dann als Erwachsene trauen, die Stöße, die dieser Lebensabschnitt für uns bereithält, auszuhalten?

Terrorisiert von der frühkindlichen Angst, alleingelassen zu werden, hat uns als Kinder jedes Versagen in tödliche Verlegenheit gebracht; als Teenager hatten wir Angst, zurückgewiesen zu werden; das alles führte dazu, dass wir uns von den anderen fernhalten. Wir leben isoliert. Wir sind Einzelgänger geworden."
(Feil, Validation in Anwendung und Beispielen, 2001, S. 28–29)

Lebensstadium: mittleres Alter

*„Die fünfte Lebensaufgabe wartet auf uns, wenn wir im **mittleren Alter** sind: zu lernen, wie ein Schilfrohr nachzugeben, bevor wir brechen. Wir merken, dass aus unseren Fältchen Falten werden. Unser Haar wird dünn. Die Haut ist nicht mehr straff genug, sie hängt an uns wie ein zu großes Kleidungsstück. Tränensäcke und Fettpölsterchen sind kaum mehr zu verbergen. Wenn wir in den Spiegel schauen, sieht zwar alles beinahe so aus wie fünf Jahre zuvor, aber eben nur fast. Einige von uns haben einen schweren Schlag hinnehmen müssen – bei manchen waren es zu viele Verluste. Wir haben vielleicht unseren Partner verloren, vielleicht eine Brust, eine Niere oder unsere Arbeit. Aber wir konfrontieren uns damit. Wir trauern. Wir schauen in den Spiegel und akzeptieren die Tatsache, dass wir nicht ewig leben werden. Wir erweitern unser Lebensrepertoire. Wir lernen sozusagen neue Tasten auf der Klaviatur des Lebens. Wir entwickeln uns weiter. Der Partner stirbt – wir finden einen neuen engen Freund. Wir gehen in Pension, aber die Arbeit fehlt uns. Wir suchen uns eine Beschäftigung, z. B. als ehrenamtliche Helfer.*

Wenn wir immer nur gehört haben, dass wir perfekt sein müssen, dass wir nie die Kontrolle verlieren dürfen, dann können wir unsere Gefühle nicht (mit-)teilen, wir schaffen es nicht, jemandem unser Herz auszuschütten. Ohne unsere Partner sind wir nichts. Ohne unsere Arbeit sind wir nichts. Um weiterzuleben, tun wir so, als würden diese Verluste uns gar nicht treffen. Wir wagen es nicht neue Töne zu lernen. Immer wieder spielen wir auf den gleichen Tasten. Wir spielen immer noch die gleiche, ausgeleierte Rolle, die wir immer gespielt haben, auch wenn sie mittlerweile nicht mehr zu uns passt. Eine Witwe weigert sich, eine neue Beziehung einzugehen – niemand ist gut genug für sie. Ein Musikliebhaber weigert sich, einen Hörapparat anzuschaffen – es sei einfach zu teuer, sagt er. Ein leitender Angestellter macht sich über eine Beschäftigung als freiwilliger Helfer lustig – seine Zeit ist kostbar. Wir stecken fest. Wir sind auf den nächsten Lebensabschnitt nicht vorbereitet. Wir klammern uns an ein Verhalten, aus dem wir eigentlich schon herausgewachsen sind."
(Feil, Validation in Anwendung und Beispielen, 2001, S. 29–30)

Lebensstadium: Alter

*„Im **Alter** müssen wir dann Rechenschaft über das ablegen, was wir in unserem Leben getan haben. Jetzt sollen wir zurückschauen und herausfinden, was wir waren. Im Alter bereiten wir uns darauf vor, zu sterben. Wir sind zufrieden mit dem, was wir im Leben erreicht haben. Wir sterben, aber wir haben Respekt vor uns selbst, obwohl wir Schwächen haben, Fehler und unerfüllte Träume.*

Lernfeld 1.3

Ich habe mir immer gewünscht, eine großartige Schauspielerin zu sein, aber die wurde ich nicht. Stattdessen habe ich meine schauspielerische Begabung dafür genutzt, eine gute Lehrerin zu werden. Ich mag mich. Trotz meiner unerfüllten Träume, meiner Fehler, meiner Verluste bin ich froh, dass ich geboren bin. Ich respektiere mich. Ich habe Integrität. Ich kann Kompromisse schließen. Ich kann akzeptieren, was ich bin, was ich war und was ich nie geworden bin. Das Leben ist es wert, gelebt zu werden.

Wenn wir nicht akzeptieren können, wer wir sind, wenn wir nicht darauf vertrauen können, dass wir auch geliebt werden, wenn unser Augenlicht schwächer wird, unser Haar dünner und unser Erinnerungsvermögen nachlässt, dann stürzt uns das in Hoffnungslosigkeit. Wenn wir uns tief drinnen nicht so akzeptieren, wie wir sind, haben wir nichts, was wir den Verlusten entgegensetzen können, nichts, um sie auszugleichen, und wir werden verbittert und hoffnungslos.

Ignorierte Hoffnungslosigkeit arbeitet weiter in den Menschen, wird zur Depression. Eine Depression ist ein innerer Wendepunkt. Wut, Auflehnung, Scham, Schuld, Liebe – Gefühle, die ein Leben lang erfolgreich zurückgehalten werden, fangen an, uns zu vergiften. Mittlerweile ist unser Gefühls-Rucksack so schwer, dass wir ihn nicht mehr tragen können, und mittlerweile stehen wir auch schon an der Schwelle zum hohen Alter."
(Feil, Validation in Anwendung und Beispielen, 2001, S. 30–31)

Bilden Sie Sechsergruppen und bearbeiten Sie die folgenden Aufgaben.

A) *Jedes Gruppenmitglied bearbeitet ein Lebensstadium in der Tabelle (S. 234 bis 236).*

Lesen Sie den dazugehörigen Text und setzen Sie sich mit folgenden Fragen auseinander.
1. Welche Lebensaufgabe stellt sich?
2. Unter welchen Bedingungen kann die Lebensaufgabe bewältigt werden?
3. Was passiert, wenn die Lebensaufgabe misslingt?

Danach treffen sich alle Gruppenmitglieder mit dem gleichen Lebensstadium zum Austausch (Expertengruppe). Dann kehrt jedes Gruppenmitglied wieder in seine Gruppe zurück und präsentiert dort seine Arbeitsergebnisse.

B) *Füllen Sie gemeinsam in der Gruppe die Spalten „Aufgabe und Bedingung" und „Misslingen der Aufgabe" in der nachfolgenden Tabelle aus.*

Lebensstadium	Aufgabe und Bedingung	Misslingen der Aufgabe	Folgen im Alter bei Misslingen der Aufgabe (Altersdemenz)
Frühkindliches Alter			

Lebensstadium	Aufgabe und Bedingung	Misslingen der Aufgabe	Folgen im Alter bei Misslingen der Aufgabe (Altersdemenz)
Kindheit			
Adoleszenz (jugendliches Alter)			
Frühes Erwachsenenalter			

Lebensstadium	Aufgabe und Bedingung	Misslingen der Aufgabe	Folgen im Alter bei Misslingen der Aufgabe (Altersdemenz)
Mittleres Alter		▪	
		▪	
		▪	
Alter			

C) *Naomi Feil gibt eine Reihe von Beispielen, wie sich das Misslingen von Lebensaufgaben auf das Verhalten sehr alter Demenzkranker auswirken kann. Ordnen Sie die folgenden Beispiele jeweils der Lebensphase zu, in der die Schädigung stattgefunden hat. Tragen Sie Ihre Ergebnisse in die obige Tabelle ein.*

Auswirkungen des Misslingens von Lebensaufgaben auf das Verhalten (Beispiele):
- *ein alter Mensch beschuldigt andere, wenn er körperlich versagt (z. B. beschuldigt ein alter Mann die Putzfrau, dass sie den Boden absichtlich so stark gebohnert habe, wenn er wegen seiner Arthritis hinfällt),*
- *die vielen Alten im Heim, die abseits sitzen und sich bei schwindendem Hör- und Sehvermögen mehr und mehr in sich selbst zurückziehen,*
- *Horten von Gegenständen: Wer die Kontrolle über seinen Körper verliert, gewinnt ersatzweise die Kontrolle über bestimmte Dinge (z. B. der alte Mann, der fürchtet, seine Männlichkeit zu verlieren und deshalb seine Stöcke, Messer, Schlüssel und Brieftasche hütet),*
- *alte Frauen im Pflegeheim, die sich an ihre Kinder (oder Pflegepersonen) klammern, ständig über ihre Wehwehchen klagen und darüber jammern, dass sie so viele Kinder großgezogen haben und sich keines um sie kümmere,*
- *Pflegeheimbewohner, die an ihren Berufsrollen kleben (z. B. eine Bewohnerin, die die Puppe wie ein Baby wiegt oder der frühere Bauer, der den Gehwagen zum Traktor umfunktioniert),*
- *die vielen depressiven Heimbewohner.*

Naomi Feils letztes Stadium der Aufarbeitung

Nach Erikson und Feil können Menschen im Alter in einen Zustand der Verzweiflung, Resignation und Hoffnungslosigkeit geraten, wenn sie ihre Lebensaufgaben nicht angemessen bewältigt haben. Feil behauptet, dass die sehr alten Demenzkranken zu diesem Personenkreis gehören. Sie schreibt:

„Als ich im Jahr 1963 an das Pflegeheim zurückkehrte, in dem ich aufgewachsen war, stellte ich fest, dass die Mehrzahl der 170 Bewohner orientierte, integrierte Menschen waren, die gelernt hatten, Kompromisse einzugehen. Sie hatten die Schläge des Alters eingesteckt und erfreuten sich trotz körperlicher und intellektueller Gebrechen noch des Lebens. Nur 23 der zwischen 80 und 101 Jahre alten Bewohner waren verwirrt und desorientiert. Niemand mochte sie. Das waren die Beschuldiger, die Märtyrer, die Jammerer, die Wanderer, die Brüller, Personen, die auf und ab gingen und solche, die ständig klopften. Damals wusste ich das noch nicht, aber jeder von ihnen hatte über sieben Jahrzehnte lang ein Reisegepäck von gärenden Gefühlen angesammelt."
(Feil, Validation, 1992, S. 20)

Mit Blick auf die vielen sehr alten Demenzkranken fügte Feil den sechs Lebensstadien von Erikson noch ein siebtes, das Stadium der Aufarbeitung, hinzu.

Lebensstadium	Aufgabe	Misslingen der Aufgabe
Aufarbeitung (hohes Alter ab 80 Jahre)	Viele sehr alte Demenzkranke haben ihre Lebensaufgaben unzureichend bewältigt und schleppen deshalb viele gärende Gefühle (Zorn, sexuelle Gefühle, Liebe, Scham, Trauer usw.) mit sich herum. Sie müssen sich von diesen Gefühlen befreien, um in Ruhe sterben zu können.	Wenn die belastenden Gefühle nicht beachtet werden, ziehen sich die sehr alten Demenzkranken noch mehr in sich zurück und beginnen zu vegetieren. Sie werden zu lebenden Leichnamen.

(vgl. Sutton/Johnson, Trainingsprogramm Validation Baustein 1, 2001, S. 28)

10.2.3 Überblick: Die vier Aufarbeitungsphasen

Nach Naomi Feil durchleben sehr alte Demenzkranke folgende vier Phasen im Lebensstadium der Aufarbeitung, wenn sie nicht validiert werden, d. h. wenn sie nicht die Chance erhalten, sich von ihrer Gefühlslast zu befreien.

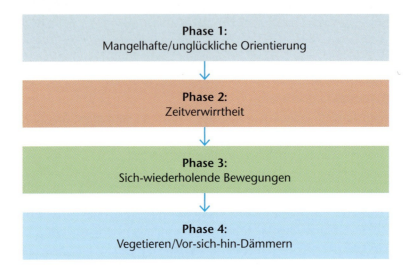

Dabei ist es möglich, dass einzelne Kranke mitunter zwischen verschiedenen Phasen hin- und herspringen. So kann eine Bewohnerin am Morgen recht gut orientiert sein und am Nachmittag nach Hause wollen, um die längst verstorbene Mutter zu sehen. Nach Feils Überzeugung kann durch Validieren verhindert werden, dass ein Kranker alle Phasen durchläuft. Beispielsweise könnte dann einem Kranken in Phase 2 durch rechtzeitiges Validieren der Absturz in Phase 3 und 4 erspart werden (vgl. Feil, Validation in Anwendung und Beispielen, 2001, S. 48)

Nach Feil zeigen Demenzkranke bei allen individuellen Unterschieden in den verschiedenen Phasen ganz bestimmte übereinstimmende Merkmale und können umgekehrt aufgrund solcher Merkmale der jeweiligen Aufarbeitungsphase zugeordnet werden. Die korrekte Zuordnung zu einer bestimmten Aufarbeitungsphase ist im Validationskonzept besonders wichtig, weil so bestimmt werden kann, welche Form der gefühlsentlastenden Kommunikation, d. h. welche Validationstechniken angewendet werden müssen.

Bilden Sie vier Gruppen. Jede Gruppe übernimmt eine Aufarbeitungsphase und löst folgende Aufgaben.

1. *Ordnen Sie die für Ihre Aufarbeitungsphase typischen Personenmerkmale richtig in die Tabelle ein. Präsentieren Sie Ihre Ergebnisse dem ganzen Kurs.*
2. *Demonstrieren Sie danach in einem Rollenspiel, wie sich ein Demenzkranker in der jeweiligen Aufarbeitungsphase verhält.*

Phase 1: Mangelhafte/unglückliche Orientierung

Reste von Humor, kann Grundpflege selbst übernehmen, leugnet oft Gefühle, weiß Uhrzeit und Datum, gespannte/feste Muskeln, kann lesen und schreiben, negative Reaktionen auf weniger Orientierte, Augenkontakt möglich, meistens kontinent, hat einen Begriff von der jetzigen Realität, schnelle/direkte Bewegungen, zielgerichtetes Gehen, kann singen, klare/helle/auf etwas gerichtete Augen, schroffe/anklagende/oft weinerliche Stimme, korrekte Wortwahl, hält sich an Regeln und Übereinkünfte, will keine neuen Spiele spielen, zunehmende Vergesslichkeit, vermeidet Intimität und will nicht berührt werden, fürchtet die Kontrolle über sein Gedächtnis und seinen Verstand zu verlieren, fürchtet sich vor Veränderungen

10 Realitätsorientierungstraining (ROT) und Validation nach Naomi Feil

Orientiertheit	
körperliches Erscheinungsbild, Muskelzustand	
Ton, Stimme	
Augen	
Emotionen	
Verrichtungen des täglichen Lebens	
Kommunikation	
Gedächtnis, Denkvermögen, soziales Verhalten	
Humor	

Phase 2: Zeitverwirrtheit

Muskeln sind locker, singt und lacht, tiefe/leise/selten schroffe Stimme, verlegt oft persönliche Gegenstände, kann oft lesen/aber nicht mehr leserlich schreiben, verwechselt Personen aus der Gegenwart mit Personen aus der Vergangenheit, zieht sich aus der Wirklichkeit zurück und durchlebt bekannte Szenen aus der Vergangenheit, kann mit der Uhrzeit nichts mehr anfangen, erkennt das Pflegepersonal nicht/oft auch nicht mehr Angehörige, vergisst Fakten/Namen/Orte, langsame/sanfte Bewegungen, tänzerischer Gang, kann keine Spiele mit festen Regeln spielen/schafft sich eigene Regeln, Art eigener Humor (nicht leicht verstehbar), spricht langsam, klare/nicht gerichtete Augen/sieht nach unten, verwendet oft die Hände zum Ausdruck von Gefühlen, mangelnde Gefühlskontrolle, lächelt beim Gegrüßtwerden, eigene Wortkombinationen, Probleme bei der Wortfindung, Augenkontakt löst Erkennen aus, braucht Hilfen

Orientiertheit	
körperliches Erscheinungsbild, Muskelzustand	
Ton, Stimme	
Augen	

Emotionen	
Verrichtungen des täglichen Lebens	
Kommunikation	
Gedächtnis, Denkvermögen, soziales Verhalten	
Humor	

Phase 3: Sich-wiederholende Bewegungen

ersetzt Sprache durch Bewegung, Augen meist halb geschlossen/nach unten gerichtet, auf Hilfe angewiesen, zeigt Gefühle offen, kann noch singen, kann nur für kurze Zeit aufmerksam sein, kann nicht in verständlichen Sätzen sprechen, wiederholt Laute/Klänge aus der frühen Kindheit, oft vorn über gebeugt, wiederholt Bewegungen aus der Arbeit, reagiert nur bei Anregung durch Augenkontakt/Berührung/Stimmlage, ruhige/melodische oder hohe/schrille/erregte Stimme, geht auf und ab, wiegt sich, ist sich des Zustands seines Körpers nicht mehr bewusst, keinerlei Kontrolle über eigene Gefühle, zieht sich zurück, lacht oft ohne äußeren Anlass, frühkindliche Erinnerungen, kann nicht lesen und schreiben

Orientiertheit	
körperliches Erscheinungsbild, Muskelzustand	
Ton, Stimme	
Augen	
Emotionen	
Verrichtungen des täglichen Lebens	
Kommunikation	
Gedächtnis, Denkvermögen, soziales Verhalten	
Humor	

Phase 4: Vegetieren/Vor-sich-hin-Dämmern

erkennt niemanden mehr, Augen bleiben geschlossen, ausdrucksloses Gesicht, auf Hilfe angewiesen, liegt oft in einer Embryohaltung, spricht nicht, drückt kaum mehr Empfindungen aus, atmet weich und sanft, Körper ist zusammengesunken, reagiert gelegentlich auf Gesang und Berührung, bewegt sich nicht, Humor und Gedächtnis sind schwer einzuschätzen, Augen schauen ins Leere

Orientiertheit	
körperliches Erscheinungsbild, Muskelzustand:	
Augen	
Emotionen	
Verrichtungen des täglichen Lebens	
Kommunikation	
Gedächtnis, Denkvermögen, soziales Verhalten	
Humor	

(vgl. Feil, Validation in Anwendung und Beispielen, 2001, S. 50 ff. und Sutton/Johnson, Trainingsprogramm Validation Baustein 1, 2001, S. 42 ff.)

10.2.4 Validationstechniken für Menschen mit mangelhafter/unglücklicher Orientierung

Naomi Feil unterscheidet insgesamt 15 Validationstechniken. Diese sollen den Demenzkranken dabei helfen, sich zu öffnen, die eigenen quälenden Gefühle herauszulassen und so ruhiger zu werden. Allein für die erste Aufarbeitungsphase, in der sich die Betroffenen bei weitgehend intakten geistigen Fähigkeiten noch gegen ihre beginnende Krankheit stemmen, empfiehlt Feil die Anwendung von sieben Validationstechniken.

Zentrieren

Bevor eine Pflegekraft oder eine andere Person Kontakt zu einem mangelhaft Orientierten aufnimmt, sollte sie sich zuerst selbst durch kleine Entspannungsübungen zur Ruhe bringen.

„Schließen Sie als Erstes Ihre Augen. Nehmen Sie nun eine Hand und legen Sie sie auf den Unterbauch. Konzentrieren Sie alle Ihre Gedanken auf diesen Punkt und fangen Sie an, lange, tiefe Atemzüge zu machen, atmen Sie durch die Nase ein und durch den Mund aus. Machen Sie acht lange, tiefe Atemzüge. Konzentrieren Sie sich nur auf den Atem. Legen Sie alle anderen Gedanken ab, lassen Sie das innere Selbstgespräch still werden, atmen Sie nur."
(Sutton/Johnson, Trainingsprogramm Validation Baustein 2, 2001, S. 18–19)

Probieren Sie diese Technik aus und versuchen Sie sich einige Minuten zu zentrieren.

242 Lernfeld 1.3

Sachliche Fragen stellen

Setzen Sie die folgenden Wörter an der passenden Stelle in den Lückentext ein. Bilden Sie Überschriften zu den einzelnen Abschnitten.

Auseinandersetzung, glaubwürdig, sachliche, freundlichen, bedrohlich, mangelhafter, Klage, Aufmerksamkeit, Vertrauen, Schmuck, verlieren, anderes, Gefühlen, Fragen, ernst, vergessen, genaueren, Bewusstseinsebene, beschuldigt, konfrontieren, konkrete, Einzelheiten, Grund, Vermutungen, Validierende, akzeptieren, „Warum", Schublade, Samtkästchen, Was, besser, Wer, fühlen, Wann, Einsicht, Gründe

---

„Die zweite Technik der Validation ist, _____ Fragen zu stellen. Weil wir wissen, dass Menschen _____ Orientierung vor _____ Angst haben, stellen wir sachliche Fragen zu den Dingen, die ihre Gedanken und _____ beschäftigen. Welche _____ können Sie stellen, um etwas über die _____ Umstände zu erfahren? Ganz _____ Fragen nach _____: Wer? Was? Wann? Wo? _____ Pflegende fragen jedoch nie _____. Personen mit mangelhafter Orientierung wollen keine _____. Sie möchten nicht über irgendwelche _____ nachdenken und noch weniger mit Ihnen darüber sprechen."

„Eine alte Frau mit mangelhafter Orientierung sagt zu Ihnen: ‚Jemand hat meinen _____ gestohlen.' Dann fragen Sie: ‚_____ fehlt von Ihren Sachen? _____ glauben Sie, könnte es denn gewesen sein? _____ haben Sie zuerst gemerkt, dass etwas fehlt? War es der Schmuck aus dem blauen _____ oder der, den Sie in Ihrer _____ aufbewahren?'"

„Stellen Sie sehr konkrete Fragen und wahrscheinlich bekommen Sie auch sehr konkrete Antworten. Finden Sie einen _____, versöhnlichen Abschluss für das Gespräch, und danach wird sich die alte Frau voraussichtlich _____ _____, wird den ‚Diebstahl' vielleicht sogar _____. Diese Fragen nach den genaueren Umständen werden bei der Person mit mangelhafter Orientierung _____ schaffen. Mit diesen Fragen wird der Person nicht unterstellt, dass sie nicht _____ sei. Diese Fragen haben nicht den Zweck, ihre Gedanken auf etwas _____ zu bringen und sie sind auch in keiner Weise für ihre Welt _____. Diese Fragen geben ihr das Gefühl, dass Sie ihre _____ nehmen und dass Sie wissen, wie es ist, etwas Wertvolles zu _____. Sie beginnen mit der alten Frau keine _____, wenn sie andere _____. Sie _____ sie nicht mit Ihren persönlichen

10 Realitätsorientierungstraining (ROT) und Validation nach Naomi Feil

_____ . Sie _____ , was sie sagt, weil Sie wissen, dass es für dieses Verhalten einen _____ gibt. Auf einer tieferen _____ weiß die alte Frau, dass sie ihren Schmuck versteckt hat, aber sie möchte sich dieses Wissen nicht bewusst machen."
(Sutton/Johnson, Trainingsprogramm Validation Baustein 2, 2001, S. 19)

Wiederholen

„Die dritte Technik heißt ‚Wiederholen' (…) Sie wiederholen in anderen Worten, was die Person gerade gesagt hat und versuchen dabei, den Tonfall und den Sprechrhythmus des alten Menschen so genau wie nur möglich nachzuahmen. Die Gefühle, die in Ihrer Stimme zum Ausdruck kommen, sollen wiedergeben, wie der andere sich gerade fühlt (…) Wenn eine sehr alte Frau sagt: ‚Ich will sterben', dann nehmen Sie, wenn Sie antworten, den Ton in der Stimme der alten Frau an. Sie hat diese Wörter mit leiser Stimme und langsam gesprochen. Sie fragen Sie langsam, mit leiser Stimme: ‚Sie meinen, Sie möchten nicht mehr leben?' Vielleicht öffnet sich dann die alte Frau und erzählt, wie das Leben jetzt für sie ist, nachdem sie nicht mehr sehen kann. Sie drückt Ihnen gegenüber offen und vorbehaltslos ihre Verzweiflung aus und fühlt sich danach besser."
(Sutton/Johnson, Trainingsprogramm Validation Baustein 2, 2001, S. 20)

Suchen Sie sich einen Partner.

1. Lesen Sie den kurzen Text zum Wiederholen. Stellen Sie dann dar, was bei der erfolgreichen Anwendung des Wiederholens passiert, indem Sie das Flussdiagramm vervollständigen.

```
[Demenzkranker spricht] → [Validierender Pflegender _____ ]
                                    ↓
[Demenzkranker _____ ] → [Demenzkranker entlastet sich von Gefühlsdruck.]
```

2. Wenden Sie die Technik des Wiederholens auf die nachfolgenden Beispiele an.

   Eine Bewohnerin sagt traurig: „Mein Sohn muss so viel arbeiten. Er kann mich nicht oft besuchen."

   _____
   _____

   Ein Bewohner sagt zornig: „Die Nachtwache war heute wieder so laut, dass ich aufgewacht bin und nicht mehr einschlafen konnte."

   _____
   _____
   _____

Bildungsverlag EINS GmbH

Lernfeld 1.3

Eine Bewohnerin schaut zum Fenster hinaus und lacht: „Heute strahlt die Sonne. Früher habe ich mit meinem Mann viele Spaziergänge unternommen."

Finden Sie weitere Beispiele.

Nach Extremen fragen

1. Markieren Sie die richtigen Wortgrenzen und schreiben Sie den Text noch einmal „normal" auf.

EINEWEITERETECHNIKBESTEHTDARIN,EINEXTREMZUSETZEN.DABEIVERLANGENSIEVONDEMDEMENZKRANKEN,DASSERBEIIRGENDEINERSACHEODEREINEMTHEMAANDIESCHLIMMSTEMÖGLICHKEITDENKT.TUTDERKRANKEDIES,BRINGTERNOCHINTENSIVERSEINEGEFÜHLEZUMAUSDRUCKUNDFÜHLTSICHERLEICHTERT.

(vgl. Messer, 100 Tipps für die Validation, 2005, S. 50)

2. Überlegen Sie, wie jeweils das Extrem lautet. Finden Sie zwei eigene Beispiele.

Situation	Das Extrem lautet
Ein Freund hat große Angst vor der Führerscheinprüfung.	„Was ist, wenn du durch die Prüfung fällst?"
Ein Bewohner weigert sich, ein Bad zu nehmen.	
Zum Mittagessen gibt es Huhn. Eine Bewohnerin weigert sich zu essen.	

(vgl. Feil, Validation in Anwendung und Beispielen, 2001, S. 54)

10 Realitätsorientierungstraining (ROT) und Validation nach Naomi Feil

Nach dem Gegenteil fragen und erinnern

Die beiden Techniken „Nach dem Gegenteil fragen" und „Erinnern" werden in der Regel zusammen eingesetzt.

Lesen Sie den nachfolgenden Dialog. Überlegen Sie, wo die beiden Techniken eingesetzt wurden. Beschreiben Sie jede der beiden Techniken allgemein.

„Zum Beispiel ist eine Frau mit mangelhafter Orientierung fest davon überzeugt, dass ein Mann unter ihrem Bett ist.

Validierende Pflegerin: Ist er immer da? Gibt es bestimmte Zeiten, zu denen er nicht da ist?

Frau Krohn: Wenn jemand dabei ist, wenn ich nicht allein bin, dann ist er nie da.

Pflegerin: War früher immer jemand bei ihnen, als sie jünger waren?

Frau Krohn: Ach, mein Mann war immer bei mir!

Pflegerin: Immer?

Frau Krohn: Na ja, er war drei Jahre lang beim Militär, in der Zeit war ich allein.

Pflegerin: Wie sind sie mit dem Alleinsein klargekommen?

Frau Krohn: Oh, ich habe mir Foto von meinem Mann angesehen, und ich habe unsere Lieblingsplatten gehört."
(Sutton/Johnson, Trainingsprogramm Validation Baustein 2, 2001, S. 22)

Nach dem Gegenteil fragen:

___

Erinnern:

___

Das bevorzugte Sinnesorgan erkennen und ansprechen

„Die siebte Validationstechnik – das bevorzugte Sinnesorgan erkennen und ansprechen – ist ebenfalls eine Herausforderung an die Fähigkeiten der validierenden Pflegekraft. Vorausgesetzt, dass keine körperliche Behinderung der Sinneswahrnehmung vorliegt, benutzt jeder Mensch seine fünf Sinne, und zwar schon von klein auf. Bekannt ist, dass schon Babys im Mutterleib hören, und von Geburt an werden wir mit Sinneseindrücken geradezu überschüttet. Wir müssen erst lernen, Umweltreize aufzunehmen. Oft bildet sich frühzeitig eine Vorliebe für ein bestimmtes Sinnesorgan heraus. Nach den Theorien des Neurolinguistischen Programmierens wählen wir im Säuglingsalter einen Sinn aus, der für uns der primäre Sinn sein wird. Einige Babys wählen das Gehör – diese Kinder reagieren zuerst auf Klänge und Geräusche, andere Babys wählen den Tastsinn. Diese Kinder sind am empfänglichsten für Berührungen und Körperempfindungen. Die weitaus größte Zahl der Kinder wählt aber den Gesichtssinn – sie sind zuerst aufmerksam für das, was sie sehen, und benützen erst danach ihre anderen Sinne.

Wie kann es uns helfen, mit einer desorientierten Person zu kommunizieren, wenn wir ihren bevorzugten Sinn erkennen? (...) Es erleichtert die Kommunikation, und es schafft Vertrauen. Man spricht die Sprache der desorientierten Person, wenn man seine Worte an den bevorzugten Sinn dieses Menschen anpasst. Wenn er oder sie Wörter verwendet, die mit dem Sehen zusammenhängen (...), wird es Vertrauen schaffen, wenn die validierende Pflegekraft ebenfalls ‚Sehwörter' verwendet. Zum Beispiel: Wenn jemand mit mangelhafter Orientierung sagt, ‚Ich sehe einen Mann unter dem Bett', fragt die Pflegekraft: ‚Wie sieht er aus? Was hat er an?'

Wie finden Sie heraus, was der bevorzugte Sinn eines Menschen ist? Der beste Weg ist zuhören und beobachten. Stellen Sie sich folgende Fragen: Wie gebraucht die Person ihre Hände, Augen oder Ohren? Bemerkt sie Farben, Formen oder Klänge? Wenn sie spricht, verwendet sie dann Wörter wie ‚schauen' oder ‚ansehen' (...) Oder verwendet diese Person Wendungen wie z.B. ‚Ich höre' oder ‚Das klingt wie ...'?"
(Sutton/Johnson, Trainingsprogramm Validation Baustein 2, 2001, S. 23–24)

A) Lesen Sie den obigen Text und beantworten Sie folgende Fragen.

1. Welche Wahl treffen wir als Babys?

2. Was heißt, die Sprache des Demenzkranken zu sprechen?

3. Was soll eine solche Sprechweise bewirken?

4. Wie kann man herausfinden, welchen Sinn ein Mensch bevorzugt?

B) Berichten Sie einem Bewohner über die gestrige Faschingsparty im Heim.

In Ihrem Bericht sollten Sie die folgenden Elemente berücksichtigen: Heimleiter Müller (Cowboy), Pflegedienstleiterin Maier (Katze), Musikgruppe, Kostümprämierung. Schreiben Sie jeweils einen Bericht, der sich an einen Bewohner richtet, dessen bevorzugtes Sinnesorgan 1. der Gesichtssinn, 2. das Gehör, 3. der Tastsinn ist.

Arbeitshilfe: Folgende Wörter und Redewendungen benutzen Menschen, wenn sie einen entsprechenden Sinn bevorzugen:

10 Realitätsorientierungstraining (ROT) und Validation nach Naomi Feil

Gehör	Klang, Note, Beiklang, Ruf, Ton, singen, sich anhören wie, hören, klar/hell, sagen, schreien, Rauschen, klappern, fragen, Einklang, verstärken, harmonieren, Tonart, dämpfen, Stimme, komponieren, Alarm, kreischen, Melodie, Anklang
Tastsinn	berühren, handhaben, anrühren, werfen, betasten, anfühlen, erschüttern, in Bewegung bringen, schlagen, bewegen, auftreffen, sich herantasten, bei jemandem einschlagen, streicheln, tappen, reiben, zusammenkrachen, zerschlagen, schärfen, greifbar, kriechen, kitzeln, eine wunde Stelle haben, greifen, flach
Gesichtssinn	sich ein Bild machen, klar, Blickpunkt, Gesichtspunkt, sehen, erhellen, glänzen, strahlen, Aussicht, Schauspiel, kurzsichtig, vorausschauend, sich abzeichnen, illustrieren, malen, klären, zeigen, enthüllen, zur Schau stellen, abbilden, unter die Lupe nehmen, Umriss, verdunkeln, trüben, Licht werfen auf

(vgl. Sutton/Johnson, Trainingsprogramm Validation Baustein 2, 2001, Arbeitsblatt 2.1)

Bericht für einen Bewohner, dessen bevorzugtes Sinnesorgan der Gesichtssinn ist:

Bericht für einen Bewohner, dessen bevorzugtes Sinnesorgan der Gehörsinn ist:

Bericht für einen Bewohner, dessen bevorzugtes Sinnesorgan der Tastsinn ist:

Lernfeld 1.3

Validierendes Gespräch

Die Kunst des validierenden Gesprächs mit mangelhaft orientierten Personen besteht darin, die Validationstechniken im Gespräch so hintereinander zu schalten, dass der Demenzkranke seine Gefühle maximal zum Ausdruck bringen und dabei noch eine Problemlösung finden kann.

Bilden Sie Gruppen.
Überlegen Sie, welche Validationstechnik der Pfleger (Validationsanwender = VA) jeweils angewendet haben muss. Beachten Sie dabei, wie Herr F. jeweils reagiert. Finden Sie eine passende Formulierung und tragen Sie diese an der entsprechenden Stelle ein.

„Herr F.: Dieser verdammte Scheinheilige, der Herr Doktor." (Spuckt angeekelt auf den Boden.)

VA: _____

„Herr F.: Dieser Dreckskerl hasst mich. Er legt Kacke in mein Zimmer, damit ich hinfalle. Schüttet überall Abfall hin. Reißt dann alle Seiten aus meinem Kalender, sodass ich nicht mehr weiß, welcher Feiertag gerade kommt."

VA: _____

„Herr F.: Ja, er tut es absichtlich."

VA: _____

„Herr F.: In der Nacht ist es am schlimmsten. Er lässt mich nicht schlafen. Er hat mich mit jemandem ins Zimmer gesteckt, der schnarcht und die ganze Nacht die Wasserspülung benützt."

VA: _____

„Herr F.: Wenn Sie Nachtdienst haben. Aber das ist nur einmal im Monat."

VA: _____

„Herr F.: Als ich bei meiner Nichte lebte, konnte ich schlafen. Sie erinnern mich an sie. Sie las mir immer ein paar Minuten aus der Bibel vor. Dann konnte ich schlafen."

VA: _____

(Feil, Validation, 1992, S. 73)

10.2.5 Validationstechniken für zeitverwirrte Menschen

Nach Naomi Feil gelangen die Demenzkranken ohne Validation schließlich in die nächste Aufarbeitungsphase der Zeitverwirrtheit. Das Denkvermögen der Kranken nimmt ab und ihre Vergesslichkeit zu. Oft hören und sehen sie schlecht, sodass die äußere Realität für sie verschwimmt. Zudem empfinden die Kranken das Leben im Pflegeheim häufig als trist und langweilig, weil sie zu wenig Ansprache erfahren. In dieser Situation, so Feil, lösen sich die Kranken zunehmend von der objektiven Realität und ziehen sich in die Vergangenheit zurück. Sie erinnern sich jetzt lebhaft an Dinge, die weit zurückliegen. Aus ihren Körperbewegungen weicht die Anspannung. Der Panzer fällt ab und die Kranken sind ansprechbar auf ihre Gefühle. Sie reagieren auf Augenkontakt und Berührung.
Der Validierende sollte sich vor dem Kontakt mit zeitverwirrten Personen zuerst zentrieren. **Soweit die geistigen Fähigkeiten dies zulassen, kann er auch die anderen bisher dargestellten Validationstechniken weiter anwenden.** Doch die Besonderheiten dieser zweiten Aufarbeitungsphase verlangen auch nach neuen, eigenen Validationstechniken (vgl. Feil, Validation, 1992, S. 55–57).

Blickkontakt halten und mit teilnahmsvollem Ton sprechen

Setzen Sie die folgenden Wörter an der passenden Stelle im Lückentext ein.

Erinnerungen, Stress, geliebte, fühlen, Ungeduldiges, klaren, Augenkontakt, Blick, schwer, direkt, unfreundliches, zurückziehen, sicher, gut, zornig, geliebt

Demenzkranke ab dem Stadium der Zeitverwirrtheit „fühlen sich _____ und _____, wenn Sie ihnen durch engen _____ Anteilnahme vermitteln. Sogar ältere Leute, die nicht mehr so _____ sehen, können den konzentrierten _____ einer validierenden Pflegerin _____, die ihnen _____ in die Augen sieht (...) _____ oder _____ Sprechen führt bei Verwirrten oft dazu, dass sie _____ werden oder sich _____. Hohe, sanfte Klänge sind wiederum für alte Menschen _____ zu hören. Es ist daher wichtig, dass Sie mit einer _____, sanften und liebevollen Stimme sprechen. Oft führt eine solche Stimme eben genau dazu, dass _____ an eine _____ Person wieder wach werden und das hilft dabei, _____ abzubauen. Das sorgt auch dafür, sich geborgen und geliebt zu fühlen".
(Messer, 100 Tipps für die Validation, 2005, S. 51–52)

Berührungen

Auch Demenzkranke haben ein Bedürfnis nach Körperkontakt. Die meisten Berührungen geschehen im Zusammenhang mit der täglichen Pflegeroutine. Echte Berührungen als Ausdruck von Zuwendung kommen viel seltener vor. Naomi Feil nimmt dabei an, dass Desorientierte zunehmend weniger zwischen realen, fremden Personen und solchen Personen unterscheiden können, die in ihrem Leben eine wichtige Rolle gespielt haben und meist schon verstorben sind (vgl. Messer, 100 Tipps für die Validation, 2005, S. 54).

Bilden Sie Sechsergruppen.
Jedes Gruppenmitglied übernimmt einen Arbeitsauftrag. Bringen Sie zunächst die Sätze bzw. die Buchstaben in die richtige Reihenfolge. Demonstrieren und erläutern Sie dann die Berührung den anderen Gruppenmitgliedern.

Arbeitsauftrag „Berührung an der oberen Wange"

(A) Es ist eine sehr intime und – wenn sie richtig eingesetzt ist – wirksame Geste.

(B) Leichte kreisförmige Bewegungen mit der Handfläche auf der oberen Wange stimulieren das „Von-einer-Mutter-umhegt-sein".

(C) Ein Gefühl oder eine Geste, die viele von uns nutzen, wenn wir unsere eigenen Kinder berühren.

(D) Diese Berührung wird dann eingesetzt, wenn die Klienten intensiv mit ihrer Mutter beschäftigt sind, wenn sie sich nach dieser sehnen und wir in der Validation mit ihnen schon in der Stufe des Erinnerns sind.

Richtige Reihenfolge: _____

Lernfeld 1.3

Arbeitsauftrag „Berührung am Hinterkopf"

(A) Diese Geste und Berührung kommt dann zum Einsatz, wenn das Thema Vater und die Suche nach der väterlichen Nähe in der Validation oder im Erleben der Klienten da ist.

(B) Insbesondere dann, wenn er wenig mit der „Versorgung und Pflege" der Kinder zu tun hat.

(C) Die Geste kann allerdings – vorschnell eingesetzt – für Angst sorgen, wenn die Beziehung zum Vater nicht immer leicht, frei und sicher war.

(D) Eine klassische Geste, der Vater berührt häufig den Hinterkopf oder auch die Schultern seiner Kinder.

(E) Mit den Fingerspitzen leicht kreisen und dabei sanft auf den Hinterkopf drücken; dies stimuliert die Gefühle des „Vom-Vater-umhegt-seins".

Richtige Reihenfolge: _____

Arbeitsauftrag „Berührung entlang der Wange"

(A) Aber auch hier gilt:

(B) Erst wenn die Klienten in der angenehmen Phase des Erinnerns sind.

(C) Entlang der Wange mit der Handfläche streichen, mit dem kleinen Finger unter dem Ohrläppchen, mit den beiden Händen eine sanfte Streichbewegung den Kiefer entlang; dies stimuliert Gefühle des „Ehepartners/Geliebten", eine sexuelle Beziehung.

(D) Diese Geste ist selbstverständlich eine sehr intime Geste, die dann zum Einsatz kommt, wenn Partner vermisst werden.

Richtige Reihenfolge: _____

Arbeitsauftrag „Berührung am Nacken"

„Kleine _____ (öegrfmikrsie) Bewegungen mit _____ (mmneütergk) Fingern auf dem _____ (ekcnaN) mit _____ (dbeein) Händen, stimulieren Gefühle des ‚Vater-oder-Mutter-Seins', das Berühren eines Kindes."

Arbeitsauftrag „Berührung am Rücken"

„Mit _____ (denbie) Händen die _____ (ltunrcSeh) und den oberen _____ (reebon) Teil des _____ (kneRscü) reiben; dies stimuliert das Gefühl, ‚ein Bruder/Schwester oder guter Freund zu sein'. Diese Geste ist in unserem Kulturkreis weit verbreitet, wir kennen sie alle (…) In ihr liegt eine hohe Akzeptanz und sie vermittelt eine ‚leicht tolerierbare Form' von Geborgenheit."

Arbeitsauftrag „Berührung an den Waden"

(A) Sicherlich kennen Katzen- und Hundebesitzer dieses Gefühl, wenn einem ein Tier um die Beine streicht.

(B) Diese Geste kommt bei alten Menschen zum Einsatz, die z.B. in der Landwirtschaft tätig waren und sich in ihrer Erinnerung gerade dort befinden.

(C) Die Waden leicht mit den Fingerspitzen berühren; dies stimuliert die Berührung durch ein (Haus)-Tier.

Richtige Reihenfolge: _____

(Text 1–6: Messer, 100 Tipps für die Validation, 2005, S. 54 f.)

Mehrdeutige Ausdrücke verwenden

Zeitverwirrte Personen reden oft unverständlich. Sie benutzen eigene Wörter oder verwenden Wörter, die im Zusammenhang keinen Sinn ergeben. Wenn Demenzkranke sich in dieser Weise mitteilen, ist es für den Validierenden sinnvoll, Fürwörter (z.B. „er", „sie", „es", „etwas", „jemand") zu benutzen, die mehrere Lösungen zulassen. Der Kranke fühlt sich dann vielleicht trotzdem verstanden und setzt das Gespräch fort (vgl. Messer, 100 Tipps für die Validation, 2005, S. 52).

Setzen Sie jeweils ein passendes Fürwort ein.

Äußerung des Demenzkranken	Sprachliche Reaktion der validierenden Pflegekraft
„Diese Katagänge tun mir furchtbar weh."	„Wo tun _____ weh?
„Ich drodle mit den Wummsern."	„War _____ lustig? Haben _____ irgendetwas gesagt?

(vgl. Feil, Validation in Anwendung und Beispielen, 2001, S .56)

Spiegeln von Gefühlen über den Tonfall

Bei dieser Technik muss der Validierende zunächst erkennen, welches Gefühl der Demenzkranke ausdrückt, wenn er spricht. Der Validierende drückt dann das gleiche Gefühl aus, indem er dem Kranken antwortet und dabei dessen Tonfall nachahmt. Dabei kann der Validierende das Gefühl auch direkt ansprechen. Wenn er den richtigen Tonfall trifft bzw. das richtige Gefühl anspricht, fühlt sich der Kranke verstanden und vertraut ihm (vgl. Sutton/Johnson, Trainingsprogramm Validation Baustein 2, 2001, S. 25).

Suchen Sie sich einen Partner.

1. Stellen Sie die Technik des Spiegelns von Gefühlen über den Tonfall in Form eines Flussdiagramms dar.

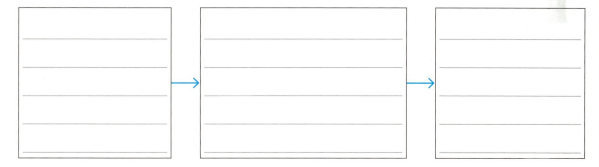

2. Ihr Partner sagt etwas in traurigem, zornigem, freudigem Tonfall. Sie antworten und ahmen dabei jeweils den Tonfall nach. Wechseln Sie danach die Rollen.

Musik und Lieder einsetzen

Viele Demenzkranke singen gern und kennen viele Lieder von früher. Deshalb sollte ein Validierender möglichst viele Lieder parat haben und diese je nach Zusammenhang und Stimmung einbringen können. So gibt es vielleicht ein Lied, das besonders gut zu dem Leben eines Kranken oder zu der Landschaft passt, aus der der Kranke kommt. Musik ist eine Möglichkeit, Gefühle auszudrücken und Gemeinschaft herzustellen.

Lernfeld 1.3

Finden Sie fünf weitere Lieder, die Ihre Bewohner kennen und schätzen.

„Alle Vögel sind schon da", „Am Brunnen vor dem Tore"

Das Verhalten mit einem unerfüllten Bedürfnis in Verbindung bringen

Demenzkranke drücken unerfüllte Bedürfnisse über ihr Verhalten aus. Deshalb sollte ein Validierender erkennen können, welches Bedürfnis hinter einem bestimmten Verhalten steht. Um hier zu einer richtigen Einschätzung zu kommen, sind oft genaue Kenntnisse der Krankenbiografie erforderlich.

Schauen Sie auf die Tabelle und überlegen Sie, welches Bedürfnis hier hinter dem Krankenverhalten steht bzw. in welchem Krankenverhalten sich das unerfüllte Bedürfnis ausdrücken könnte. Tragen Sie Ihre Ergebnisse in der Tabelle ein.

Krankenverhalten	Unerfülltes Bedürfnis
Unentwegt die Nähe zur Pflegekraft suchen.	
	Bedürfnis nützlich zu sein (nicht nur herumzusitzen).
Auf- und Abgehen	
Nach Hause wollen.	

Validierendes Gespräch

Suchen Sie sich einen Partner.
Frau G. ist zeitverwirrt. Überlegen Sie, welche Validationstechniken die Tochter von Frau G. im Verlauf des Gesprächs anwendet.

„Frau G.: (Zieht Kleider aus der Kommode.) Es ist nicht hier. Die Spaghetti sind durcheinander, kein Platz in diesem Grab.

Tochter: (Berührt die Mutter am Arm, schaut ihr in die Augen und sagt mit tiefer, liebevoller Stimme) Spaghetti?

Frau G.: Meine Spaghetti sind durcheinander. (Zeigt auf ihren Kopf.) Hol Papa, hol Papa.

Tochter: Du meinst, dein Gehirn ist durcheinander? Du fühlst dich in deinen Spaghetti verwirrt.

Frau G.: Ja, ja. (Schaut erleichtert.) Papa kann meine Spaghetti in Ordnung bringen.

Tochter: Papa hat deine Spaghetti immer in Ordnung gebracht. Du vermisst Papa sehr. Hast du ihn gerade gesucht? (Zeigt auf die Kommode.)

Frau G.: Er ist nicht hier. Er ist nirgends. Er hat das Schiff verlassen.

Tochter: Er hat es verlassen? Und du warst ganz alleine?

Frau G.: Ganz alleine.

Tochter: (Berührt ihren Hinterkopf mit kreisförmigen Bewegungen der Fingerkuppen) Als Papa bei dir war, warst du nie allein? Jetzt fühlst du dich allein.
Frau G.: (Lächelt ihrer Tochter zu.)
Tochter: (Singt ein Lied, das ihr Vater häufig sang.)
Frau G.: (Singt alleine, erinnert sich an jedes Wort.)"
(Feil, Validation, 1992, S. 76)

10.2.6 Validationstechniken für die Aufarbeitungsphase „Sich-wiederholende Bewegungen"

Nach Naomi Feil setzt in dieser vorletzten Aufarbeitungsphase der Sprachzerfall immer deutlicher ein. Die Demenzkranken können nicht mehr in verständlichen Sätzen sprechen. Sie kehren auf einen vorsprachlichen Zustand zurück. Mithilfe von Bewegungen stellen sie Gefühle und Konflikte (z. B. ständiges An- und Auskleiden) dar, reisen in die Vergangenheit (z. B. Wiegebewegung, um an die Mutter zu erinnern) oder füllen die Leere des Alltags (z. B. ständige Pinselbewegungen eines ehemaligen Malers). Zugleich zerfällt die Persönlichkeit und die Kranken haben keinerlei Kontrolle mehr über ihre Gefühle. So kann es sein, dass aggressive Gefühle direkt ausgelebt werden. Die Kranken reagieren nur noch, wenn sie durch Berührung, Augenkontakt und Stimmlage zur Kontaktaufnahme angeregt werden (vgl. Sutton/Johnson, Trainingsprogramm Validation Baustein 1, 2001, S. 46 und Feil, Validation, 1992, S. 57–60).
Wie immer vor dem Kontakt mit Demenzkranken sollte sich der Validierende zunächst zentrieren. Soweit möglich, können alle bisher dargestellten Validationstechniken auch bei Personen, die Bewegungen wiederholen, verwendet werden. Es kommt nur noch eine Validationstechnik hinzu, die speziell auf den Personenkreis der dritten Aufarbeitungsphase zugeschnitten ist.

Spiegeln von Bewegungen

Setzen Sie die folgenden Wörter an der passenden Stelle in den Lückentext ein.

Gesichtsausdruck, näher, Gefühlen, besser, unangenehm, subtilere, Atmung, Bewegungen, nachahmen, Verhalten, Spiegeln

„_____ heißt, dass Sie den Menschen, mit dem Sie kommunizieren möchten, in seinem _____, seinen _____ und seinen _____ genau _____. Sie beobachten alle Bewegungen, die Ihr Gegenüber macht – schaukeln, sich wiegen, hin und her schwanken, die Arme verschränken – und machen sie nach. Wenn es Ihnen gelingt, werden Sie dadurch dem alten Menschen _____ kommen und die Welt, in der er lebt, _____ verstehen.

Lernfeld 1.3

Manchmal kann es für Pflegende _____ sein, diese Technik sehr offensichtlich umzusetzen (…) So ist es vielleicht für professionelle Pfleger und Pflegerinnen schwer, sich gehen zu lassen und Dinge zu tun wie auf den Tisch schlagen oder vor und zurück schaukeln (…) In solchen Fällen können Sie auf _____ Weise spiegeln, indem Sie nur den _____ oder die _____ eines Menschen spiegeln."
(Sutton/Johnson, Trainingsprogramm Validation Baustein 2, 2001, S. 27–28)

Validierendes Gespräch

Lesen Sie das Gespräch und beantworten sie die folgenden Fragen.

„Frau M.: (Tränen strömen über ihre Wangen.) Fetzlet, Fetzlet. (Sie schaut unter die Klomuschel, das Waschbecken, den Schrank.)

VA: (Geht auf Frau Mints Atem, Tonhöhe, Hand- und Fußbewegungen ein.) Sie sind weg? Sie können Sie nicht finden?

Frau M.: Alle sind weg. Ich habe es gefudet und es ist gefitzt. (Das Weinen wird heftiger.)

VA: (Berührt Frau M. sanft am Nacken.) Sie vermissen es so sehr. (Die Stimme der V/A spiegelt Frau Mints Einsamkeit und Verzweiflung wider.)

Frau M.: (Stellt Bewegungen ein und schaut die V/A traurig an.)

VA: (Hält den Blick 20 Sekunden fest, geht auf den traurigen Blick von Frau M. ein, legt sanft den Arm um Frau M. und streicht ihr über den Nacken, die Schultern und beginnt zu singen.) Jesus liebt mich …

Frau M.: (Singt das ganze Lied mit. Sie weint, hört dann zu weinen auf, lächelt die V/A an und streicht ihr übers Haar.) Was für ein nettes Mädchen!"
(Feil, Validation, 1992, S. 80)

1. Woran erkennen Sie, dass sich Frau Mint in der Phase der „Sich-wiederholenden Bewegungen" befindet?

   _____
   _____
   _____

2. Wo spiegelt die validierende Pflegekraft (VA) die Bewegungen von Frau Mint?

   _____
   _____

3. Welche Techniken wendet sie noch an?

   _____
   _____
   _____
   _____

10.2.7 Validationstechniken in der Aufarbeitungsphase „Vegetieren/Vor-sich-Hindämmern"

Nach Naomi Feil ziehen sich die Demenzkranken in der letzten Aufarbeitungsphase ganz von ihrer Umwelt zurück. Die Augen sind meistens geschlossen. Die Kranken sitzen im Sessel oder liegen in Embryohaltung im Bett. Alles, was Validation jetzt noch erreichen kann, ist, dass die Kranken Blickkontakt aufnehmen, eine Gefühlsregung (Lächeln, Weinen usw.) zeigen oder ihre Gliedmaßen bewegen. Sie reagieren fast nur noch auf Berührungen und Musik.

Validierendes „Gespräch"

Naomi Feil berichtet von einem solchen Validationsversuch.

„Herr Simons liegt mit geschlossenen Augen im Bett, er atmet langsam und mühsam, macht keine Bewegungen. Seine Augen flackern ab und zu. Die Therapeutin reibt sanft seine Wadenmuskeln, sie weiß, dass er auf einer Ranch gearbeitet hat. Sie singt Home, Home on the Range. Herrn Simons Lider blinzeln, er öffnet die Augen aber nicht. Sie singt noch eine Minute, verlässt dann sein Zimmer. Drei Stunden später kehrt sie zurück, wiederholt das Massieren und Singen. Herr Simons öffnet die Augen. Die V/A beugt sich zu ihm, um Blickkontakt zu halten und rückt so nahe, dass Herr Simons sie beim Singen sehen kann. Jetzt berührt sie sanft seinen Hals mit der Handfläche und singt weiter. Herr Simons schließt die Augen erst, als sie aufhört. Sie geht hinaus."
(Feil, Validation, 1992, S. 81–82)

Abschlussrätsel

Lösen Sie das Rätsel.

Validationstechnik, bei der der Validierende das Gesagte mit eigenen Wörtern wiedergibt		letzter Buchstabe
ein bevorzugter Sinn		2. Buchstabe
therapeutisches Konzept, das Feil ablehnt (Abkürzung)		2. Buchstabe
Fragetyp, der bei mangelhaft Orientierten nicht angewendet werden darf (Fragewort)		letzter Buchstabe
Lebensstadium nach Erikson		2. Buchstabe
Standards in Pflegeheimen, die auf das ROT zurückgehen		17. Buchstabe
2. Aufarbeitungsphase		2. Buchstabe
Validationstechnik, bei der nach der Vergangenheit gefragt wird		3. Buchstabe
Gruppensitzungen beim ROT		2. Buchstabe

10.2.8 Vor- und Nachteile der Validation nach Feil

Naomi Feils Validationskonzept genießt nach wie vor großes Ansehen. Oft herrscht aber eine unkritische Bewunderung vor. Deshalb muss verstärkt eine Auseinandersetzung mit ihren Positionen stattfinden.

Bilden Sie Gruppen und diskutieren Sie die folgenden Thesen. Überlegen Sie, was außerdem für und gegen Feils Validationskonzept spricht.

1. Naomi Feil unterstellt, dass demenzielle Symptome sehr alter Menschen wie Zeitverschränkung, Halluzinationen, Wahn, Fehlwahrnehmungen, Depressivität, Angstzustände, ständige Unruhe auf psychische Ursachen zurückzuführen seien. So redet sie in Bezug auf das Phänomen der Zeitverschränkung davon, dass Desorientierte in der Phase der Zeitverwirrtheit sich auch deshalb in ihre Vergangenheit zurückziehen, weil sie zu wenig Ansprache hätten. Oder sie weist darauf hin, dass Desorientierte bei der Bewältigung ihrer Lebensaufgaben gescheitert seien und deshalb wahnhaft andere beschuldigten oder im Alter depressiv geworden seien. Sicherlich können psychische Ursachen bei der Entstehung demenzieller Symptome im Spiel sein. Aber mindestens genauso wichtig sind medizinische Ursachen (krankhafte Veränderungen des Gehirns) für die Erklärung demenzieller Symptome (vgl. Maciejewski, Qualitätshandbuch Leben mit Demenz, 2001, S. III/46).

2. Naomi Feil geht davon aus, dass vor allem unbewältigte Probleme (nicht erfüllte Lebensaufgaben) und damit einhergehende belastende Gefühle zu demenziellen Symptomen führen und die Desorientierten in Unruhe versetzen. Folgerichtig beharrt sie dann darauf, dass ein Desorientierter nur ruhiger werden könne, wenn er nicht abgelenkt werde und sich öffnen und seine Gefühle ausdrücken könne. Aber es gibt genügend Demenzkranke, die ein erfülltes Leben hatten und deshalb gar nicht unter Problemen und negativen Gefühlen leiden. Deshalb kann Ablenkung oft ein geeignetes Beeinflussungsmittel im Umgang mit Desorientierten sein (vgl. Lind, Demenzkranke Menschen pflegen, 2003, S. 123 f.).

3. Demenzkranke können in psychotische Akutkrisen geraten. Beispielsweise kann eine Kranke der festen Überzeugung sein, dass sich unter ihrem Bett ein Mann befinde, der sie töten wolle. Um die Frau zu beruhigen, würde Lind empfehlen, den imaginären Bedroher aus dem Zimmer zu jagen oder die Kranke in ein anderes Zimmer zu führen und dort abzulenken. Bei Feil würde die validierende Pflegekraft die zutiefst verängstigte Frau fragen, wann sie sich besonders bedroht fühle, wann weniger und wie sie ähnliche Probleme früher gelöst habe, um dann die so gefundene Problemlösung wieder nutzbar zu machen und die Kranke zu beruhigen (siehe Kap. 10.2.4.). Nach dem Gegenteil fragen und erinnern). Es ist fraglich, ob eine desorientierte Person in einer psychotischen Akutkrise überhaupt noch fähig ist, die Fragen der validierenden Pflegekraft zu beantworten. Um die desorientierte Person vor einem psychischen Zusammenbruch zu schützen, ist es vielmehr notwendig, sofort einzugreifen und das angstauslösende Element zu entfernen, wie es Lind vorschlägt (vgl. Lind, Demenzkranke Menschen pflegen, 2003, S. 180).

4. Studien belegen, dass der validierende Umgang nach Feil positive Wirkungen haben kann. So kann Validation die Ausdrucksfähigkeit von Desorientierten steigern, Aggressionen und depressive Stimmungen vermindern. Allerdings sind die verfügbaren Studien auch kritisch zu sehen, da hier zu wenig Fälle untersucht worden sind. Außerdem wurde auf Kontrollgruppen verzichtet, d.h. man verglich nicht validierte Personen mit Personen, die nicht validiert worden sind. Aber dennoch muss der Validationspraxis in den Heimen bescheinigt werden, dass sie die Fähigkeit der Pflegekräfte, sich in demenzkranke Bewohner hineinzuversetzen, gefördert hat (vgl. Maciejewski, Qualitätshandbuch Leben mit Demenz, 2001, S. III/48).

Kontrollfragen

1. Beschreiben Sie das 24-Stunden-Rot und das „Classroom"-ROT.

2. Welche Vor- und Nachteile bringt das ROT?

3. Warum lehnt Naomi Feil das ROT ab?

4. Was bedeutet der Begriff „Validation" bei Feil? Von welchen Grundannahmen geht sie aus?

5. Erläutern Sie Eriksons Theorie der Lebensaufgaben.

6. Wie versucht Feil die Entstehung welcher Persönlichkeitsmerkmale desorientierter Personen mithilfe von Eriksons Theorie zu erklären?

7. Was versteht Feil unter dem Stadium der Aufarbeitung?

8. Beschreiben Sie die vier Aufarbeitungsphasen.

9. Feil kennt 15 Validationstechniken. Erläutern Sie diese im Einzelnen.

10. Was spricht für, was gegen Feils Validationskonzept?

Bildquellenverzeichnis

© Umschlagfotos: iMAGINE/fotolia.com (links 1), Konstantin Sutyagin/fotolia.com (links 2), MEV Verlag, Augsburg (links 3), Irina Fischer/fotolia.com (links 4), Gina Sanders/fotolia.com (rechts)
© Reimer Gronemeyer: S. 18
© Ursula Lehr: S. 24
© picture-alliance/Berliner Zeitung: S. 29
© Ursula Staudinger: S. 31
© James Fries: S. 34
© Robert Lerich/fotolia.com: S. 39
© MEV Verlag, Augsburg/Erkart Seidl: S. 44
© Martina Böhmer: S. 48
© Bildungsverlag Eins, Köln/Birgitt Biermann-Schickling, Hannover: S. 71, 84, 85, 86, 89, 171
© picture-alliance/dpa: S. 76, 166, 169, 173, 188
© Erwin Böhm: S. 105
© Bildungsverlag Eins, Köln/Nadine Dilly, Bottrop: S. 112
© Martin Seligman: S. 132
© picture-alliance/ZB: S. 144
© Sven Lind: S. 198
© Naomi Feil: S. 230

Literaturverzeichnis

Al Mutawaly, Sieglinde: Menschen islamischen Glaubens individuell pflegen, Hagen, Brigitte Kunz Verlag, 1996.

Arbeitsgruppe für Sozialplanung und Altersforschung GbR: Koordinationsstelle „Wohnen zu Hause", 2010, www.wohnen-zu-hause.de/index.php?.mennid=47 [4.8.2010].

Augustinum gemeinnützige GmbH, Leistungsverzeichnis, 2010, unter: www.augustinum-wohnstifte.de/html/bsw_leistungsverzeichnis.htm, [11.10.2010].

Auli, Peter Michell: Pflegeberatung und Pflegestützpunkte, in: Pro Alter, Nr. 2/2008, S. 50–56.

Baltes, Paul: Das hohe Alter – mehr Bürde als Würde?, in: Max Planck-Forschung Nr.2/2003, S. 15–19.

Baltes, Paul: Hoffnung mit Trauerflor, in: Neue Zürcher Zeitung, 4./5.11.2006, S. 30.

Baltes, Margret/Kindermann, Thomas/Reisenzein, Rainer: Die Bedeutung von Umweltfaktoren für das Unselbständigkeitsverhalten von Altenheimbewohnern, Trier : Univ., Fachbereich I, Psychologie, 1986.

Beauftragte der Bundesregierung für Migration, Flüchtlinge und Integration, Berlin, 2007, S. 148–152.

Bundesinstitut für Bevölkerungsforschung in Zusammenarbeit mit dem Statistischen Bundesamt: Bevölkerung, hrsg. v. Bundesinstitut für Bevölkerungsforschung in Zusammenarbeit mit dem Statistischen Bundesamt, Statistisches Bundesamt, Gustav-Stresemann-Ring 11, 65189 Wiesbaden, 2009.

Böge, Wolfgang/Bohn, Jörg: Islam. Politische Bildung und interreligiöses lernen (Modul 1), Bonn, Bundeszentrale für politische Bildung, 2005.

Böhm, Erwin: Alte verstehen. Grundlagen und Praxis der Pflegediagnose, Bonn, Psychiatrie-Verlag, 1992.

Böhm, Erwin: Ist heute Montag oder Dezember?, Erfahrungen mit der Übergangspflege, Bonn, Psychiatrie-Verlag, 1994.

Böhmer, Martina: Erfahrungen sexualisierter Gewalt in der Lebensgeschichte alter Frauen, Frankfurt a. Main, Mabuse Verlag, 2000.

Brandenburg, Hermann u. a.: Professionelle Pflege alter Menschen, Stuttgart, Verlag W. Kohlhammer, 2006.

Brandenburg, Hermann: Autonomie im Alter. Eine ethische und praktische Herausforderung an die professionelle Pflege, in: Krankendienst, Nr.12/2002, S. 376–383.

Bucher, Thomas: Altern und Sexualität, in: Sexualität und Partnerschaft im Alter, hrsg. v. E. Brähler, J. Berberich, Gießen, Psychosozial-Verlag, 2009, S. 45–65.

Buijssen, Huub: Senile Demenz. Eine praktische Anleitung für den Umgang mit Alzheimer-Patienten, Weinheim/Basel, Beltz Verlag, 1994.

Bundesinstitut für Bevölkerungsforschung (Hrsg.): Bevölkerung. Daten, Fakten und Trends zum demografischen Wandel in Deutschland, Wiesbaden, 2008.

BMA, Bundesministerium für Arbeit und Sozialordnung (Hrsg.): Forschungsbericht Nr. 253. Entwicklung von Konzepten und Handlungsstrategien für die Versorgung älterwerdender und älterer Ausländer 4/96, Berlin, 1996.

BMG, Bundesministerium für Gesundheit (Hrsg.): Endgültige Rechnungsergebnisse der Gesetzlichen Krankenversicherung, Stand 8. Juli 2010, abgerufen unter: www.bundesgesundheitsministerium.de/cln_178/nn_1168278/SharedDocs/Downloads/DE/Statistiken/Gesetzliche-Krankenversicherung/Finanzergebnisse/rechnungsergebnis s2009,templateId=raw,property=publicationFile.pdf/rechnungsergebniss2009.pdf (22.10.2010).

Deutsche Alzheimer Gesellschaft e.V. (Hrsg): Die Epidemiologie der Demenz. Informationsblätter Das Wichtigste, Friedrichstraße 236, 10969 Berlin.

Beauftragte für Migration, Flüchtlinge und Integration (Hrsg.): Bericht 2002, Bundesregierung, Berlin, 2003.

Dreßler, Markus/Klinkhammer, Gritt: Islam (Pocket Thema), Berlin, Cornelsen Verlag Scriptor, 2003.

Dreyhaupt, Andrea: Wege ins Alten- und Pflegeheim, Manuscripte zur sozialen Gerontologie und Altenpflege, Schriftenreihe der Ev. Heimstiftung e.V., Stuttgart, 1993.

Deutsches Institut für Altersvorsorge: Zentrale Ergebnisse der 12. koordinierten Bevölkerungsvorausberechnung, unter: www.dia-vorsorge.de/index.php?%20Article_id=76 [4.3.2010].

Dresen Andreas: Wolke 9. Über Liebe und Sex im Alter. (Buch zum Film), hrsg. v. Anne Stabrey, Stuttgart, Gatzanis, 2008.

DRK-Multikulturelles Seniorenzentrum „Haus am Sandberg" Duisburg: Informationen auf der Homepage www.drk-haus-am-sandberg.de, 27.6.2010.

Faltermaier, Toni/Mayring, Philipp/Saup, Winfried/Strehmel, Petra: Entwicklungspsychologie des Erwachsenenalters, Stuttgart, Verlag W. Kohlhammer Urban, 2002.

Feil, Naomi: Validation, 3. Auflage, übersetzt von Andrea Marenzeller, Wien, Altern und Kultur, 1992.

Feil, Naomi: Validation in Anwendung und Beispielen. Der Umgang mit verwirrten alten Menschen. Reinhardts Gerontologische Reihe, übersetzt von Heinrich Hoffer und Eva Valente, München/Basel, Ernst Reinhardt Verlag, 2001.

Geuß, Herbert: Intellektuelle Leistungsfähigkeit, in: Lehrbuch der psychologischen und sozialen Alternswissenschaft Bd.1, hrsg. v. Jürgen Howe, Heidelberg, Asanger Verlag, 1993, S. 94–110.

Goffman, Erving: Asyle, Frankfurt a. Main, Suhrkamp Verlag, 1977.

Graber-Dünow, Michael: Milieutherapie in der stationären Altenhilfe, Hagen, Brigitte Kunz Verlag, 1999.

Grieger, Dorothea: Soziale und gesundheitliche Lage von älteren Migrantinnen und Migranten in der Bundesrepublik Deutschland, in: Alter und Migration. Tagungsband der 15. gerontopsychiatrischen Arbeitstagung des Geriatrischen Zentrums an der Universitätsklinik Tübingen, hrsg. v. Jacques-Emmanuel Schaefer, Frankfurt a. Main, Mabuse-Verlag, 2009, S. 9–24.

Gronemeyer, Reimer: Die Entfernung vom Wolfsrudel, Düsseldorf, Claassen Verlag, 1989.

Haag, Gunther/Noll, Patrick: Das Realitätsorientierungstraining (ROT) – eine spezifische Intervention bei Verwirrtheit, in: Alte Menschen. Ansätze psychosozialer Hilfen. IFT-Texte 23/Therapieforschung für die Praxis 11, hrsg. v. Gunther Haag/Johannes C. Breugelmann, München, Gerhard Röttger Verlag, 1991, S. 127–164.

Heinemann-Knoch, Marianne u.a.: Möglichkeiten und Grenzen selbständigen Lebens und Arbeitens in stationären Einrichtungen. Belastungskonfigurationen und Empfehlungen zur Weiterentwicklung der Hilfen. Ergebnisse von Fallstudien. Endbericht, Bd. 147.3 Schriftenreihe des Bundesministeriums für Familie, Senioren, Frauen und Jugend, Stuttgart, Verlag W. Kohlhammer, 1999.

Helck, Simone: Forum für eine kultursensible Altenhilfe, in: Gesundheit und Integration. Ein Handbuch für Modelle guter Praxis, hrsg. v. Die Beauftragte der Bundesregierung für Migration, Flüchtlinge und Integration, Berlin, 2007, S. 148–152.

Helck, Simone: Neue Wege gehen: mit realistischen Altersbildern die Gleichbehandlung älterer Menschen stärken, in: Pro Alter Nr. 3/2009, S. 61–63.

Hielen, Manfred/Tyll, Susanne: Pflege ist Pflege – oder vielleicht doch nicht?, hrsg. v. AWO Bezirk Westliches Westfalen e.V., Dortmund, VARIO-Druck, 2003. (CD)

Howe, Jürgen: Sexualität im Alter, in: Lehrbuch der psychologischen und sozialen Alternswissenschaft Bd. 1, hrsg. v. Jürgen Howe et al., Heidelberg, Asanger Verlag, 1988, S. 129–157.

Huber, Martin/Siegel, Siglinde Anne/Wächter, Claudia/Brandenburg, Andrea: Autonomie im Alter. Leben und Altwerden im Pflegeheim – Wie Pflegende die Autonomie von alten und pflegebedürftigen Menschen fördern, Hannover, Schlütersche Verlagsgesellschaft, 2005.

Jonas, Ines: Zehn Jahre Hausgemeinschaften in Deutschland: „Diese Wohnform hat die Altenhilfe bewegt wie keine andere" (Interview mit KDA-Architektin Gudrun Kaiser), in: Pro Alter, Nr. 2/2008, S. 38–44.

Joosten, Marly: Die Pflege-Überleitung, Bremen, Altera Verlag, 1997.

Literaturverzeichnis

Kirks, Monika/Scherer, Manfred/Streit, Gabriele: Deutsch/Kommunikation in der Altenpflege, 2. Auflage, Troisdorf, Bildungsverlag Eins, 2008.

Klein, Susan: Praxis der Pflegeversicherung, München/Jena, Urban und Fischer, 2000.

KDA Kuratorium Deutsche Altenhilfe e.V.: Neue Konzepte für das Pflegeheim. Auf der Suche nach mehr Wohnlichkeit, Redaktion Reinhard Diehl, Köln, 1988.

KDA Kuratorium Deutsche Altenhilfe e.V.: Kleine Datensammlung, unter: www.kda.de/files/publikationen/2006-10-05_kleine_Datensammlung_2006_v1.1.pdf, [4.8.2010].

Kleinschmidt, Hiltrud: Pflege und Selbstbestimmung, Bern, Verlag Hans Huber, 2004.

Klitzing von, Waltraut: Eine echte Herausforderung, in: Altenpflege, Nr.11/1997, S. 24–25.

Knobling, Cornelia: Konfliktsituationen im Altenheim. Eine Bewährungsprobe für das Pflegepersonal, Freiburg, Lambertus Verlag, 1993.

Koch-Straube, Ursula: Fremde Welt Pflegeheim. Eine ethnologische Studie, Bern, Verlag Hans Huber, 2003.

Koordinierungsstelle der Landesinitiative Demenz-Service NRW im KDA: Wohnungsanpassung bei Demenz, hrsg. v. Koordinierungsstelle der Landesinitiative Demenz-Service NRW im KDA, An der Pauluskirche 3, 50677 Köln, KDA, 2007.

Kremer-Preiß, Ursula/Stolarz, Holger: Neue Wohnkonzepte, in: Reihe: Leben und Wohnen im Alter Bd.1, Köln, hrsg. v. Kuratorium Deutsche Altershilfe, Wilhelmine-Lübke-Stiftung e.V., An der Pauluskirche 3, 50677 Köln, 2003.

Kremer-Preiß, Ursula/Narten, Renate: Betreute Wohngruppen – Pilotstudie, in: Reihe: Leben und Wohnen im Alter Bd.4, hrsg. v. Kuratorium Deutsche Altershilfe, Wilhelmine-Lübke-Stiftung e.V., An der Pauluskirche 3, 50677 Köln, 2004.

Kremer-Preiß/Stolarz, Holger: Leben und Wohnen für alle Lebensalter, hrsg. v. Bundesministerium für Familie, Senioren, Frauen und Jugend, Glinkastraße 24, 10117 Berlin, 2009.

Kruse, Andreas/Schmitt, Eric: Formen der Selbständigkeit in verschiedenen Altersgruppen: Empirische Analyse und Deskription der Aktivitätsprofile, in: Zeitschrift für Gerontopsychologie und -psychiatrie, Nr. 8/1995, S. 227–236.

Kruse, Andreas: Gesund altern. Stand der Prävention und Entwicklung ergänzender Präventionsstrategien Bd. 146, Schriftenreihe des Bundesministeriums für Gesundheit, Baden-Baden, Nomos Verlagsgesellschaft, 2002

Kruse, Andreas u.a.: 5. Altenbericht, hrsg. v. Bundesministerium für Familie, Senioren, Frauen und Jugend, Berlin, 2006 (CD-ROM).

Kruse, Andreas: Das letzte Lebensjahr, Stuttgart, Verlag W. Kohlhammer, 2007.

Lauster, Peter: Teste deine Intelligenz, 20. Auflage, Hannover, Humboldt, 2009.

Lehr, Ursula: Psychologie des Alterns, Wiesbaden, Quelle und Mayer, 2007.

Lensing, Thomas: Vorschau oder Rückblick? – Lebensziele von Menschen im Altenheim, in: Pflegeforschung zum Erleben chronisch Kranker und alter Menschen, hrsg. v. Martin Moers; Doris Schiemann; Wilfried Schnepp, Bern, Verlag Hans Huber, 1999, S. 27–79.

Lind, Sven: Demenzkranke Menschen pflegen. Grundlagen, Strategien und Konzepte, Bern, Verlag Hans Huber, 2003.

Maciejewski, Britta/Sowinski, Christine/Besselmann, Klaus/Rückert, Willi: Qualitätshandbuch Leben mit Demenz, Köln, KDA, 2001.

Martin, Mike/Kliegel, Matthias: Psychologische Grundlagen der Gerontologie, Reihe: Grundriss Gerontologie Bd. 3, Stuttgart, Verlag W. Kohlhammer, 2005.

Messer, Barbara: 100 Tipps für die Validation, Hannover, Brigitte Kunz Verlag/Schlütersche Verlagsgesellschaft, 2005.

Meudt, Dorothea: Sexualität in der Pflege alter Menschen, Köln, KDA, 2006.

Ministerium für Arbeit, Gesundheit und Soziales des Landes Nordrhein-Westfalen: Sicher und bequem zu Hause wohnen, hrsg. v. Ministerium für Arbeit, Gesundheit und Soziales des Landes Nordrhein-Westfalen, Fürstenwall 25, 40219 Düsseldorf, 2009.

Ministerium für Arbeit, Gesundheit und Soziales des Landes Nordrhein-Westfalen: Neue Wohnprojekte für alte Menschen, hrsg. v., Ministerium für Arbeit, Gesundheit und Soziales des Landes Nordrhein-Westfalen, Fürstenwall 25, 40219 Düsseldorf, 2009.

Narten, Renate: Betreute Wohngruppen. Fallbeispiele und Adressenliste, Reihe: Leben und Wohnen im Alter Bd. 5, Köln, KDA, 2004.

Neumann, Eva Maria/Zink, Susanne/Tzschätzsch, Karin/Baltes Margret M.: Selbständigkeit im Alter. Ein Trainingsprogramm für Pflegende. Trainerband und Teilnehmerband, Bern, Verlag Hans Huber, 1993.

Noelle-Neumann, Elisabeth: Senioren im Pflegemarkt, in: Kundenorientierung in sozialen Unternehmen, hrsg. v. Paul-Lempp-Stiftung, Düsseldorf, RAABE Fachverlag für Öffentliche Verwaltung, 1996, S. 23–56.

Ostermann, Barbara Maria: Arbeitsbelastungen in der Altenpflege bewältigen, Weinheim/Basel, Beltz Verlag, 1999.

Pro Familia: Sexualität und Älterwerden: Wenn Probleme auftauchen, hrsg. v. Pro Familia, Stresemannallee 3, 60596 Frankfurt/Main, 2004.

Raabe, Kristin: Vom Wesen der Weisheit oder was Sokrates ausmacht, abgerufen unter: www.dradio.de/dlf/sendungen/wib/771780/ (4.8.2010), Deutschlandfunk, Radeberger Gürtel 40, 50968 Köln.

Radebold, Hartmut; Radebold, Hildegard: Älterwerden will gelernt sein, Stuttgart, Klett-Cotta, 2009.

Rasehorn, Helga/Rasehorn, Eckhard: Ich weiß nicht, was soll es bedeuten. Für ein anderes Verständnis von Verwirrtheit im Alter, Hannover, Vincentz Verlag, 1991.

Rückert, Willi: Bevölkerungsentwicklung und Altenhilfe. Folgen der Bevölkerungsentwicklung für die Altenhilfe, hrsg. v. KDA Kuratorium Deutsche Altershilfe Wilhelmine-Lübke-Stiftung e.V., An der Pauluskirche 3, 50677 Köln, 1992.

Rückert, Willi: Demographie, in: Soziale Gerontologie. Ein Handbuch für Lehre und Praxis, hrsg. v. Birgit Jansen/Fred Karl/Hartmut Radebold/Reinhard Schmitz-Scherzer, Weinheim/Basel, Beltz Verlag, 1999, S. 142–154.

Sachweh, Svenja: „Noch ein Löffelchen?". Effektive Kommunikation in der Altenpflege, Bern, Verlag Hans Huber, 2002.

Salman, Ramazan: Gemeindedolmetscherdienste als Beitrag zur Integration von Migranten in das regionale Sozial- und Gesundheitswesen – das Modell des Ethno-Medizinischen Zentrums, In: Gesundheit und Integration. Ein Handbuch für Modelle guter Praxis, hrsg v. Die Beauftragte der Bundesregierung für Migration, Flüchtlinge und Integration, Berlin, 2007, S. 246–255.

Saup, Winfried: Übersiedlung und Aufenthalt im Alten- und Pflegeheim, in: Entwicklungsprozesse im Alter, hrsg. v. Philipp Mayring/Winfried Saup, Stuttgart: Verlag W. Kohlhammer, 1990

Saup, Winfried: Alter und Umwelt. Eine Einführung in die Ökologische Gerontologie, Stuttgart, Verlag W. Kohlhammer, 1993.

Saup, Winfried/Schröppel, Hildegard: Wenn Altenheimbewohner selbst bestimmen können. Möglichkeiten und Grenzen der Interventionsgerontologie, Augsburg, Verlag für Gerontologie, 1993.

Schäfer, Annette: Paul Baltes. Sehr alt zu werden ist kein Zuckerschlecken, in: Psychologie Heute, Nr. 2/2007, S. 38ff.

Schenk, Herrad: Die Kontinuität der Lebenssituation als Determinante erfolgreichen Alterns, Köln, Hanstein, 1975.

Schmitt, Eva-Maria: Gerontopsychiatrische Übergangspflege, Reihe: thema 99, Köln, KDA, 1994.

Schneekloth, Ulrich: Hilfe- und Pflegebedürftige in Heimen, Stuttgart, Verlag W. Kohlhammer, 1997.

Literaturverzeichnis

Schneekloth, Ulrich: Hilfe- und Pflegebedürftige in Alteneinrichtungen 2005. Schnellbericht zur Repräsentativerhebung im Forschungsprojekt „Möglichkeiten und Grenzen selbständiger Lebensführung in Einrichtungen" (MuG IV), von TNS Infratest Sozialforschung, München, in Verbindung mit TNS Healthcare, München, Im Auftrag des Bundesministeriums für Familie, Senioren, Frauen und Jugend, München, April 2006.

Schneekloth, Ulrich: Entwicklungstrends beim Hilfe- und Pflegebedarf in Privathaushalten – Ergebnisse der Infratest-Repräsentativerhebung, in: Selbständigkeit und Hilfebedarf bei älteren Menschen in Privathaushalten, hrsg. v. Ulrich Schneekloth/Hans-Werner Wahl, Stuttgart, Verlag W. Kohlhammer, 2008, S. 57–102.

Schneider, Hans-Dieter: Die psychische Entwicklung des gesunden Erwachsenen, in: Die Pflege und Begleitung des älter werdenden Menschen, hrsg. v. C. Wittensöldner, Basel, Recom, 1990, S. 11–34.

Schopp, Anja u. a.: Autonomie, Privatheit und die Umsetzung des Prinzips der informierten Zustimmung im Zusammenhang mit pflegerischen Interventionen aus der Perspektive der älteren Menschen, in: Pflege Nr. 14/2001, S. 29–37.

Schützendorf, Erich: Ekel und Erregung, in: Altenpflege Nr. 5/1996, S. 348–355.

Schützendorf, Erich: Weg mit dem Schutzschild, in: Altenpflege Nr. 11/1997, S. 18–22.

Sdun, Brigitte: Die erfüllte Sexualität im Alter, Regensburg, S. Roderer Verlag, 2001.

Seligman, Martin E. P.: Erlernte Hilflosigkeit, Weinheim/Basel, Beltz Verlag, 1999.

Statisches Bundesamt: Bevölkerung Deutschlands bis 2060. Ergebnisse der 12. koordinierten Bevölkerungsvorausberechnung, Begleitmaterial zur Pressekonferenz, hrsg. v. Statisches Bundesamt, Statistisches Bundesamt, Gustav-Stresemann-Ring 11, 65189 Wiesbaden, 2009.

Sutton, Evelyn/Johnson, Frances: Trainingsprogramm Validation Baustein 1 und Baustein 2, übersetzt von Andreas Gerold, München/Basel, Ernst Reinhardt Verlag, 2001.

Sydow von, Kirsten: Die Lust auf Liebe bei älteren Menschen, München/Basel, Ernst Reinhardt Verlag, 1994.

von Sydow, Kirsten: Sexuelle Probleme im höheren Lebensalter – die weibliche Perspektive, in: Sexualität und Partnerschaft im Alter, hrsg. v. E. Brähler/J. Berberich, Gießen, Psychosozial-Verlag, 2009, S. 65–87.

Tümmers, Hannelore: Sexualität im Alter, Köln, Böhlau Verlag, 1976.

Ünal, Mehmet: Ungültig. Die verlorene Generation: 30 Jahre türkischer Gastarbeiter in Deutschland, München, Kyrill & Method Verlag, 1991.

Wahl, Hans-Werner: „Das kann ich allein!" Selbständigkeit im Alter: Chancen und Grenzen, Bern, Verlag Hans Huber, 1991.

Wahl, Hans-Werner: Übersiedlung und Wohnen im Altenheim als Lebensaufgabe, in: Altern und Wohnen im Heim: Endstation oder Lebensort?, hrsg. v. Andreas Kruse/Hans-Werner Wahl, Bern, Verlag Hans Huber, 1994, S. 15–48.

Wahl, Hans-Werner/Heyl, Vera: Gerontologie – Einführung und Geschichte, Stuttgart, Verlag W. Kohlhammer, 2004.

Wahl, Stefanie: Senioren als Konsumenten auf dem Vormarsch, Werbung und Wirtschaft denken um, in: Das Parlament, Nr. 19–20, 2002, S. 10.

Winter, Hans-Peter/Gennrich, Rolf/Haß, Peter: Hausgemeinschaften, Reihe: Architektur + Gerontologie Bd. 2, Köln, KDA, 1999.

Zimmermann, Emil/Petrykowski, Wolfgang: Magische Krankheitsvorstellungen ausländischer Eltern als Problem der Pädiatrie, in: der Kinderarzt, 14. Jg., 1983.

Sachwortverzeichnis

A
Abweichendes Verhalten 210
Aggressionen 218
Aktivitätstheorie 39
Altenmacht 18
Alterslast 12
Altersschicksal 18
Angstzustände 205
Arbeitsmigranten 163
Aussiedler 167
Autonomie 118
Autonomiegewinn 137

B
Barrierefreies Wohnen 73
Bedürfnisse von Muslimen in der Altenpflege 190
Begrüßungsrituale 178
Beratung 103
Berührungen 249
Betreutes Wohnen 79
Betreute Wohngemeinschaften 90
Bevölkerungsaufbau 7
bevorzugte Sinnesorgan erkennen und ansprechen 245
Blickkontakt halten 249

C
„Classroom"-ROT 227

D
Das Verhalten mit einem unerfüllten Bedürfnis in Verbindung bringen 252
Defizitmodell 22
Demografischer Alterungsprozess 8
Depressivität 205
Disengagement-Theorie 38
Dritten Lebensalter 33

E
Einstellungen zur Alterssexualität 54
Ekelgefühle 62
Entscheidungen von Heimbewohnern 120
Entwicklungsaufgaben 36
Erektionsstörungen 51
Erhöhte Sterblichkeit 102
erinnern 245
Erlernte Hilflosigkeit 132
Erregungsstörungen 51
ethnische Enklaven 168

F
Fähigkeiten der Alten 16
Fehlende Krankheitseinsicht 202
Fehlwahrnehmungen 204
Förderung der Selbstständigkeit 155
Formen der Selbstständigkeit 144
fünf Säulen des Islam 171

G
Geburtenentwicklung 9
Gedächtnisstörung 199
Gemeinschaftliche Wohnprojekte 78

H
Hadith 170
Halluzinationen 203
Heimeintritt 100
Hochaltrige 8
Höflichkeitsformen 179

I
Interkulturelle Öffnung 189
Islam 168
islamische Gottesverständnis 170
Islamische Rechtspraxis 175

K
KDA-Hausgemeinschaften 88
Kommunikationsformen 215, 219
Kommunikationsstörungen 212
Kontinuitätstheorie 41
Koran 170
Körperpflege 215
Krankheitsverlauf 209
Krisensituationen 219
kultursensible Altenhilfe 188

L
Lebensaufgaben 231
Lebenserwartung 10
Lebenssituation der ersten Migrantengeneration 182
Lebensspannenpsychologie 29
Lustempfindungen 60

M
Mangelhafte/unglückliche Orientierung 238
medizinischer Pluralismus 179
Mehrdeutige Ausdrücke verwenden 251
Migrationsgeschichte 163
Milieugestaltung 222
mit teilnahmsvollem Ton sprechen 249
Mohammed 169
Morbiditätskompression 34
Musik und Lieder einsetzen 251

N
Nach dem Gegenteil fragen 245
Nach Extremen fragen 244
Negative Einstellung gegenüber Heimen 97
Notfallreaktion 97

P
Pflegegewalt 65
Pflegeheime 83
Pflegestützpunkte 104
Pflege-Überleitung 114
Plastizität 30
Posttraumatisches Belastungssyndrom 50
präventive Hausbesuche 150
präventive Pflege 150
Problembereiche bei der Körperpflege 213

Bildungsverlag EINS GmbH

Sachwortverzeichnis

R
Reaktivierende Pflege 159
rehabilitative Pflege 150
Riten des Übergangs 174
Rückkehrorientierung 185

S
Sachliche Fragen stellen 242
Sanfter Übergang 107
Schamlosigkeit 59
Selbstständigkeit 144
Selbstwahrnehmung 211
Seniorenresidenzen 82
sexualfreundlicheres Pflegeheim 62
Sexualitätshemmende Faktoren 56
Sexuelle Biografien 46
Sexuelle Gewalt 48
Sexuelle Möglichkeiten 54
sexuelle Reaktionsfähigkeit 43
Sexuelles Verhalten 45
Sexuelle Übergriffe 61
Sich-wiederholende Bewegungen 240
Siedlungsgemeinschaften 76
SOK-Modell 41
Spiegeln von Bewegungen 253
Spiegeln von Gefühlen 251
Sprachstörung 202
Stadium der Aufarbeitung 237
Ständige Unruhe 206
subjektiven Wahrnehmung 141

T
Tagesform 210
totale Institutionen 125
traditionelle neue Wohnformen 68
türkische Ehrbegriff 176

U
Übergangspflege 105
Umweltanforderungen 147
Ursachen der Unselbstständigkeit 151

V
Validation 230
Vegetieren/Vor-sich-hin-Dämmern 241
Verhaltensmodifikation 156
Verstärkung 155
Vierten Lebensalter 33
Vorsorgeorientierung 99

W
Wahn 203
Wandern 206
Weisheitsforschung 31
Wiederholen 243
Wohnberatung 72
Wohnen mit Betreuung zu Hause 74
Wohnstifte 82
Wohnungsanpassung 70

Z
Zeitverschränkung 203
Zeitverwirrtheit 239
Zentrieren 241
Zu- und Abwanderung 11

24 Stunden-ROT 224